CHANGEMENT SOCIAL

La subjectivité à l'épreuve du social

Hommage à Jacqueline Barus-Michel

5-7, rue de l'École-Polytechnique ; 75005 Paris

http://www.librairieharmattan.com
diffusion.harmattan@wanadoo.fr
harmattan1@wanadoo.fr

ISBN : 978-2-296-10244-6
EAN : 9782296102446

CHANGEMENT SOCIAL

La subjectivité à l'épreuve du social

Hommage à Jacqueline Barus-Michel

L'HARMATTAN

Changement Social

La collection *Changement Social* publie des recherches, des essais et des études de chercheurs français et étrangers. Elle s'inscrit dans une perspective clinique qui allie la recherche et l'intervention, en mobilisant des approches sociologiques et psychosociologiques principalement, mais aussi des perspectives politiques, philosophiques, historiques ou psychanalytiques. Prolongement des *Cahiers du Laboratoire de Changement Social* de l'Université Paris Diderot — Paris 7, la collection veut promouvoir une sociologie vivante, qui interroge les rapports entre « l'être de l'homme et l'être de la société », à l'articulation du singulier et du collectif, du subjectif et du social. Carrefour d'expériences et de recherches, la collection se veut ouverte à tous les travaux novateurs sur les problématiques contemporaines des changements sociaux.

ouvrages parus :

- *Pratiques de consultations,* Histoire, enjeux, perspectives, n° 7. Sous la direction de Dominique Lhuillier — Paris 2002.
- Argent : valeurs et sentiments, *n° 8*. Sous la direction de Jean-Philippe Bouilloud — *Paris 2004.*
- *La mondialisation et ses effets : nouveaux débats* n° 9. Sous la direction de Florence Pinot de Villechenon — Paris 2005.
- *Parcours de femmes* n° 10. Sous la direction de Claude Zaidman - Paris 2006.
- *Itinéraires de Sociologues* n° 11. Sous la direction de Vincent de Gaulejac — Paris 2007.
- *Itinéraires de Sociologues (Suite...)* n° 12. Sous la direction de Jean-Philippe Bouilloud - Paris 2007.
- *Exister dans l'entreprise* n° 13. Sous la direction de Fabienne Hanique et Laurence Servel - Paris 2008.
- *Entre social et psychique : questions épistémologiques* n° 14. Sous la direction de Florence Giust-Desprairies - Paris 2009.

SOMMAIRE

La subjectivité à l'épreuve du social

Hommage à Jacqueline Barus-Michel

Introduction
La psychologie sociale clinique : repères historiques

Florence Giust-Desprairies
Professeure, Université Paris Diderot-Paris 7

Cet ouvrage fait suite à un colloque organisé dans le cadre du Laboratoire du Changement Social de l'Université Paris 7 Denis-Diderot et consacré aux travaux de Jacqueline Barus-Michel. Nous avons conçu cette rencontre, Vincent de Gaulejac et moi-même, comme un hommage reconnaissant et un témoignage d'amitié et de gratitude envers notre collègue avec laquelle nous travaillons depuis de longues années. Pour ce faire, nous avons, souhaité réunir nombre de ceux qui, psychologues et/ou sociologues, se réclamant d'une épistémologie clinique, ont œuvré avec Jacqueline Barus-Michel et autour d'elle, à dégager une intelligibilité de ce qu'elle a nommé « l'expérience du sujet en situation sociale » et à en favoriser les devenirs. Compte tenu de la diversité et de la richesse de ses recherches, nous avons opté pour la tenue de 5 tables rondes, organisant chaque fois la rencontre de collègues et compagnons de route à partir des questions les plus significatives de ses orientations. Le colloque intitulé *« dynamiques sociales et expériences subjectives »*, fut ainsi décliné à travers cinq thématiques transversales qui constituent les cinq premiers chapitres de cet ouvrage :

1- Politique et démocratie : La question du lien social
2- Pouvoirs et Institutions : La question de la régulation
3- Violence et crise : La question de l'identité
4 - Sens et subjectivité : La question de la souffrance
5- Psychique et social : La question de l'inconscient

En prolongement et approfondissement des thèmes traités, Jacqueline Barus-Michel, dans un texte intitulé *A la recherche d'un supposé savoir*, poursuit les réflexions qui ont marqué cette rencontre.

Enfin, sous le titre *l'impromptu*, sont présentés un ensemble de textes d'auteurs choisis par Jacqueline Barus-Michel et lus, lors d'une soirée du colloque.

Pour introduire la réflexion collective, je commencerai par donner quelques jalons historiques concernant l'institutionnalisation de la psychologie sociale clinique à l'université.

Depuis presque cinquante ans maintenant, en France, des chercheurs ont choisi de s'exposer à des groupes naturels, de recueillir la demande d'interlocuteurs pour tenter avec eux d'appréhender des tensions et des contradictions et d'en dégager une intelligibilité. C'est à une psychologie sociale clinique comprise comme analyse « des processus psychiques et sociaux, subjectifs et collectifs par lesquels le sujet en situation sociale donne sens à son expérience » que Jacqueline Barus-Michel s'est attachée à construire les fondements. Elle se passionne à théoriser cette expérience d'un sujet isolé ou associé, sujet concret, ensemble de représentations, d'affects, d'émotions, de fantasmes, d'idées, d'intentionnalités, situées socialement. Il s'agit d'une clinique au sens où son terrain c'est la recherche confrontée à la demande, impliquant le risque des remises en question, celui de l'implication du chercheur (« le chercheur premier objet de sa recherche »).

Les recherches menées par Jacqueline au plus près de la demande sociale, en particulier sur le pouvoir, la réversibilité des places, les processus de crise dans les organisations, la perte du sens et la souffrance, l'ont conduite vers des investigations plus anthropologiques concernant entre autres : le mythe, l'interdit, le politique, la démocratie, la violence, la croyance.

Cette psychologie sociale soutenue par un projet clinique spécifie une orientation qui s'est développée au laboratoire de Psychologie Clinique créé par Juliette Favez-Boutonier en 1959, dans une affiliation à Daniel Lagache, auquel elle succède à la chaire de psychologie générale de la Sorbonne, fidèle à une psychologie clinique définie comme *« l'homme en situation pris dans sa totalité »* (Lagache, 1949).

Il faut rappeler, dans une période où cette clinique ouverte à la demande sociale est de plus en plus menacée dans son existence, que ce laboratoire a eu un rôle précurseur notamment dans l'orientation de la formation des psychologues en France.

Juliette Favez-Boutonier crée donc en 1967, l'U.E.R. de

Sciences Humaines cliniques, et elle confie la psychologie sociale à une équipe autour de Paul Arbouse-Bastide qui comprendra notamment O. Avron, O. Bouthreuil (qui deviendra O. Bourguignon), J. Barus-Michel, A. Lévy, Cl. Revault-d'Allonnes, A.-M. Rocheblave, P. Trompette... Cette équipe ouvre la recherche et l'enseignement à une psychologie sociale qui renouvelle ses objets (psychologie des petits groupes, psychodrame, institutions...). Nombre de psychologues mais aussi d'autres chercheurs et praticiens des sciences humaines se réunissent à la Sorbonne, dans le séminaire de J. Favez-Boutonnier, où s'élaborent des approches, soucieuses d'interroger les connexions entre psychique et social, autour des problématiques respectives de la formation du sujet, de la guérison, de la criminologie, de l'éducation, et particulièrement de la notion d'intervention. Est ainsi encouragée la promotion de différents champs de recherche pour des praticiens-chercheurs engagés différemment dans des activités à portée éducative et sociale et qui soutiennent des thèses s'inscrivant dans le projet d'une articulation psychosociale. On peut citer, entre autres, Anne Ancelin – Schutzenberger, Jacques Ardoino, Ginette Michaud. François Gantheret, Georges Lapassade. De cette orientation, naîtra également ce qui deviendra, sous l'impulsion de Didier Anzieu, une psychanalyse de groupe. En évoquant ces noms, connus pour la spécificité de leurs contributions tant cliniques que théoriques, je veux souligner l'exceptionnelle ouverture créatrice, impulsée par le laboratoire, d'une clinique débordant le thérapeutique individuel.

En 1972 Claude Revault-d'Allonnes succède à Juliette Favez-Boutonier et prend la direction du Laboratoire qui s'intitule désormais : *« Laboratoire de Psychologie Individuelle et Sociale »*

Jacqueline Barus-Michel y développe une psychologie clinique qui interroge non seulement le sujet dans ses inscriptions et désinscriptions sociales, mais aussi tel qu'il est, aux prises avec les dynamiques sociales dans des problématiques organisationnelles et institutionnelles : une clinique des sujets institués (intitulé du groupe de recherche qu'elle anime au sein du laboratoire).

De nombreuses recherches, dont à la fois la Revue de *Psychologie Clinique* et des numéros réguliers du *Bulletin de Psychologie* rendent régulièrement compte, attestent de cette référence commune. Des psychosociologues mais aussi des sociologues notamment Pierre Ansart, Eugène Enriquez ou Vincent de Gaulejac, qui intègrent la dimension clinique dans leurs recherches, participent aux enseignements et s'impliquent dans une confrontation féconde avec les chercheurs de l'U.F.R. des Sciences Humaines Cliniques.

Jacqueline Barus-Michel prend la direction du laboratoire en 1988. Dans un compagnonnage institutionnel et affinitaire, Max Pagès, (fondateur en 1970 du Laboratoire de Changement Social à l'université Paris-Dauphine) prend la direction d'un DEA ayant pour objet l'étude pluridisciplinaire des facteurs psychologiques et sociaux des conduites individuelles et collectives et leur prise en compte dans le travail clinique.

Nous sommes plusieurs à créer, également, un DESS sur l'intervention psychosociologique en co-habilitation avec l'université Paris 13 et dont Jacqueline assure la co-direction avec André Lévy. Ses recherches se poursuivent, avec certains d'entre nous, sur les processus de crise dans les organisations. Attachée à l'esprit d'ouverture de Juliette Favez-Boutonnier, Jacqueline Barus-Michel lutte contre les clivages défensifs tout particulièrement ceux instaurés par les tenants du laboratoire de Psychanalyse. Mais par des jeux de pouvoirs entre les clans disciplinaires dont les institutions universitaires sont coutumières, le courant psychanalytique réussit, fin 1998, à compromettre définitivement l'existence du laboratoire et avec lui la psychologie sociale au sein de l'UFR des Sciences Humaines Cliniques et dans la formation de psychologues. Laboratoire qui, il convient d'insister, a joué un rôle historique dans l'implantation de la psychologie clinique individuelle et sociale à l'université et dont la contribution de Jacqueline Barus-Michel fut déterminante.

Depuis, l'histoire se poursuit au présent, au sein du Laboratoire de Changement Social de l'UFR de Sciences Sociales de Paris 7 où Jacqueline Barus-Michel poursuit, à nos côtés, son itinéraire d'enseignant-chercheur, renforçant les liens entre psychologie sociale clinique et sociologie clinique. Professeur de psychologie mais aussi titulaire d'un doctorat de sociologie, elle apporte une contribution décisive à la reconnaissance de cette nouvelle orientation, par ses cours et ses publications. Son triptyque, (Souffrance, sens et croyance — Le politique entre les pulsions et la loi — Désir, passion, érotisme... L'expérience de la jouissance), publié dans la collection Sociologie Clinique chez Erès, témoigne d'une fécondité intellectuelle réjouissante.

Pour terminer, je souhaite souligner la vitalité avec laquelle Jacqueline Barus-Michel œuvre non seulement à donner une légitimité épistémologique aux sciences cliniques mais aussi la générosité avec laquelle elle les transmet et les construit, avec d'autres chercheurs, aussi bien en France qu'à l'étranger.

CHAPITRE 1

Politique et démocratie : la question du lien social

Consensus et lien social

Jacques Ardoino
Professeur émérite, Université Paris 8

Ces quelques éléments sont proposés en tant que rappel d'un certain nombre de généralités en liens possibles avec le thème. Ils ne constituent en rien un cadre d'ensemble suggéré ou préconisé.

On entend par Lien :. « 1°) Ce qui sert à lier plusieurs objets ensemble ; 2°) ce qui établit un rapport logique ou une dépendance ; 3°) ce qui lie, unit, plusieurs personnes ».[1]

« Toute chose flexible et de forme allongée servant à lier, à joindre, à attacher ensemble plusieurs objets ou les diverses parties d'un même objet »[2] (ce dernier, ici, matériel, concret). Au figuré, « Ce qui unit ensemble deux ou plusieurs personnes »[3].

Les mots « lien » (substantif), « lier » (verbe), « lié(e) » (qualificatif) et « liaisons » (substatif), donnent, au moins dans la langue française sinon dans l'ensemble des langues latines, une assez bonne idée de la « double contrainte », justement parce que contradictoires quant aux sens qu'ils peuvent revêtir et exprimer. Leur étymologie classique est le latin ligare (lier), ligamen (lien) d'où dériveront ensuite « ligament » (faisceau de tissus vivant reliant plusieurs organes à l'intérieur du corps) et « ligature » (action de lier, de relier, ensemble des éléments (inertes ou vivants) qui tendraient autrement à se séparer, à se déchirer, à se disperser – trait reliant deux lettres entre elles). On le voit déjà, avec ces deux vocables l'accent est tantôt plus résolument mis sur le vivant, tantôt sur une matière inerte, un objet, voire sur des abstractions, des constructions. L'histoire des mots dans notre langue connaîtra ensuite : allier, alliage, alliance, ligue, liguer, ligaturer, délier, relier, aloi (titrage d'un alliage), obliger

---

1 *Encyclopedia Universalis,* 10e édition électronique.

2 Dictionnaire Le Robert.

3 idem.

(contraindre moralement à la gratitude), désobligeant, obligation (y compris dans ses sens juridiques, économiques et financiers), obligatoire, ralliement..., en soulignant, de plus en plus, l'importance de l'intentionnalité. Le mot anglais rallye, signifiant « rassemblement », provient d'un emprunt au vieux français « rallier » (rejoindre). Par contre, en dépit d'apparences superficielles, le mot « alligator » ne se rattache pas à la même famille. Il découle d'une altération de l'espagnol el lagarto (lezard)[1]. Bien que du point de vue du sens, aliéné évoque souvent la perte du lien, avec autrui, avec le réel, les étymologies ne sont en rien parentes (alienatus).

Du point de vue plus scholastique de l'extension, le nombre des occurrences d'emploi est très élevé tandis que la diversité s'y affirme. En agriculture, par exemple, on lie des gerbes de jonc ou des bottes de foin en leur donnant ainsi un conditionnement au moins provisoire, pour leur stockage, ou leur transport, Le lien, souvent végétal, de même nature que ce qu'il rassemble ou assemble (assortit), ou de nature différente, reste, lui-même, matériel, extérieur, ajouté. De leur côté, parce qu'ils nouent des relations, à tout le moins entretiennent des rapports, certains animaux et la grande majorité des humains élaborent, construisent, organisent et maintiennent des liens entre eux. Même provoqués de l'extérieur des sujets par des modèles sociaux, des formes d'organisation, ces derniers types de liens sont ressentis, vécus par des sensibilités, voire éprouvés avec tout ce que ce degré de conscience peut ajouter d'heureux ou de malheureux à l'expérience. Il y a des liens de proximité déterminés par l'espace, d'autres engendrés par une temporalité-durée commune et partagée. Les différents champs ou régions du savoir, se partageant la connaissance de l'univers et de l'homme, excipent presque tous ainsi de types de liens qui leur sont propres : génie maritime, alchimie, philosophie, logique, morale, éthique, psychologie, sociologie, psychologie sociale, économie, histoire, anthropologie, physiologie, anatomie, médecine, ethnologie, physique, chimie, métallurgie, cosmologie, géologie, géographie, éthologie, religions, théologie... Mais, bien sur, ces différents types de liens sont, le plus souvent, hétérogènes entre eux. Dans ces conditions, il peut alors plus difficilement nous venir à

---

1 *Les racines latines, Etymologie de la langue française*, Editions Belin, Paris, 1997.

l'esprit que de telles attaches ne sont pas caractéristiques des choses en elles-mêmes (« propriétés » des objets), mais sont plutôt les produits des intelligences qui les établissent.

Du point de vue de l'intention, ou de la compréhension, des concepts ou notions, deux acceptions très opposées se retrouvent presque toujours en concurrence, au point de devenir chacune exclusive de l'autre : l'une qui lie des choses, voire des êtres assimilés à des choses (statuts), en contraignant, dans un souci d'ordre, de contention, d'homogénéité, de rangement, de classement, d'unité (beaucoup plus que d'union), en référence majeure à un espace (si ce n'est à une étendue). Des objets inertes sont ainsi assemblés, tandis que les vivants seront rassemblés ; l'autre à la faveur de laquelle se lient entre eux, s'attachent, des êtres, des personnes vivantes, douées d'intentionnalités, de désirs, de pulsions et de répulsions, mues par leurs émotions et leurs sentiments, au point de se rapprocher, de s'unir, tout en restant distincts les uns des autres (hérérogènes), en partageant un vécu privilégiant leur inscription dans une temporalité-durée. Une première lecture, largement inspirée par la pensée héritée nous placerait ainsi devant une sorte de choix, de « croisée des chemins » (toujours l'inflation des métaphores spatiales), voire d'expérience cruciale, pour choisir celle qui nous convient le mieux, en fonction du contexte (ou de l'indexicalité). Nous resterions ainsi dans une logique bivalente de rangements convenant parfaitement à l'inertie, à la statique, d'objets seulement soumis au regard de l'ontologie, ou à la dynamique régulée des sciences positives.

Une autre lecture, plus moderne, intégrant les apports spécifiques de certaines « sciences molles » (psychologie, psychanalyse) nous oriente plutôt vers une lecture et une intelligence plus large, plus subtile et plus complexe (dans la compréhension d'Edgar Morin), des contradictions. L'ambivalence, l'ambiguïté, y retrouvent droit de cité. Des relations exaspérées en leurs formes pathologiques (le « sado-masochisme », par exemple) se laissent entrevoir plus facilement et accèdent à une intelligibilité, alors qu'elles restaient plus difficilement perceptibles à l'autre écoute .C'est le « tenir ensemble » qui prévaut

La dynamique, pour sa part, reste et restera toujours une partie de la physique. Conflits et rapports de force y font loi et attendent une résultante. Nous touchons, peut être, ici, ce qui caractérise le mieux l'essor, puis les régressions, de la psychologie sociale et de la psychosociologie, au cours du vingtième siècle. Dynamique et dialectique ne vont pas nécessairement de pair et ne sont en rien consubstantielles. Du même coup, leurs types de liens respectifs restent parfaitement hétérogènes, alors qu'un certain nombre de leurs herméneutes tendent encore largement à les confondre. L'intelligence des forces relève d'une « explication » (au sens de Dilthey) tandis que la dialectique suppose toujours « une attitude de compréhension » qui permettra, ensuite, l'aventure problématique du sens. Il s'agit donc, avec cette lecture, plus contrastée, plus équivoque, mais plus riche et féconde aussi, en réunissant l'universel, le particulier et le singulier (casuistique), de s'attacher à travers ces liens, plutôt que d'être attachés, empaquetés par les moyens matérialisés des dispositifs *ad hoc*, conçus à cet effet. La libidinalité, le désir (aussi bien au sens de l'élan vital, à celui de l'énergie constitutive du vivant), jouent bien évidemment ici un rôle tout à fait central. L'intentionnalité est privilégiée. L'unité tend à exclure l'hétérogénéité tandis que l'union s'en nourrit. Se comprennent mieux alors des mouvements contradictoires intimes, propres à l'expérience psychique, le jeu notamment des pulsions et des répulsions qui nous fait découvrir en nous et l'étranger et l'étrange (« nous voulons » et « nous refusons », « nous dénions » même, tout à la fois). Ce pluriel, intrapersonnel et interpersonnel, n'entraîne pas nécessairement perte de l'identité de chacun, mais implique évidemment, une intelligence beaucoup plus complexe de celle-ci.

Les liens spécifiques entre plusieurs personnes peuvent être, alors, sentis intuitivement, vécus intersubjectivement et interpersonnellement, éprouvés au niveau principalement psychologique de la conscience de chacun. Ils seront ainsi constitués, de désirs, d'émotions, de sentiments, plus ou moins réciproques. Mais ils sont encore l'effet conjugué d'un ensemble de normes et de valeurs sociales unificatrices, plus abstraites, plus collectives, plus rationalisées, structurant ces ensembles de personnes à partir d'intentionnalités stratégiques et politiques (notamment éducatives car ces dernières données ne sont évidemment pas innées mais dépendent, avant tout, de l'expérience acquise). En la circonstance, le terme éducation sera préféré à celui de transmission (de l'information), parce que ce dernier n'inclut pas toujours nécessairement l'idée de réappropriation (rendre propre à soi, prendre à son compte, en se libérant au besoin, par le jeu de l'interprétation, de la fidélité formelle et identitaire) caractéristique, de notre point de vue du premier. Toutefois, il apparaît vite, au fil des différentes approches, que non seulement entre elles, mais aussi à l'intérieur de chacune d'elles, des contradictions surgissent et s'imposent, en contrariant leurs intelligibilités respectives. A ce titre, selon nous, elles supposeront une lecture explicitement multiréférentielle sur laquelle nous reviendrons plus loin.

Il faut, tout d'abord, bien distinguer, ici, entre « unir » (faire tenir ensemble) et « unifier » (rendre plus homogène). Ainsi, dans les temps modernes, les tendances lourdes à la « globalisation » (parfois mondialisation), entraînent une homogénéisation à outrance coïncidant avec une perte du sens. Toute la question d'une « constitution » ou d'un « traité » Européens défrayant et encombrant la chronique depuis plusieurs années cultive cette équivoque. L'homogénéisation rabote, nivelle et indifférencie. L'autre est réprimé en apparaissant comme une menace. Il devient ainsi suspect. On peut retrouver un effet du même ordre dans l'abus fréquent actuellement du souci de contemporanéité (pseudo liens ou liens artificiels, réification du virtuel, abolissant facilement la temporalité et la durée) finalement insignifiants). Rousseau disait déjà : « Plus le lien social s'étend, plus il se relâche. » (« S'étend » doit, ici, s'entendre de « l'extension » du concept, tandis que « se relâcher » doit se comprendre de l'intention ou du sens).

A la différence des liens de nature psychologique, plus étroitement interrelationnels, interpersonnels, duels ou groupaux à la limite, les liens dits sociaux (macrosociaux et microsociaux), désignent des ensembles plus ou moins larges (groupes, organisations et institutions) intéressant tout à la fois communautés (intrications réciproques du « je » et du « nous »), citoyenneté (en remarquant que, dans la modernité, le citoyen a quitté les limites plus étroites de la cité dont il est étymologiquement originaire, pour se retrouver appartenir à la nation), identité sociale, droit (constitutionnel), constitution et statut politiques d'un pays, d'une nation ou débouchant plus universellement encore sur les « droits de l'homme ». On emploie, parfois, pour les désigner la notion de *consensus* social. Cette dénomination ne fait toutefois pas l'unanimité. La parenté entre consentement et *consensus* peut faire penser certains à un accord « mou ». L'unanimité, variable d'identité et d'uniformité, restera, en effet, toujours suspecte, « trop polie (aux deux acceptions du terme : respectant le code de politesse et surface souvent métallique lisse à force d'abrasifs) pour être honnête ». Les idées de pacte et de volonté générale (ou de souveraineté) pourront aussi être mises à contribution.

On conservera, le plus fréquemment, la dénomination : liens sociaux pour marquer le passage d'un « sujet » personnel, psychique, à un *sujet social*[1]. Ce dernier intéresse principalement les regards du juriste et du sociologue. Ce sont, à la lettre, des liens d'obligation et de sujétion, mais ils supposent, en outre, des sentiments éprouvés de similarité, de solidarité, de sociabilité et de communauté, ainsi que l'existence d'un projet (social, moral, politique) partagé, de façon plus ou moins explicite. L'horizon occidental semble, entre autres, avoir privilégié le mode de gouvernement démocratique. Ainsi liés au tout, à leur ensemble, et liés entre eux, les individus témoignent de formes de sociabilité voulant constituer un anti-chaos, une anti-barbarie.

Les pionniers de la sociologie semblent se rapprocher entre eux, sinon s'accorder, en traçant les premiers contours de leur discipline, pour repérer des liens entre, d'une part, « moments » ou « périodes » historiques, et, d'autre part, âges ou types de société (incluant leurs formes de sociabilités respectives). Auguste Comte et les « trois âges » de l'histoire de l'humanité, Karl Marx et les visages de l'aliénation à travers les avatars de la lutte des classes, Emile Durkheim et sa distinction entre « sociétés à solidarité mécanique » et « sociétés à solidarité organique » en constituent, entre beaucoup d'autres, d'assez bons exemples, jusqu'à David Riesman (personnalités « *tradition-directed* », « *inner-directed* » et « *other-directed* »). La sociologie contemporaine donne davantage de place à la diversité des formes intermédiaires, Par exemple, Michel Maffesoli et ses « tribus ». Les liens sociaux apparaissent effectivement plus métissés. D'abord censés exprimer un dessein divin ou une rationalité

---

[1] Jacqueline Barus-Michel, *Le sujet social,* Dunod, Paris, 1987.

prêtée à la nature (l'homme est « bon » à l'origine, avant de devenir « loup » lorsque dévoyé par les aléas des forces sociales - Léviathan) c'est, ensuite la société qui l'humanise, même si les traditions privilégient toujours l'importance de la transmission (trop souvent encore entendue de façon beaucoup plus restrictive. Il faudrait parler ici plutôt d'éducation) de génération à génération. En fait, le lien social, plutôt objet du sociologue, reprend à son compte, sans toujours très bien le savoir, l'ambiguïté et l'ambivalence entrevues dans les disciplines psychologiques (notamment avec les apports de la psychanalyse). Il relève, en cela, lui aussi, de la logique du « double sens » esquissée par Paul Ricœur. Au plan de l'action pratique (consultation, intervention) le travail sur le lien social devient, aussi un des objets légitimes du psychosociologue. Plus encore que les « interactions », qui peuvent être, à l'occasion, inertes, physiques, dynamiques, mais non intentionnelles, les interrelations sont justement des liens vivants. Mais ce praticien devra savoir discerner entre ces différents aspects (micro, méso et macrosociaux).

C'est, peut être, justement la fonction d'une analyse multiréférentielle que d'aller chercher une « autre façon de voir » dans une autre (ou d'autres) discipline(s), souvent frontalière(s), pour contribuer à l'explication ou à la compréhension, plus globale, d'un phénomène complexe ; ce qu'une seule des optiques de lecture n'aurait pas permis aussi bien. La psychologie s'accommode finalement, mieux que la sociologie, de l'ambivalence, de l'ambiguïté, de l'équivocité, et de l'hétérogénéité. Les rapports de force sociaux s'explicitent sans doute assez bien dans le cadre d'une dynamique sociale, mais celle-ci ne fait pas nécessairement apparaître le côté indissociable du lien dialectique qui affirme et nie, à la fois, tout en privilégiant l'impératif du « tenir ensemble » dans l'instantanéité, la contemporanéité et la temporalité des contradictions (continuité discontinuité). Dans le cadre des sciences humaines et sociales, s'esquisse ainsi fréquemment un « complémentarisme » (Devereux) fécond entre psychologie, sociologie et psychologie sociale. De tels croisements ne seront pas les seuls possibles, au demeurant.

André Akoun, s'interrogeant de façon à la fois plus sociologique et philosophique, dans l'*Encyclopedia Universalis*[1] (en se référant à l'occasion à Eugène Enriquez : *De la horde à l'état*[2]), montre que la notion de *consensus* répond en fait à deux questions se posant dans deux registres finalement différents : 1°) « Comment se forme un concours unanime (ou suffisamment majoritaire) à partir d'individus séparés ? » Le *consensus* porte, alors, sur les données de l'analyse des procédures et des mécanismes permettant la décision collective. L'optique est plus mécaniste et rationnelle ; 2°) « Comment une collection, un « collectif », d'individus peuvent-ils constituer une société ? ». La perspective est plus large et fait appel aux spécificités du vivant (communautés) comme aux « visions du monde ». L'imaginaire et l'idéal, mais surtout le symbolique, y prévalent. La notion de *consensus* permet d 'englober les deux registres. Elle renvoie, en premier lieu, à ce lien social implicite qui aide à comprendre que par-delà ce qui les oppose, les membres d'une communauté se reconnaissent une affiliation et une fraternité culturelle qui font d'eux des « concitoyens ». On se référera, seulement ensuite, aux formes de débats, aux règles des confrontations légitimes caractérisant la vie politique. « C'est cet accord général minimal qui fait qu'une société est une société, que les individus qui en sont membres reconnaissent les mêmes valeurs, se conforment aux mêmes normes et s'interdisent mutuellement l'usage privé de la violence dans la solution de leurs conflits ». La finalité du *consensus* est donc de mettre de l'ordre et de la rationalité dans le foisonnement des actions et réactions caractérisant la vie en commun pour y instituer une dynamique policée et régulée des forces sociales (Cf. au passage, l'apport des sociologies et des pédagogies « institutionnelles » – Lapassade, Lourau, Imbert, Oury, Hess). La paix devrait ainsi triompher de la guerre, au moins à l'intérieur de l'ensemble humain considéré. Il ne peut en effet, pour autant, faire l'économie d'un ennemi (« bouc émissaire »), qui lui reste extérieur (ne serait ce que pour mieux masquer les divisions intérieures). Même soucieux de sa réalisation, le projet est, et reste, évidemment utopique « qui unirait

---

1 *Encyclopedia Universalis, op. cit*, .art. consensus. André Akoun.

2 Eugène Enriquez, *De la horde à l'Etat. Essai de psychanalyse du lien social.* Gallimard, Paris, 1983..

l'humanité tout entière sous la loi d'amour. En abolissant toute figure d'imputation susceptible de fixer, plus ou moins légitimement une agression indestructible, une telle visée a pour effet de retourner celle-ci sur le sujet lui même qui est désormais pris dans l'étau de la culpabilité. Peut-être faut-il voir là, à la suite de Freud, une des raisons cachées du malaise des sociétés modernes »[1].

Il convient encore de distinguer entre des liens sociaux plus formels, plus manifestes, (constitution politique, textes juridiques légaux et réglementaires, conventions et contrats) ordonnés à des intentionnalités de survie, d'ordre social, abstraits (par rapport à la nation, l'état se caractérise en tant que « monstre froid »), et des liens sociaux plus latents, plus informels, souvent plus charnus, plus incarnés (pratiques sociales, us, usages, coutumes, abus, traditions, cultures, affinités, goûts, plus diversifiés, plus particuliers, plus singuliers, plus complexes). Ce sont ainsi également des valeurs et des normes qui sont alors en jeu (enjeux) dans la codification et la théorisation de l'action, comme dans sa pratique, mais, bien sur, de façons très différentes. Lorsque leurs lectures et analyses bénéficient d'une intelligence dialectique, le triangle : « imaginaire-symbolique-réel » (Lacan) s'y retrouve également actualisé, bien au-delà du cadre de sa discipline originelle. Le problème de la « pathogénie », et non nécessairement de la « pathologie », qui pourrait leur être abusivement associé, tient peut-être à cela : comme Janus, les liens sociaux ont deux visages, comme le genre « lien » dont ils constituent, après tout, des espèces, sinon des variations, leur sens est, et restera, « double », pluriel, voire duplice, justement parce que contradictoire. Encore faudrait-il savoir leur apporter une lecture épistémologique adéquate.

La démocratie serait, alors, un état de Droit, institué (régime), de façon durable (toujours inscrits dans une histoire), de ces liens sociaux ordonnés en leurs formes politiques (souveraineté du peuple, citoyenneté, constitution, valeurs, gouvernance, modes de décision, contrôle). C'est, peut être dans les sociétés modernes le type de *consensus* qui a nos préférences, en dépit de ses difficultés propres. Comme le souligne encore André Akoun[2], la société démocratique

---

[1] André Akoun, *op. cit.*

[2] idem.

« défait » le lien social, vécu comme naturel dans les types de société antérieurs, « pour le reconstituer plus artificiellement aujourd'hui comme lien de convention et de contrat ». Les institutions organiques de l'ancienne société qui se fondaient sur « l'ordre du monde », « la hiérarchie des sangs », le « décret divin » sont « remplacés par le réseau des associations volontaires fondées sur la liberté naturelle ». Que deviennent alors les affinités[1]? Dans l'expression « droits de l'homme et du citoyen », le citoyen passe en second. La liberté est finalement dévolue à l'homme abstrait. Il s'effectue de la sorte, dans nos représentations, une dévitalisation progressive du *consensus*. Un paradoxe réside alors, peut être, dans la « double contrainte » d'une démocratie qui ambitionne le concours et le soutien de tous (solidarité), aux fins de décisions plus justes, moins inégalitaires, justement consensuelles, mais qui aboutit néanmoins, à force de crispations identitaires et égalitaires (égalité-concept cardinal de la démocratie), à la suspicion de chacun (tout à la fois suspect et suspecté) parce que voulant être distingué, reconnu, au sein du tout. Dans un ouvrage en préparation intéressant l'aventure universitaire de Paris-VIII au cours des premières années de sa création, Guy Berger et Maurice Courtois entreprennent de montrer qu'il s'agissait, en l'occurrence, d'une telle sorte de « pacte » aboutissant à une coexistence tout à la fois pacifique et violente, encore largement ouverte à l'innovation, et même à la création, restant néanmoins empêtrée dans la pluralité hétérogène de ses contradictions. Logique du nombre (« sérialité », cohésion additive[2]) et aventure du sens, projet (dans l'acception non-technocratique du terme), ne font pas souvent bon ménage.

En dépit de nombreuses et fréquentes attentes superficielles, il n'existe pas de correspondances sérieuses (peut être de vagues reflets ?) entre les soubresauts de l'opinion publique et un état relativement fiable des liens sociaux. Le jeu des pulsions s'y illustre davantage que les contrats sociaux. Mais l'agitation médiatique occasionnée par le récent incident tchadien laisse apparaître, au passage, deux actes manqués néo-colonialistes (deux « échappées

---

[1] Cf. Jean Maisonneuve, *Psychosociologie des affinités*, PUF, Paris, 1966.

[2] Cf. Guy Ranciére, *La haine de la démocratie*, Editions la fabrique, Paris, 2005.

belles ») : l'un exprimé par des « humanitaires » n'ayant probablement pas assez réfléchi aux conséquences de leur projet et de leurs bonnes intentions, considérant hâtivement qu'il leur revenait de tenter d'apporter un sort plus enviable à une centaine d'enfants africains, choisis à partir de critères apparaissant finalement très contestables ; l'autre, publiquement énoncé par un président de la république en exercice, précisant que « quoi qu'aient pu faire » ses ressortissants incriminés par la justice d'un autre pays du chef d'enlèvements d'enfants, il « reviendrait » les chercher, pour permettre de les juger dans leur pays d'origine (ce dernier est-il, ainsi implicitement, supposé préférable à l'autre ?). La réponse apportée à cette question témoignerait alors de représentations impliquant de tels liens). On le voit, même le devoir d'ingérence suppose de concilier les urgences avec des capacités autocritiques.

Ainsi semble s'opérer aujourd'hui un bouleversement radical des liens sociaux, principalement quant aux valeurs qu'ils expriment, sur lesquelles ils se fondent, auxquelles ils s'attachent. Le développement des individualismes, le repli des autoritarismes trop ostensibles, au profit de formes plus maffieuses, l'essor des libéralismes, les décentralisations de toutes natures, modifient largement le tissu social au point d'y perdre les ancrages et les repères qui déterminaient les différences jusque-là réputées naturelles. Les risques qui en découlent pour les sociétés modernes sont alors, l'anomie, le conformisme et la perte de sens. En revanche, aux marges de celles-ci, des groupes humains délinquants, activistes, terroristes, laïques ou religieux (Al Qaida, par exemple), qui sous leur forme première, centralisée, se retrouvaient en péril par suite des moyens militaires ou policiers qu'on leur opposait, découvrent peut-être ainsi les moyens de leur survie dans les formes actuelles d'essaimage (« autonomisation » dans l'acception d'une sociologie de la connaissance, rupture du lien à la *praxis*., « fausse conscience », « réification », - Cf. Lukacs,G., Gabel, J.). La violence contre autrui, déguisant toujours plus ou moins la violence contre soi-même, l'autodestruction, alternent ainsi avec l'hibernation.

Mais, que ce soit en bien ou en mal, avec leurs résonances négatives ou positives, les *consensus* ainsi représentés resteront toujours conflictuels tant qu'ils ne seront pas le fruit d'une médiation plus dialectique. Ce qui en nous (individuellement et collectivement) est proprement humain s'élabore en partie grâce au jeu de tels liens (y compris à autrui, être avec[1]), mais leur hypertrophie croissante paralyse et sclérose leur maturation, hypothéquant leurs chances d'évolution progressive au sein de sociétés de plus en plus « bloquées ». La solidarité renforce et consolide certainement la construction sociale, mais l'homogénéisation excessive de cette dernière devient mortifère, notamment en matière de désir et de création. On peut, alors, aller jusqu'à se demander, au vu de leur dilution contemporaine, si l'invocation maintenue, réitérée de ces formes sociales conserve quelque réalité concrète (c'est-à-dire temporelle, quand il s'agit du vivant), ou exprime seulement la nostalgie de leur quête imaginaire d'origine, conséquence de plus en plus lointaine d'un projet d'humanisation progressive et progressiste qui se réduirait peu à peu aux « agencements » d'une théorie structurale ? Ce sera peut-être, justement, l'avenir qui nous apportera la réponse. En attendant celle-ci, il faut toujours œuvrer au maintien d'une « fonction espérance ». Dans son ouvrage récent, *Le politique entre les pulsions et la loi*[2], Jacqueline Barus-Michel, rappelant que déjà chez Aristote l'homme se voyait spécifié en tant qu'animal politique « parlant », définit, pour sa part, « le politique » comme une « dimension psychique propre aux humains *sapiens sapiens*, liée à la parole, au registre symbolique et imaginaire impliquant nécessairement les autres – le psychique n'étant pas une faculté close sur elle-même ». Entre pulsions et loi, l'opération complexe et contradictoire consistant à nouer et à tisser des liens entre les personnes, et entre les idées, supposant aussi une réhabilitation du désir, reste fondamentale à toute vie psychique et sociale. Malgré les blessures et les frustrations qu'il inflige, le « manque » a encore du bon, quand il aboutit au dépassement de nos limites par le jeu d'une sublimation pouvant s'avérer créative. En cela, l'utopie conserve toute son importance, en contrepartie du travail critique[3].

---

1 Cf. Jacques Ardoino, « *L'écoute de l'autre* », 2007, à paraître.

2 Jacqueline Barus-Michel, *Le politique entre les pulsions et la loi*, Eres, Paris, 2007.

3 Cf. Marcel Gauchet, *La crise du libéralisme et l'Avénement de la démocratie*, Gallimard, Paris, 2007.

ANNEXE

Les termes « parents » (quant au sens) du mot « lien », les plus souvent associés à son utilisation, dans le cadre restreint de ces quelques pages figurent sans prétentions à l'exhaustivité dans l'annexe qui va maintenant suivre. L'idée de « fusion » est, ici, limite car elle entraînerait au niveau des personnes vivantes, voire à celui d'ensembles humains (« ensembles pratiques » chez Sartre[1]), une perte d'identité, à tout le moins de sérieuses confusions.

Mots ou expressions évoquant, entre autres, des formes de liaisons ou de liens, au moins en tant que moyens d'attaches, mais construits à partir d'autres origines étymologiques :

Accord (cœur à cœur), désaccord ; affiliations ; affinités[5] ; agencer, agencements[6] ; articulations ; attaches ; attelle (médecine, chirurgie) ; botteler ; bracelets électroniques ; « camisole de force » ; chaînes ; co-héritiers ; co-jurés ; colle (?) ; colocataires ; compagnonnage ; complexité ; complication ; complicité ; communion ; connivence ; *consensus* social ; coopératives, coprésidents ; copropriétaires ; condisciples ; cordes ; correspondances ; entraves ; ficelles ; fusion ; garrot : glue (?) ; haine ; implication ; lacets ; laisse (tenir en) ; licol ; longe ; mutualiser ; nœud, nouer ; paquet, empaqueter ; scotch, « scotcher » ; sociabilité ; réunion ; tenir (ensemble) ; unir, union ; unifier, unité.

Echantillon (non-exhaustif) de liens ou de liaisons (le plus souvent, au pluriel)

Liens physiques ; liens de gravité ; liens de nature ; liens formels, liens informels : liens manifestes ; liens latents ; liens de sujétion ; liens d'asservissement ; liens de domination ; liens de dépendance ; liens de coercition ; liens de contention ; liens d'attraction ; liens de séduction ; liens de rejet ; liens d'appartenance ; liens d'autorité ; liens de pouvoir ; liens étroits ; liens lâches ou distendus ; liens logiques ; liens de causalité : liens de nécessité ; liens hypothético-déductifs ; liens d'obligation ; liens contradictoires ; liens dialectiques ; liens paradoxaux ; liens de médiation ; liens rationnels ; liens idéologiques ; liens stochastiques ; liens statistiques ; liens

---

[1] Cf. Jean Paul Sartre, *Critique de la raison dialectique*, Gallimard, Paris, 1960.

chronologiques ; liens sociaux ; liens institutionnels, liens organisationnels ; liens associatifs ; liens stratégiques ; liens tactiques ; liens politiques ; liens démocratiques ; liens de classe ; liens de condition ; liens de genre ; liens techniques ; liens technologiques ; liens géographiques ; liens spatiaux ; liens de travail ; liens statutaires ; liens intellectuels ; liens culturels ; liens imaginaires ; liens fantasmatiques ; liens esthétiques ; liens artistiques, liens musicaux ; liens gastronomiques ; lier une sauce » ; liens linguistiques ; liens de civilisation ; liens spirituels ; liens religieux ; « reliance » ; liens ethniques, liens anthropologiques ; liens biologiques, liens du vivant ; liens de filiation ; liens de génération, liens du sang ; liens de parenté ; liens familiaux ; liens de fraternité ; liens de partage ; liens de proximité ; liens de circonstances ; liens de terroir ; liens cognitifs ; liens temporels ; liens affectifs ; liens émotionnels ; liens sentimentaux ; liens passionnels ; liens amoureux ; liens d'amitié ; liens de sympathie ; liens d'intimité ; liens spontanés ; liens de groupe ; liens d'équipe ; liens interactifs ; liens intersubjectifs ; liens libidinaux ; liaisons amoureuses ; « liaisons dangereuses » ; liens de plaisir ; liens de souffrance ; liens sado-masochistes ; liens de culpabilité ; liens ludiques ; liens de solidarité ; liens d'aventure (« compagnons de route ») ; liens d'intérêts ; liens professionnels ; liens commerciaux.

Trois constructions du lien social

Pierre Ansart
Professeur émérite, Université Paris Diderot-Paris 7

Le thème politique et démocratie nous invite à réfléchir sur le concept de *lien social* et à l'aborder comme une question. Il nous invite, d'autre part, à rapprocher cette question du thème de la démocratie, à nous interroger sur le lien social en démocratie.

Avant de parvenir à ce point, soulignons le caractère central et universel de ce concept dans une approche psychosociologique. Que la situation considérée soit du domaine du passé ou du présent, de la pratique ou des échanges symboliques, la question des liens sociaux ne peut être écartée et forme, directement ou indirectement, une dimension de l'investigation. Il n'importe pas que les mots soient identiques, mais toute recherche de psychosociologie interroge des relations sociales, des rencontres, des interactions, des liens stabilisés, en voie de formation ou de délitement. Devrons-nous réserver ce mot de lien aux rapports étroits et pacifiques ou le conserverons-nous aussi pour les rapports et les échanges comportant des formes de tension et de rivalité ? C'est l'une des questions à poser. Comment qualifier plus exactement ces « liens » ?

En guise d'introduction, je proposerai de rappeler trois grandes formulations historiques de ces questions ; trois formulations significatives de trois civilisations : dans l'Antiquité chinoise et grecque, le confucianisme et le platonisme, puis, dans la modernité, le libéralisme à travers les Traités de John Locke. Vaste programme, en termes de psycho-anthropologie, pourrait-on dire.

Confucius — Pour illustrer la présence dans l'histoire, sinon du mot, du moins de l'idée, rapprochons provisoirement deux auteurs de l'Antiquité et leurs versions du lien social : Confucius et Platon.

Les Entretiens de Confucius qui sont considérés comme les plus proches de la prédication orale de Confucius (VIe siècle avant notre ère), de même que *Les Quatre Livres* de Mencius qui ont formalisé la pensée du Maître ; ces textes mettent au cœur de la réflexion théorique et des pratiques sociales, le respect des liens sociaux, le caractère central de la reproduction des rites.

> « *Les rites, qu'est-ce que c'est* ? interroge Mencius; *C'est ce qui met de l'ordre dans ce qu'on fait ...Ordonner l'Etat sans rites, ce serait être comme un aveugle qui ne voit pas la forme des choses (...). Il n'y aurait plus de distinctions entre les personnes , plus de bonne entente entre les diverses branches de la parenté (...) ; l'intérêt personnel serait placé au-dessus de tout et l'on ne reconnaîtrait plus les vraies priorités...»*
>
> *Mémoire sur les rites,* Ch. 29

Par-delà les rites exemplaires (religieux et familiaux), c'est toute la vie sociale qui reçoit l'empreinte de la ritualisation jusque dans les règles de la bienséance, de la politesse ou des salutations. Le rite est simultanément reconnaissance de l'autre et identification de ses rôles et de sa réalité sociale. L'effectuation du rite, public ou privé, suppose connaissance et reconnaissance. Il suppose aussi transmission et éducation ; Confucius ne manque pas d'insister sur cette part de l'éducation qui est aussi initiation à la vie commune.

Dans les discussions et polémiques qui ont traversé l'histoire du confucianisme en Chine et au Japon, les disciples confucéens ont cherché à rationaliser cette conception du lien et à justifier ses finalités. Tel philosophe japonais au début du XVIIIe siècle, (Ogyû Soraï), a voulu effacer du confucianisme toute allusion à une explication par une transcendance divine et faire des rites une invention, une fabrication, des anciens rois ne cherchant qu'à assurer la paix civile par le contrôle des comportements. Un certain néo-confucianisme a ainsi fait de la doctrine un instrument de contrôle social.

Les Entretiens de Confucius, cependant, ne comportaient pas cette dimension de contrainte. Pour Confucius, le lien social est, certes, une condition de la paix civile, mais les formes rituelles ne sont pas artificielles, elles expriment les attentes de chacun et les sentiments naturels. La paix civile ne provient pas de la peur des lois, mais du respect des rituels et des sages qui les incarnent. C'est aussi pour cette raison que les rites sont acceptés, qu'ils se répandent au sein des populations et se renforcent par la diffusion de leur exemplarité. Comme l'enseigne Confucius en réprouvant une obéissance qui serait obtenue par la crainte :

> « *Si le prince conduit le peuple au moyen des lois et le retient dans l'unité au moyen des châtiments, le peuple s'abstient de mal faire ; mais il ne connaît aucune honte. Si le prince dirige le peuple par ses bons exemples, et fait régner l'union en réglant les usages, le peuple a honte de mal faire, et devient vertueux* »...

Platon.- Il peut sembler déraisonnable de rapprocher le discours confucéen sur les rites de la réflexion critique issue de la philosophie platonicienne. Or la question du lien social nous conduit à modifier les approches habituelles.

Aussi opposés que puissent être les thèmes platoniciens de la prédication confucéenne, ces deux œuvres ont en commun d'interroger les relations humaines, d'en condamner les errements et les violences, d'en rechercher le sens et les raisons d'être.

Les pages de *La République* consacrées à l'analyse et à la critique des « *cités imparfaites* » développe une autre perspective que celle de Confucius. Loin d'appeler l'auditeur à rechercher la vertu et la fidélité à « *la juste Voie* », Platon appelle à connaître et à distinguer les différents régimes politiques, à en analyser les classes et les catégories sociales. Il ne s'agit pas d'en séparer le bien et le mal, ni de s'indigner des vices du tyran, mais tout d'abord d'en analyser les éléments, d'en comprendre les actions communes et les passions.

Or, ces cités grecques dont Platon connaît les rivalités et les guerres, Athènes et Sparte notamment, mais aussi la Crête , sont toutes différentes les unes des autres ; les unes incessamment portées vers la guerre, d'autres avides de paix ; les unes prenant plaisir aux jeux corporels, les autres préférant les arts et sensibles à l'éloquence. De plus, ce ne sont pas seulement les usages et les régimes politiques qui sont différents, mais bien les hommes eux-mêmes, qui ne sont pas identiques à Sparte et sur l'Agora. Et ces traits peuvent évoluer. Les causes des changements seront à étudier au même titre que les causes des continuités.

Dès lors, la question du lien social est posée et ne recevra que des réponses plurielles. Elle est centrale dans l'analyse critique de l'*oligarchie* dans laquelle s'opposent et rivalisent les riches et les pauvres, mais une telle analyse ne peut-être appliquée sans modification à la tyrannie dans laquelle les rapports sociaux se réduisent à la violence du maître. Une typologie est donc nécessaire et elle permettra de différencier les liens ou l'absence de liens.

Dans les Etats guerriers comme Sparte, le lien social est marqué par la domination qu'exercent les hommes de guerre contre une population appauvrie et soumise. Le terme de *Timocratie* convient pour évoquer ce lien, fait de peur et de domination. Les guerriers y sont eux-mêmes unis et divisés, unis contre les inférieurs et en rivalité les uns contre les autres pour la conquête des honneurs et des pouvoirs. Les rites n'en sont pas absents, tels, à Sparte, les repas en commun que prennent ces hommes de guerre.

L'oligarchie reproduit quelques traits de la *Timocratie,* mais le pôle commun n'y est plus la guerre et la quête des honneurs, mais la richesse, l'accumulation des biens matériels. Acquérir des biens, les conserver, devient, dans cette constitution, le but dominant. L'homme, dit Socrate, met ici « *toute sa gloire dans la possession de grands biens* ». Mais, alors que les possédants accaparent les richesses, les pauvres, les indigents n'ont que haine à l'égard de leurs maîtres. Peut-on encore percevoir un lien entre ces deux classes ? Dans une telle cité, où, dit Socrate,

> « *les uns sont riches à l'excès et les autres totalement indigents* » *(-),* nécessairement, « *un tel Etat n'est pas un mais deux, celui des pauvres et celui des riches,* (mais Socrate ajoute que...) *ces riches et ces pauvres : habitent le même sol et conspirent sans cesse les uns contre les autres* ».

En décrivant ensuite la *démocratie,* Platon pense surtout à la démocratie athénienne dont il juge sévèrement les agitations et les faiblesses. Le trait fondamental de ce régime dont le peuple tout entier est le maître et détient tous les pouvoirs, est bien l'extrême liberté de chacun, la licence d'agir selon son propre désir :

> « *N'est-il pas vrai que, tout d'abord, on est libre dans un tel Etat, et que partout y règne la liberté, le franc-parler ; la licence de faire ce que l'on veut ? (...)* « *On le dit du moins* » répond le disciple dubitatif...

Et c'est surtout sur les plaisirs individuels procurés par ce régime que Platon va insister. Plaisir, notamment, de pouvoir changer d'activité à son gré, plaisir de s'engager dans une activité puis de s'en désengager selon sa fantaisie.

Platon n'insiste pas ici sur la fragilité d'une telle constitution. Il laisse à l'auditeur le soin de mesurer l'impossibilité d'un tel régime dénué de continuités et de liens. Qu'en serait-il d'un monde sans règles et sans consistance ?

Quant à la *tyrannie*, pouvoir absolu d'un seul, Platon en analyse les complicités et le cynisme des flatteurs qui partagent les vols de leur protecteur. La peur et la haine y maintiennent le peuple dans le silence.

Ainsi, chaque constitution se définit par un certain régime des liens sociaux qui participent à sa stabilité ou à sa fragilité. De leur nature dépend aussi le caractère propre des individus qui composent la cité : l'homme de l'*oligarchie,* violent et arrogant, comme l'homme de la *démocratie,* brillant et inconsistant.

Les divergences entre ces deux conceptions des liens sociaux sont visibles. Au moralisme du confucianisme, s'oppose sans ambiguïté la vision socio-historique du platonisme, et son sens de la relativité. Nous pouvons néanmoins les rapprocher pour notre réflexion sur la psychosociologie du lien social.

Ces deux conceptions proposent à la fois une description du lien social et une interprétation anthropologique du sujet. En ce sens, elles ne manquent pas d'esquisser une problématique qui n'est pas inactuelle. Contrairement à une interprétation fréquente qui tend à réduire ou à nier l'existence d'une individualisation du sujet dans ces théorisations antiques, nous y trouvons, en fait, deux interprétations anthropologiques différentes et lucidement théorisées.

J. Locke- Dans notre perspective englobante, le XVIIe et XVIIIe siècle, l'émergence du capitalisme marchand dans le monde occidental, marquent un moment essentiel du déclin des liens communautaires et l'extension des liens entre capitalistes privés. John Locke, dans son *Deuxième Traité sur le gouvernement* civil (1690) montre bien le rapport étroit entre les nouveaux liens sociaux et la nouvelle condition du sujet dans cette société.

Locke ne postule ni un lien rituel qui serait fondamental pour l'instauration de la cohérence sociale, ni des constitutions particulières organisant la vie commune et la formation des individualités, mais il fonde la construction du lien à partir de la liberté individuelle, à partir du travail et de la propriété privée. Il postule une condition naturelle de tous les humains où, selon les termes du *Deuxième Traité :*

> *« un état où ils sont parfaitement libres d'ordonner leurs actions, de disposer de leur personne comme ils l'entendent dans les limites de la loi naturelle… »*

C'est dans les limites de cette loi naturelle et de cette liberté que l'homme, libre de sa personne, conquiert une part du sol et en fait son bien, sa propriété :

> « *La superficie de terre qu'un homme travaille, plante, améliore, cultive et dont il peut utiliser les produits, voilà sa propriété. Par son travail, peut-on dire, il l'enclot et la sépare des terres communes* ».

Cette conception de la personne et du travail est aux antipodes de la vision confucéenne. Pour Confucius, en effet, les hommes sont essentiellement interdépendants dans la vie commune et, exemplairement, dans la ritualité. Pour Locke, tout au contraire, au fondement du social et antérieurement à l'ordre politique, les hommes se séparent dans et par l'acte libre de l'appropriation. Le geste de clôturer est l'acte symbolique et pratique par lequel l'homme s'individualise, cesse de se confondre dans la communauté, en séparant une part de territoire et en s'en rendant maître. Le lien social se différencie selon qu'il concerne les propriétaires ou les non-propriétaires. Ceux qui ne peuvent accéder à la propriété doivent participer à l'activité du maître et en dépendre. Les échanges marchands se déroulent sous l'autorité des propriétaires et selon les dynamiques du marché.

Les liens sociaux majeurs ne sont donc ni les ritualités symboliques, ni les participations politiques à la vie de la cité. Aucune de ces conceptions n'a de sens pour le penseur confucéen qui ne saurait prendre en compte ces relations marchandes qui présupposent la séparation et entérinent la rupture entre l'économique et la socialité.

Et de même, ces considérations, qui peuvent prendre place dans une théorisation du libéralisme économique, ne peuvent répondre ni aux analyses de *La République* platonicienne, ni au projet utopique développé dans *Les Lois*. Pour l'étude de la pluralité des constitutions, cette perspective économique rappelle la critique faite de *l'Oligarchie* (ou de la *Ploutocratie)* et ne concerne que l'ordre des besoins, mais n'apporte pas de réponse à la question des liens politiques. Et, au regard de la Cité parfaite décrite dans *Les Lois,* cette réduction de la Cité à l'ordre des besoins s'éloigne radicalement du projet de Cité rationnelle guidée par l'intelligence et la raison philosophique.

En terminant notre commentaire de ces trois philosophies du lien sociopolitique, on ne peut pas négliger les leçons qu'elles nous donnent sur les risques et les pathologies des régimes politiques.

a/ La sérénité du discours de Confucius n'efface pas l'inquiétude face aux menaces de dégradation des pratiques rituelles. Les ritualités sociales et politiques qu'évoque Confucius sont loin d'être parfaites. Elles ont été construites par les rois fondateurs, porteurs de la sagesse et de la perfection, en de lointaines origines. L'exhortation au respect des rites n'est pas de l'ordre du constat, mais bien un appel pressant à une perfection et une fidélité qui sont toujours menacées. Cet irrespect des rites peut provenir de l'ignorance, il peut provenir aussi d'une perte de sens où le formalisme l'emporte sur l'adhésion véritable au rite et à ses significations. Confucius exprime son irritation de voir des rites de deuil effectués sans émotion, comme si les gestes et les mots se substituaient à la souffrance de la séparation. Et les cérémonies politiques peuvent aussi se dégrader en rituels factices et parvenir à masquer des rapports de domination

b/ Les jugements de Platon, explicités dans *La République,* sont plus affirmatifs encore puisqu'ils rassemblent tous les types de régimes dans la catégorie de l'imperfection : ni la *timocratie,* ni l'*oligarchie,* ni la *démocratie,* n'échappent aux vices et aux tares de leur essence. Ces jugements contiennent un avertissement lourd de menaces, puisqu'il s'agit rien moins que de la mort de la cité. Platon, dans les pages que nous avons relues, fait de Sparte et d'Athènes deux cités exemplaires, menacées, l'une par l'excès des contraintes de liens étroits, répressifs et agressifs, l'autre par l'extrême relâchement de ces liens. La cité des guerriers, fermée sur elle-même et ses rivalités internes, est menacée par ses tensions et ses haines. Proche, en cela de *l'Oligarchie,* elle porte en elle les conditions de sa perte. Et c'est une menace identique qui pèse sur la démocratie athénienne, pour une raison inverse : l'insuffisance de liens et d'obligations communes.

La critique platonicienne de la démocratie n'est pas une simple description pessimiste, ni un texte satirique. Elle formule le diagnostic d'une pathologie, propre à ce régime : l'irresponsabilité, le narcissisme, l'indifférence vis-à-vis d'autrui, qui conduisent à l'affaiblissement du lien politique. Et la dérive vers le régime tyrannique issu de l'indifférence des citoyens n'est pas une menace imaginaire .

c/ La construction de J. Locke qui affirme successivement la pleine liberté de l'individu et la normalité de la domination n'est pas, non plus, exempte des menaces de régression. Le geste symbolique de clôturer la parcelle de sol conquis par le travail, n'est-il pas, comme l'affirmera Jean-Jacques Rousseau, le geste fondateur de l'inégalité des richesses ? Une démocratie de propriétaires n'est-elle pas, comme le montrera Alexis de Tocqueville la source permanente de l'envie ?

Enfin, quel savoir, quelles disciplines, quels axes de recherche seront les mieux préparés pour approfondir de semblables réflexions ? Il y faudrait, selon l'image de Socrate, l'habileté du tisserand sachant croiser les fils de savoirs proches et différents. Comme le formule Jacqueline Barus-Michel dans ses travaux et notamment dans son livre récent intitulé « :*Le Politique entre les pulsions et la loi.* » (Erès, 2007), il faudra relier l'expérience du sujet et les connaissances concernant le social , psychologie et sociologie, cheminer du sujet à la loi et de la loi aux sujets, ce qui est bien le programme de la psychosociologie du politique, psychosociologie des liens sociaux et, éventuellement, de leur pathologie.

Or les trois penseurs que nous avons relus n'ont-ils pas posé ces questions et esquissé ce mode d'approche ?

a/ Les sujets individuels sont-ils absents des *Entretiens de Confucius* et leur subjectivité absorbée dans l'obsession des rites ? Relevons seulement que la parole du maître ne revêt pas une forme magistrale, mais qu'elle s'adresse à une ou à plusieurs personnes qu'elle encourage et conseille. Et de même, les risques de dégradation du rituel en formes extérieures, en gestes dénués de significations et d'affects, sont bien des risques provoqués par des sujets négligents, irresponsables ou dénués de réactions émotionnelles. Les fidélités affectives, les sentiments ont un rôle permanant dans la vie sociale et politique. Il y a bien, pour Confucius un lien d'attachement du citoyen au prince, de la pulsion à la loi. Le lien affectif qui unit le fils à ses parents est continué envers le prince qui est l'objet d'une affection comparable. Lien de réciprocité : à cet attachement des citoyens à leur prince répond (ou doit répondre) la générosité et la bienveillance du pouvoir.

b/ Les indications psychosociologiques de Platon sont, certes, beaucoup plus étendues et complexes. La typologie des régimes politiques permet de découvrir la pluralité des régimes psychiques, la diversité des sentiments dominants dans les différents régimes. Ainsi, une oligarchie où s'opposent les excès de la richesse et l'extrême du dénuement dresse les pauvres dans une haine radicale contre les riches. Une tyrannie fait place à la peur des dominés comme à la servilité des complices du tyran. La démocratie qui dissout les liens sociaux rend chacun indifférent au sort d'autrui et insensible au devenir de la cité. Mais ces sentiments et ces passions ne sont pas sans effets. Les dominés de l'oligarchie cherchent toutes les occasions de nuire à leurs maîtres fortunés. Quant à l'irresponsabilité et à la extrême liberté des hommes de la démocratie, ils peuvent, sans le savoir, préparer la perte de leur cité. Les sentiments et les passions sont une dimension des réalités sociales et de l'histoire.

c/ Les indications de J. Locke, en ce mode d'approche sont, assurément moins étendues et moins affirmatives. Cependant l'apologie de la propriété n'exclut pas totalement la considération des liens sociaux, leur prise en compte et la construction des représentations sociopolitiques. La légitimation de la propriété privée entérine la mise à distance d'autrui, introduit plus de déliaison que de liaison citadine. Pour conjurer les dangers annoncés par Platon sur l'avenir des démocraties irresponsables et atomisées, il sera urgent de faire appel aux sentiments modérés de la « tolérance ».

Ainsi, ne faut-il pas compter ces maîtres à penser comme des précurseurs de la psychosociologie et de la psychosociologie clinique ?.

Liens Sociaux, violence et institutions coercitives

Vanessa Andrade de Barros
Professeure à L'Université Fédérale de Minas Gerais - Brésil

Ce texte est le résultat d'un cheminement intellectuel et personnel de quelques années, marqué surtout par la Psychosociologie et par la Sociologie Clinique. Pendant cette période, caracterisée par un travail d'aller-retour entre terrain et théorie avec un premier objectif d'étudier les rapports de pouvoir et le lien social dans les institutions coercitives, nous avons fait quelques remarques à propos de l'exercice du pouvoir dans son expression macro-sociale et ses échos dans le micro-social de l'univers carcéral (recherches et interventions dans des prisons à Belo Horizonte, Brésil).

La source d'inspiration pour ces recherches a été spécialement les analyses de Jaqueline Barus-Michel sur le pouvoir. D'après elle, « *Les rapports humains paraissent et évoluent toujours sous les espèces de pouvoir. Le pouvoir justement, mêle les effets d'association et de division, l'agression et l'attachement. Le pouvoir est sans doute le mode de développement des relations sociales* » (1991:21).

Sans vouloir étudier, en effet, le pouvoir, nous nous proposons d'étudier la façon dont les hommes et femmes qui sont en prison vivent les rapports de pouvoir, comme ils l'éprouvent et l'exercent. Ainsi, ce n'est pas le pouvoir, mais ses échos, ses répercussions dans la vie des sujets en situation d'isolement qui sont au centre de nos travaux.

Notre prétention, est, en effet, d'analyser autrement les rapports de pouvoir, de les approcher à travers la combinaison des aspects sociaux et psychiques, de les envisager dans l'articulation dynamique entre facteurs objectifs et subjectifs.

Nous avons pu, ainsi, introduire dans nos analyses, l'affectivité politique qui est fréquemment expulsée des études sur le pouvoir en tant qu'élément qui n'entre pas dans les schémas linéaires d'analyses utilisées. Notre ambition est de pouvoir lire autrement les enjeux chez les prisonniers. Il nous semble plus essentiel d'analyser les comportements et les attitudes de ces sujets au regard du pouvoir, soit à l'intérieur soit à l'extérieur des organisations coercitives, comme un phénomène social ainsi que psychique.

Nos analyses ont comme point de départ un contexte sociopolitique considéré comme d'extrême vulnérabilité, caractérisé surtout par l'augmentation de la violence et par sa banalisation dans le quotidien.

La peur que cette situation provoque se multiplie, développant toute une panoplie de protection patrimoniale et d'espaces réservés de « ségrégation » des « indésirables », tels que les domaines et les rues fermées, avec des contrôles d'accès, des barrières, des alarmes, des grilles, des agents de sécurité privée. Tout ceci nourrit l'industrie de la sécurité, intensifie l'individualisme et justifie la répression par les forces de l'ordre, qui deviennent de plus en plus arbitraires et empêchent la perception des droits déclarés mais non respectés. Cela entraîne également l'intensification des préjugés et des stigmates.

Dans ce sens, nous pouvons observer qu'une grande partie des analyses sur le thème de la violence, en consonance avec l'optique de la criminologie conservatrice, cherche à assimiler la criminalité à la pauvreté, aussi bien directement que par des biais indirects, en disant, par exemple, que les espaces où vivent des personnes à bas revenus (ou sans revenus) sont des lieux dangereux, ce qui désigne préalablement ces personnes comme la clientèle du système pénal.

La restructuration du monde capitaliste à partir des années 1970, spécialement marquée par l'avancée de la globalisation et par les nouvelles configurations du monde du travail construit un nouvel ordre social et impose la formulation de nouvelles formes de contrôle qui visent le maintien et la reproduction de cet ordre.

Ce dernier, institué sur le paradigme positiviste défenseur de la prescription, de la prédiction et de la prévision de quelque chose tenu pour irréfutable, s'impose par le moyen de mécanismes de contrôle, surtout à travers des normes d'intervention morale utilisées, *grosso modo*, pour surveiller, classer, ségréguer, exclure, punir, élever, éliminer. Le trait commun à tous ces mécanismes est la négation de l'altérité, la non-reconnaissance de la différence, qui doit alors être éliminée – symboliquement ou concrètement. Les sujets qui n'acceptent pas ce nouvel ordre ou qui le rompent aussi bien que les groupes auxquels ils participent sont classés comme délinquants ou délinquants potentiels.

Ainsi, des politiques hygiénistes qui visent à « nettoyer » les espaces publics et des lieux dits nobles, poussent vers les banlieues et les favelas tout ce qui est différent, qui n'est pas appliqué selon le modèle prescrit, le déviant. L'espace urbain est délimité par des zones normales, légales et des zones illégales, dangereuses, de délinquance et de marginalité. Le système pénal assure la fonction du contrôle systématique et rigide de ces classes « dangereuses » et menaçantes de l'ordre, visant à garantir la « défense sociale », dont le résultat est un modèle désintégrateur des liens de solidarité, qui produit un sentiment d'insécurité, de peur et de désarroi.

Les réponses de l'État, censées résoudre le problème de la délinquance comme forme de contrôle social, se caractérisent surtout par l'accentuation de la répression militarisée ayant pour base les programmes de « loi et ordre », constitués, entre autres, par le rééquipement des polices, la mise en évidence de leurs aspects répressifs par rapport au « combat à la criminalité », par l'usage d'une politique basée sur les armes et la conséquente militarisation de la police et l'utilisation d'une terminologie belliqueuse (« combat à la criminalité »), et par la construction de nouvelles et plus grandes prisons, qui, à leur tour, seront surpeuplées par les déviants créés par l'ordre imposé.

Le contexte misérable de vie, construit et conformé par la précarité des conditions de vie et l'absence de politiques publiques préventives de cette situation apparaît, dans les trames du système, comme existant de lui-même et comme cause du désordre, de la délinquance, de la marginalité; la violence, isolée du contexte plus ample, est réduite à un produit de gangs violents des banlieues et des favelas, renforçant l'idée de l'indissociabilité entre la criminalité et ces lieux.Il ne s'agit plus de l'armée industrielle de réserve, mais de prisons pour les exclus, les non adaptés, les suspectés de fomenter le désordre: d'anciens ouvriers qui sont devenus des chômeurs à long terme, des jeunes qui ne trouvent pas de travail, des populations mal scolarisées, mal-logées, mal considérées, les habitants de favelas, les sans domicile fixe, les mendiants, les sans terre, les enfants de rue, les prostituées, les homosexuels etc., sont contrôlés, surveillés, réprimés, détenus. Et ainsi protège-t-on le modèle néo-libéral de marché contre les perturbations de l'ordre.

Ce que nous observons, c'est, d'un côté, la désagrégation des liens sociaux entre ces sujets, délaissés par le pouvoir public, absents des projets politiques ou des politiques publiques capables de transformer la grande inégalité sociale en place, et, de l'autre côté, la mise à jour des liens de contrainte qui inspirent la peur, la haine, la mort, car ils sont obligés de chercher des alternatives de vie qui leur permettent d'échapper à la misère quotidienne, négociant des conditions sociales qui leur sont particulières et souvent « hors de l'ordre » institué par ce même État qui les laisse à la dérive et qui les met en prison. Activités interdites, censées criminelles, associées au trafic de drogues, sont, parfois, la seule manière de répondre aux appels du marché et des exigences de consommation, qui représenterait la « moderne citoyenneté ».

Ainsi, nos réflexions trouvent leur origine dans une question posée par Jacqueline Barus-Michel à propos de la violence: « peut-on se demander si toute violence n'est pas le symptôme et l'effet d'une crise identitaire » (2007 :207). Au delà, nous avons cherché à comprendre les impacts psychosociaux de la désagrégation et de la possibilité de reconstruction des liens sociaux dans les prisons, *locus*, par excellence, de la violence, du manque de sens et où les rapports et les manifestations de pouvoir sont plus explicites et plus arbitraires, soit entre les dirigeants et les détenus, soit entre les détenus eux mêmes. Et comme nous le rappelle Jacqueline Barus-Michel, *« étudier les relations de pouvoir est la meilleure voie pour comprendre la dynamique du lien social, l'intrication de la violence et de l'effusion » (1991:22).*

A partir d'une recherche menée auprès des détenus qui sont dans une prison « alternative » où il n'existe pas de répression militarisée, où le personnel chargé de la discipline ne porte pas d'armes, où les travaux ménagers sont faits par les propres détenus, où même celui qui détient les clés est un détenu, nous nous proposons d'exposer quelques éléments qui participent à une reconstruction des liens de fraternité et de solidarité entre eux et entre eux et nous, l'équipe de psychologues qui les suit et les contradictions qui sont mises à jour à partir de ces liens.

D'abord il faut affirmer, avec Jacqueline, que ces sujets sont en situation sociale et c'est à partir de cette expérience et du sens qu'ils leur donnent que les liens peuvent être reconstruits. « *Le sujet est toujours en situation quel que soit l'isolement dans lequel on le tient, l'isolement même (emprisonnement, naufrage...) étant le résultat d'une histoire dont lui-même ou les autres sont ou ont été les responsables* ». *(2007:14).*

À propos du sens que les sujets emprisonnés donnent à cette expérience, Claude Lucas (2002 :34) nous l'explique : « *C'était même la seule vertu que je reconnaissais à la prison: celle d'ouvrir sous nos pieds, par l'absurdité foncière de son système, par ce pouvoir qu'elle a de pervertir le temps, par cet exil qu'elle réalise au coeur même de la cité, un abîme où chacun cesse, dans une vertigineuse immobilité, d'exister pour ne plus qu'être.* » ; et aussi Jean Arnaud (2002 :X) : « *La prison ne sert plus à rien qu'à détruire l'homme* ».

Dans ce contexte, pour résister à cet effondrement de la vie dans les prisons, pour ne pas se dégrader dans la folie ou dans la mort, la construction des liens joue un rôle primordial. Bien qu'ils puissent toujours prendre des formes pathologiques telles que la dépendance totale, la fusion, la violence, le fait d'être ensemble, de partager la même situation d'isolement, tout cela crée les liens, qui se présentent sous les trois formes distinguées par Jacqueline Barus-Michel (2007 :89) : « *le lien de nécessité ; le lien de sentiment par lequel les individus s'attachent les uns aux autres; le lien de contrainte qui suppose soumission à un pouvoir et inclut l'amour du chef.* »

Le fait le plus important de cette prison alternative est l'existence d'un « Conseil de Sincérité et Solidarité » — CSS — où nous trouvons les trois formes de lien exposées ci-dessus.

Les membres de ce conseil sont élus entre les détenus pour une période d'un an et se chargent de résoudre les conflits entre eux, sans la participation directe des agents de l'ordre qui n'interviennent que lorsque le CSS les appelle. Dans ce cas, c'est d'abord la direction de la prison qui essaye de résoudre la situation, et en cas d'échec, c'est le juge qui règle la situation conflictuelle.

Ce conseil s'occupe aussi du partage du travail, des familles, des projets vis-à-vis de la communauté où ils se trouvent. Ainsi ils arrivent à construire des liens d'amitié, de solidarité, d'entraide, de respect, de reconnaissance et de pouvoir. Ils sont liés par le travail, la coopération, l'amour et aussi par la soumission aux lois et aux règles, en amorçant quelques traits démocratiques.

En ce qui concerne le travail que nous, l'équipe de psychologues, menons auprès des détenus, il s'agit d'une recherche-intervention psychosociale clinique, à savoir: 1)l'utilisation de la méthode d'histoire de vie en élargissant son caractère thérapeutique d'écoute clinique; 2) la réalisation d'entretiens avec les dirigeants et les gens qui travaillent avec les détenus pour comprendre le fonctionnement du système carcéral et ses enjeux, aussi bien que 3) des discussions avec les membres du CSS pour approfondir la connaissance de la nature des conflits qui sont mis à jour et pour rendre plus intelligibles les contradictions et les ambiguïtés des liens établis entre eux.

L'importance de l'utilisation de la méthode de l'histoire de vie repose sur le fait qu'elle est un pont entre l'histoire individuelle et l'histoire sociale avec une double dimension: la description de faits que font partie d'une expérience de vie singulière, inscrite dans un univers de rapports sociaux de classe et de pouvoir qui renvoie aux conditions sociales de l'existence, et la recherche de sens qui, à son tour, donne sens aux êtres concrets, dans leurs expériences construites historiquement.

En plus, nous recueillons leurs histoires de vie en essayant de répondre à deux questions: la première concerne la manière dont se construisent une vie criminelle et une vie dans des prisons; la deuxième concerne les modalités selon lesquelles la singularité individuelle est mise en rapport avec la construction de ces trajectoires marginales et les enjeux de pouvoir qui en font partie; c'est-à-dire: comment la criminalité a-t-elle fait écho dans la subjectivité de ces individus ? Quelle est la signification qu'ils lui confèrent et comment est-elle représentée dans leurs trajectoires?

Dans ce travail (demandé par la direction de la prison) nous avons réussi à entretenir des liens de forte confiance avec les détenus et qu'ils nous racontent leurs histoires passées et leurs projets d'avenir qui ne sont pas tout à fait dans la légalité. Notre principal défi c'est de savoir que faire et la question la plus importante concerne cette apparente situation démocratique – le CSS (qui en tout cas marche beaucoup mieux que dans le système pénitencier traditionnel où les règlements de compte mènent à la mort, sans appel) — mais qui peut, dans la dérive des liens établis, se transformer en un nouveau modèle d'organisation néo mafieuse comme le Primeiro Comando da Capital (PCC) ou le Comando Vermelho (CV), cette fois-ci officiellement, à partir d'une initiative de l'État.

Références bibliographiques

Arnaud, J. (2002) *Préface in Lucas*, C. Suerte, Paris, Plon.

Barus-Michel, J. (2007) *Le politique entre les pulsions et la loi*, Toulouse, érès.

Barus-Michel, J. (1991) *Pouvoir, Mythe et réalité,* Paris, Klincksieck.

Lucas, C. (2002) *Suerte*, Paris, Plon.

Les pathologies du lien social

André Lévy, Psychosociologue,
Professeur émérite, Université Paris XIII

La notion de lien social tente de répondre à la question de savoir pourquoi et comment les hommes nouent des rapports entre eux leur permettant de vivre ensemble et de construire des institutions communes.

Cependant, le fait d'évoquer le lien social en tant que tel peut entraîner une certaine confusion, donnant à croire en l'existence d'une force unique et universelle, rebelle à toute analyse, qui les ferait s'assembler. C'est pourquoi plutôt que d'un lien singulier il nous semble préférable de parler de « liens » au pluriel. Ces derniers sont en effet multiples et de nature différente.

Les premiers liens sont ceux qui nous relient à nos parents, à ceux dont nous sommes issus, et à tous ceux qui les ont précédés dans la chaîne générationnelle, et donc à l'histoire lointaine, et souvent obscure, de notre famille. Ils s'imposent à nous avant même notre naissance. Ils n'ont pas été l'objet d'un choix ou d'une décision personnelle. Si nous choisissons nos amis, nous ne choisissons pas nos parents, nos frères ou nos sœurs, ou nos cousins. Nous sommes liés à eux de toute évidence et pour toujours par des obligations mutuelles (la métaphore du sang), même si, il faut le souligner, elles n'impliquent pas forcément ni l'affection ni même la sympathie. Ces liens verticaux essentiels constituent l'un des fondements de notre identité (notre nom propre), ils fournissent une réponse à la question de savoir d'où nous venons.

Des liens d'une autre nature sont ceux que nous tissons, horizontalement, avec nos contemporains de la même génération. Ce sont des rapports de coopération dans le travail, mais aussi pour nous défendre contre les dangers de toutes sortes –physiques ou humains- qui mettent notre vie en péril. Ils sont donc tout aussi nécessaires, pour notre subsistance, notre survie. Cependant, à la différence des premiers, nous disposons d'une certaine liberté dans le choix de ceux avec lesquels nous engageons de tels rapports de coopération ou d'entre aide. Ils dépendent d'une décision de notre part, d'un jugement imposé en partie par les circonstances dans lesquelles ils sont établis. De ce fait, ils sont fragiles, peuvent êtres défaits lorsque les circonstances changent, ou s'ils ne correspondent plus à nos intérêts, tels que nous les concevons.

Or la vie de tout groupe, de toute société suppose l'existence de liens suffisamment durables, qui ne soient pas tributaires de sentiments ou de représentations nécessairement versatiles, et qui risqueraient de ne pas résister aux pulsions qui tendent à opposer les hommes les uns aux autres s'ils n'étaient « liés » (comme l'on dit d'une sauce qu'elle est liée) par des sentiments et des représentations partagées.

Freud notamment, mais aussi Castoriadis ont montré comment la solidité et la permanence des liens est assurée par des identifications partagées par tous les membres du groupe à des objets imaginaires communs : croyances, traditions, langue, mythes, qui fondent l'adhésion à des valeurs de solidarité, de fraternité, et le sentiment de partager le même destin, constituant l'ossature d'identités personnelles et collectives qui donnent un sens à l'existence, inscrivant chacun à une place dans le monde. Ainsi constitués, la puissance de ces liens est telle qu'ils peuvent être plus forts même que la peur de la mort, au point, si les circonstances l'exigent, de nous faire admettre d'y sacrifier notre propre existence.

Certes, de tels liens impliquent des contraintes (lier = ligoter), comme on évoque les « nœuds » du mariage. Mais ces contraintes sont généralement moins ressenties comme telles que comme des évidences « naturelles », faisant partie de l'ordre des choses. Les ethnologues ont très justement mis en évidence le processus de « naturalisation » de la culture. Ainsi, Marcel Mauss, montrait[1] la façon dont l'expression de sentiments les plus intimes (d'amour, de deuil...) obéit à des règles ou à des codes présentant un caractère

---

1 *«L'expression obligatoire des sentiments »* (1921), in Essais de sociologie, Ed de Minuit ; »Essai sur le don » (1923-24), L'année sociologique

d'obligation inconsciente sacrée, qui n'enlève cependant rien à leur sincérité. De même que le fait social du « don » est, selon la morale du « don-échange », un acte à la fois libre et obligatoire.

Non seulement les liens sociaux et les règles qui y sont associées ne sont ainsi pas contradictoires avec notre liberté ou notre autonomie en tant qu'individus séparés, mais ils en sont la condition nécessaire. Tout en fixant un cadre pour nos vies et nos relations, ces règles (comme celles qui régissent les rapports de parenté) permettent à un jeu de se développer de façon libre et imprévisible (comme les règles du jeu d'échecs).

On pourrait arrêter ici notre analyse et admirer la perfection d'un tel système. Malheureusement, les choses ne se passent pas toujours de cette façon. Si les liens sociaux peuvent se traduire par l'épanouissement et la liberté, ils peuvent aussi se transformer en enfer pour ceux qui les vivent. L'histoire est ainsi tissée d'exemples de sociétés autoritaires sinon autocratiques où les liens se traduisent par l'asservissement à des maîtres, et par la privation de toute liberté. Les totalitarismes contemporains illustrent comment et avec quels moyens peuvent se développer et subsister sur de longues périodes des systèmes visant à une uniformisation de la société, imposant à des millions de personnes une soumission inconditionnelle ne tolérant pas la moindre déviation, dans leur comportement comme dans leur pensée.

Pour parvenir à un tel asservissement à grande échelle, la force matérielle, la terreur sont évidemment nécessaires. Mais elles ne suffisent pas, Elles seraient inopérantes si elles n'étaient étayées par une adhésion affective ou spirituelle, facilitée par les identifications imaginaires constitutives, nous l'avons vu, des liens sociaux et des identités personnelles et collectives, et dont le caractère pathogène est ainsi révélé. Le rôle essentiel des religions et des idéologies dans le développement de tels processus a été suffisamment décrit et analysé par de nombreux sociologues, philosophes ou écrivains[1], pour qu'il soit nécessaire ici d'y insister.

[1] Par exemple, Cl. Lefort (1946), *Un homme en trop*, Seuil ; H. Harendt, 1972 (1951), *Le système totalitaire*, Ed du Seuil ; G Orwell, 1981,(1941), *La Ferme des animaux*, Ed du Champ Libre

De tels processus ne se développent cependant pas seulement dans des sociétés étendues, mais aussi dans des groupes et des communautés restreintes, voire même dans des rapports interpersonnels (les rapports amoureux notamment). Un essai de Simon Leys[1] décrit ainsi de façon détaillée, sur la base du récit de l'un des rescapés, comment un petit groupe de naufragés, échoués sur une petite île déserte au large de l'Australie, a pu ainsi être tyrannisé par l'un des marins qui réussit à imposer, avec quelques acolytes, sa loi sur le petit groupe des survivants.

Si ces exemples sont extrêmes, ils illustrent cependant des processus latents dans tout groupe et dans toute communauté. Ils montrent que si les liens sociaux peuvent être fondés sur l'amour, ils peuvent tout aussi bien l'être sur la haine, ou les deux ensemble. La question est alors de savoir quels seraient les facteurs favorisant leur développement. Sans prétendre répondre de façon exhaustive à une telle question, on peut cependant observer que les situations où le groupe ou la communauté se trouvent ou se sentent à tort ou à raison en danger sont particulièrement favorables à leur éclosion.

Il peut s'agir de dangers naturels, physiques, comme dans le cas des naufragés du Batavia, de crises économiques alimentant la peur du lendemain, ou encore de menaces internes ou externes à la survie ou à l'intégrité de la communauté. Ainsi, dans les sociétés contemporaines, où se côtoient des populations d'histoires, de traditions ou de croyances différentes, la coexistence entre les cultures se traduit par des confrontations d'une certaine violence qui fragilisent les identifications imaginaires, celles mêmes qui, dans les sociétés stables et homogènes, assuraient la cohésion sociale.

Dans de telles conditions, les communautés ont tendance à se refermer sur elles-mêmes, à rigidifier leurs comportements et leurs représentations, au prix d'une intolérance de plus en plus grande à l'égard des différences et des écarts de conduite entre leurs membres. Toute déviation devient suspecte, tout étranger est considéré comme une menace mortelle pour l'identité de la communauté ou de la nation. Les attitudes racistes et ethnocentristes tendent à prévaloir par rapport aux échanges fructueux du passé, et des identités monolithiques

---

[1] S. Leys (2003), *Les naufragés du Batavia*, Arléa

fondées sur le mythe d'une unité illusoire sans faille tendent à se substituer à des conceptions identitaires ouvertes sur autrui. Il est alors facile pour des individus ou des groupes d'individus se présentant comme des sauveurs (de la foi, de la race, ou de la « nation ») de s'imposer et de convaincre les foules de mettre leur sort entre leurs mains.

Contre cette pathologie, il existe depuis longtemps un antidote, même si son efficacité reste toute relative. Cet antidote porte un nom : la démocratie. Conscients des risques et des dangers entraînés par les adhésions affectives à des hommes providentiels, fondées sur des croyances, les Grecs anciens inventèrent une Cité gouvernée exclusivement par la Raison. Une cité dans laquelle les décisions concernant la communauté dépendraient du résultat de débats publics opposant des argumentations contradictoires. Ainsi les lois et les règles sociales ne sont plus considérées comme des obligations transcendantales, fondées sur des identifications imaginaires pathogènes (à la terre, à la nation, à la famille, aux divinités), mais comme des compromis raisonnables, tenant compte à la fois de la réalité objective et des intérêts respectifs de chacun. Dans ces conditions, ce qui fait lien n'est pas l'idée du « Bien », mais plus prosaïquement le bien commun, ou l'intérêt général. Mesurable en termes de taux de chômage, de taux de croissance ou de production, ou encore de niveau de vie..., celui-ci est l'objet même de l'action politique ou, plus exactement de la politique, celle-ci étant indissociable de la démocratie, de la *polis*.

Une telle évolution, consistant à fonder les liens sociaux davantage sur des identifications symboliques que sur l'identification à des objets imaginaires s'est confirmée et approfondie dans le monde occidental depuis plusieurs siècles s'étendant à la gestion des organisations de toute taille (bureaucratie). Ce faisant, elle s'est traduite par des procédures et des critères de plus en plus abstraits et complexes, au point parfois de réduire les liens entre les hommes à des opérations virtuelles, médiatisées par des instruments ou des machines (ordinateurs, téléphones portables...), tendant à la quasi-élimination de tout contact physique, corporel, émotionnel direct.

Le symbole cependant n'épuisera jamais totalement l'imaginaire. Quel que soit le degré de perfectionnement des systèmes logiques, leur impact sur les relations et les pensées, donc sur les organisations et sur la vie sociale reste limité. D'où la tension permanente, inévitable, souvent conflictuelle, entre ces deux ordres : entre l'attachement aux figures emblématiques qui nourrissent les rêves (ou les cauchemars), et le développement d'un univers de signes fondant des stratégies de relation et de conduite privilégiant la raison, sinon le calcul intéressé et l'instrumentalisation. Tout lien social procède de ces deux ordres qui restent donc indissociables, sous peine de dérives insupportables, inévitables dès lors qu'ils sont développés séparément de façon exclusive, que seule leur conjugaison peut donc permettre, dans une certaine mesure, de conjurer.

À partir de ces analyses, on voit les risques de stratégies thérapeutiques ou d'intervention fondées sur une interprétation des pathologies du lien, réduisant celles-ci aux effets d'une crise, ou d'un malaise identitaire. De telles stratégies réparatrices, –renforcement des communications ou de la cohésion sociale, restauration d'un fonctionnement jugé défectueux peuvent certes, pour un temps, procurer du soulagement et redonner un sentiment de sécurité affective. Mais en ignorant que sont en cause les conditions mêmes commandant le processus de construction identitaire, elles peuvent ne contribuer qu'à conforter et renforcer des identités monolithiques et les représentations qui y sont associées, et ainsi retarder l'éclosion de crises plus graves et plus difficiles encore à traiter. De telles stratégies, analogues à celles qui prévalent en psychanalyse dans une conception de « renforcement du moi », ont depuis longtemps été dénoncées.

De façon plus générale, c'est méconnaître la nature ambivalente des liens, dissimulée comme nous l'avons noté au début de ce texte sous la fiction d'un « lien » hypostasié, valorisé en tant que tel. C'est méconnaître que si les liens sont nécessaires à la vie sociale et à l'épanouissement des individus, ils peuvent aussi constituer des prisons sans barreaux d'où l'on ne peut s'évader ou s'affranchir que moyennant la patiente et difficile déconstruction du processus qui les a formés.

Nationalisme et violence symbolique

José Ramon Torregrosa Peris
Département de Psychologie Sociale,
Universidad Complutense de Madrid

Si la parole est ce qui nous définit comme êtres humains, la violence qui la remplace et la supprime dégrade notre condition humaine, ou, comme le disent certains auteurs classiques de la pensée politique, elle nous ramène à l'état de nature.

L'expérience terrible du XXIe siècle nous oblige moralement à abhorrer et condamner la violence. Cela ne doit pas nous surprendre si parler de la violence équivaut à parler du Mal, c'est-à-dire, de l'antithèse même des valeurs, et d'«antivaleur» par excellence. En ce sens, nous devrions considérer comme atteinte de pathologie ou de perversion morale, toute personne pour qui la violence (la violence destructive) constitue une valeur intrinsèque ou un but dans la vie et qui jouit de sa pratique ou contemplation, ou, reste insensible, indifférent face à la souffrance des personnes qui la subissent. Les cas de violence, en tant que valeur expressive et ouvertement déclarée, sont rares chez les personnes et plus fréquents chez certains groupes marginaux et d'idéologie extrémiste. Et, même dans ces cas, l'exaltation de la violence constitue dans la pratique, un moyen de confrontation aux exo-groupes, pour les maintenir à distance ou « leur donner ce qu'il mérite », etc. Dans le cas des individus, il s'agit de psychopathes ou sociopathes.

Mais si nous passons des valeurs ou fins, aux moyens, c'est-à-dire, en considérant la violence comme un moyen, ou comme une attitude, intention, comportement etc., nous sommes confrontés à son omniprésence fréquente dans toutes les sphères de la vie humaine, des plus intimes de la vie personnelle à celles des relations internationales.

Bien évidemment, la violence de genre ou domestique n'est pas la même que celle entre états ou nations, ni celle du terrorisme. Elles ont cependant un point commun. Mais je voudrais insister : malgré sa mauvaise réputation, la violence reste omniprésente et généralisée. Donc si sa pratique est tellement courante, c'est que, d'une certaine manière, elle agit en tant que valeur (valeur intermédiaire ou instrumentale). Et ce, même si elle n'est pas reconnue en tant que telle ou même quand elle est expressément condamnée, parfois à chaudes larmes, et par ceux-là même qui s'empressent ensuite d'en retirer les éventuels bénéfices. De plus, même si distinguer la fin des moyens est utile analytiquement et indispensable pour étudier l'action humaine, fréquemment dans la vie réelle, ceux-ci alternent et se confondent. C'est-à-dire que, ce qui dans un premier temps se présentait comme un moyen se transforme par la suite en fin et s'autonomise en tant que valeur en soi.

En définitive, la persistance de la violence est due, surtout à sa fonctionnalité, à son caractère instrumental et à son succès ; mais pas nécessairement pour ceux qui l'exécutent matériellement. Cette relation nécessaire pour atteindre certaines fins devrait susciter plus de réflexion et de doutes sur la légitimité de celles-ci.

Il semblerait que la violence accompagne la vie. Les organismes vivants pour continuer à vivre ont besoin de s'approprier et de métaboliser des éléments de leur entourage qu'ils considèrent propres à soi. Certaines espèces en chassent d'autres pour pouvoir subsister ; et entre elles au sein d'un groupe, elles s'attaquent pour établir et maintenir un ordre hiérarchique.

Nous pouvons admettre que pour l'humain, ainsi que pour les espèces les plus proches, l'agression et la violence constituent une base naturelle et innée. Il s'agit donc d'une agression liée à la survie et à l'autodéfense. C'est ce que Fromm a appelé l'agression bénigne. Bénigne, parce qu'elle est exercée pour satisfaire des besoins stricts de survie, sans qu'il n'en découle du plaisir ou qu'elle prétende aller au-delà du caractère destructif de l'action prédatrice.

L'agression maligne est celle qui prétend faire du tort ou porter préjudice à l'autre intentionnellement, en dehors de toute fonctionnalité biologique. Elle est rare chez les animaux. Par contre, elle semble être la caractéristique distinctive de l'humain. L'étendue des phénomènes auxquels on fait référence par le terme violence est considérable. Il nous vient à l'esprit, par exemple, des phénomènes comme la violence scolaire, la violence de genre, l'Holocauste, le harcèlement au travail. Ce sont des processus complexes d'interaction, de configuration spécifique de situations et d'histoires dans lesquelles, ce qui unis est moindre que ce qui différencie. Nous ajoutons donc à ce terme, un caractère évaluatif-moral, et non uniquement analytique-descriptif. Il suffit de penser par exemple à la différence entre ce qu'impliquent des expressions telles que « lutte armée » face à « terrorisme », « organisation indépendantiste basque » (Le Monde) face à « organisation terroriste » ou « bande armée », « mouvement de libération » face à « organisation terroriste », etc. La clarté intuitive du terme « violence » est trompeuse. Et il peut être utilisé pour délégitimer tant des revendications qui dans le fond sont justes, que pour atténuer la gravité de comportements qui selon le Code Pénal, sont plus précis et graves. Tel en est le cas, lorsqu'un prétendu « nationalisme pacifique » se réfère à l'ETA et son entourage comme étant « les violents », et ce, pour dissoudre dans la signification générale et abstraite du terme violence, la gravité possible qui découlerait de son propre caractère inhumain et criminel. Si nous regardons dans le Dictionnaire de l'Académie Royale Espagnole les significations du terme « violent », il faut aller jusqu'à la septième acception, avant qu'il ne soit définit comme «... en dehors de toute raison et justice ». Tous les autres sens antérieurs impliquent beaucoup moins de responsabilité morale et/ou pénale.

Ce qui constitue le cœur de la notion de violence, tant dans le langage quotidien que dans la bibliographie, c'est l'utilisation de la force, pour dominer ou détruire l'autre, contre sa volonté. La violence est un viol, une fracture de la liberté et de l'intégrité physique ou/et psychique de la personne. Déjà, pour le dictionnaire des Autorités de 1780, la violence est « la force qui oblige quelqu'un à faire ce qu'il ne veut pas par des moyens auxquels il ne peut pas résister ». Cette idée de force qui s'impose en dernière instance est celle qui est sous-jacente à l'idée de pouvoir chez Weber. Lorsque le pouvoir est légitime, il devient Autorité. L'Etat, en tant que pouvoir-autorité, dispose de la violence, de la force physique comme dernier recours. La notion de violence est donc intimement liée à celle du pouvoir, dans l'ordre interne et face aux menaces externes. En ce sens, l'Etat est l'organisation qui pratique la violence de façon légitime. Mais nous pouvons également dire, comme Hannah Arendt, que le pouvoir n'est pas seulement différent de la violence, sinon qu'il en constitue l'antithèse. Plus l'Etat repose sur la violence en l'utilisant, moins il a de pouvoir et de continuité. C'est un moyen latent qu'il doit utiliser le moins possible.

Il existe également un autre terme étroitement lié à la violence, presque synonyme, qui est celui d'agression. L'agression se réfère tant aux conduites qu'à leurs bases instinctives, motivationnelles ou émotionnelles sur lesquelles elles sont supposées reposer. Chez l'être humain, la relation impulsivité-conduite est nécessairement tempérée par les pratiques et les représentations culturelles, ainsi que par le sens donné à ces pratiques dans chaque culture, y compris celles qui se rapportent à la constitution même de la subjectivité. L'humain se construit et vit dans un ordre symbolique, comme le dit Cassier. C'est pour cette raison qu'il faut chercher l'explication de la phénoménologie de la violence dans les interactions sociocognitives complexes, dans les apprentissages, les pratiques, les habitudes, les croyances, les normes et valeurs qui structurent l'action humaine. Même lorsqu'il s'agit de la violence la plus passionnelle, la plus immédiate, qui découle d'état émotif de colère ou de rage, elle est tempérée par des représentations sociocognitives, qui orientent l'action agressive et violente. En ce sens, toute violence, avant d'être ouvertement manifeste, a été symboliquement imaginée, représentée et intériorisée. Non nécessairement dans les termes par lesquels elle s'explique ou se manifeste, mais dans une séquence d'images qui lui donne du sens et qui dirige l'action vers celle-ci. Nous pouvons dire qu'il n'y a pas de violence gratuite, irrationnelle et absurde, mais plutôt, que nous ne sommes pas capables d'en révéler le sens.

L'importance des facteurs sociocognitifs se manifeste précisément dans des cas de violence destructrice et cruelle, dans la dialectique des identités. Dans la définition du moi, l'autre apparaît toujours. L'autre a une importance fondamentale dans la formation de l'identité individuelle et collective. En effet, toute identité procède et s'affirme contre l'autre, dans la recherche de la différence. Le problème commence lorsque la différence s'absolutise, s'essentialise et que la condition commune et réciproque d'interdépendance se perd. Si en plus, l'autre se présente comme menace ou ennemi, nous avons les conditions qui vont permettre de dégrader sa définition et de justifier sa destruction. L'émoussement de la sensibilité et de l'indifférence morale sont les corollaires prévisibles de celui qui n'est déjà plus comme nous, celui qui est autre chose. Et face à ce qui gêne et qui menace nos intérêts ou notre pureté identitaire nous pouvons, et nous devons peut-être, bouleverser ou détruire sans avoir de poids sur la conscience. Être ou de ne pas être. C'est eux ou nous.

Mais cette psychologie ou cette logique psychique, doit nécessairement se configurer en situations sociales qui la rendent plausible, qui l'oriente, voire même la stimule. Surtout quand nous sommes face à des structures de pouvoir, dont l'idéologie, plus ou moins explicite, l'autorise ou la légitime. L'exaltation narcissique de l'identité collective a besoin d'identification et d'appartenance presque inconditionnelle, et dans plusieurs cas, d'encadrements et de militantismes très inclusives, dans lesquels, le moi se dépersonnalise, se désindividualise, pour être converti en instrument et agent de la cause, du parti, du mouvement, de Dieu, de « notre peuple », etc. Dans de telles conditions, la structure cognitive de la personne devient rigide (dogmatisme) et perd ce que Milgram appelle l'état agentique, c'est-à-dire l'autonomie morale, la condition pour être une personne. Elle peut maintenant agir comme le maillon d'une chaîne plus grande qui la transcende, qui lui donne un sens et qui en même temps la déresponsabilise. Dès lors, elle (la personne) peut torturer, tuer, détruire, parce qu'elle n'est qu'un instrument obéissant, un moyen pour faire prévaloir la cause et qui mène à la victoire.

Pour illustrer l'«idiotie morale» qui conduit à ce type de processus, il n'est pas nécessaire de remonter à Auschwitz ou à Eichmann. En Espagne, nous avons pu en être témoin à travers des images télévisées dans lesquelles apparaissent deux jeunes hommes, nationalistes et collaborateurs de l'ETA, gais et joviaux, sans le moindre signe de tristesse ou de repentir. Ils assistent à leur procès où ils sont accusés d'avoir séquestrés dans une « planque » (un trou de deux mètres sur deux, sur deux), et dans des conditions de torture psychologique permanente, pendant 532 jours, un jeune fonctionnaire, Ortega Lara. L'image de cette personne, lorsqu'elle fut libérée par les Guardia Civil, rappelle immédiatement les figures squelettiques des survivants des camps d'extermination nazis. Il est difficile de croire que ces deux hommes, d'aspect plutôt agréable, qui parlaient, en souriant et amicalement, ont été insensibles et indifférents face à leur participation dans la quasi extermination d'une personne. Il est évident que pour ces deux hommes, il ne s'agissait plus d'une personne et peut être encore moins d'un chien.

Arendt souligne que « la vrai substance de l'action violente est régie par la catégorie moyens-fin... », et insiste sur le risque constant que des moyens comme la violence puissent déborder des fins originaires en s'y superposant. Karl Von Clausewitz, le grand théoricien *De la Guerre*, manifestait déjà cette crainte, en insistant sur le fait que la guerre ne devait pas échapper au contrôle et à la guidance de la politique, qui est celle qui établit les fins. Il écrivait à la fin de son œuvre : « ... La guerre est un instrument de la politique.... La conduite de la guerre est ...la politique même » . Mais même s'il est raisonnable d'être préoccupé par une automatisation incontrôlée de la violence, il faut être conscient que, puisqu'il s'agit d'un moyen, la violence ne peut être appréciée ou condamnée que par référence aux fins qui, en dernière instance, décident pourquoi elle est utilisée et dans quel sens. Il est vrai qu'il n'existe pas de relation univoque ni nécessaire entre certaines fins et leurs moyens pour y parvenir. On peut invoquer le principe de « la fin ne justifie pas les moyens », que les soi-disant « nationalismes modérés » (PNV, EA), utilisent lorsqu'ils comparent leurs stratégies avec celles de l'ETA. Mais il est également vrai, comme le dit la sagesse populaire, que très souvent, « celui qui veut les fins veut les moyens ». Lorsqu'il s'agit de fins importantes pour la personne, telles que l'identité collective, la construction de la nation, qui sont vécues comme des convictions presque sacralisées, idolâtrées, la question de la correction, de l'adéquation ou de la légitimité des moyens commence à devenir floue. Elle devient sujette à différentes interprétations, plus ou moins radicales, mais toutes orientées vers la poursuite des mêmes objectifs. Dans de telles conditions, il n'est pas surprenant que le seuil de tolérance envers la violence diminue, surtout lorsque ce sont toujours les mêmes qui la pratique. Le nationalisme « modéré » ne peut plus perdre ses bonnes manières, sa bonne éducation dans les écoles religieuses de la haute bourgeoisie. Il ne peut pas non plus mettre en danger la couverture de ses connexions ecclésiastiques, économiques et sociales respectables, à l'intérieur comme à l'extérieur, en se rabaissant aux tâches pratiques de « l'action directe ». Ce primitivisme est propre des personnes de condition inférieure ou moins raffinées, ou de l'idéalisme irréfléchi des jeunes gens qui veulent tout, et tout de suite et qui ne peuvent pas attendre que chaque chose prenne son temps. Il y a un autre moyen plus subtil, indirect — mais efficace à long terme — et moins visible : celui d'agir sur l'esprit et les consciences plutôt que sur les corps. Travailler sur le langage pour renommer les choses, pour redéfinir l'espace et le temps, pour réécrire l'histoire et lui donner un nouveau sens, même s'il s'agit de fictions délirantes ; contrôler la création, la reproduction et la diffusion du discours sur lequel reposent les identités individuelles et collectives, en excluant et expulsant ceux qui n'acceptent pas ce nouveau projet ethnico-politique. Et tout pour établir un cadre d'apparente naturalité face à ce qui est arbitraire (et antidémocratique). C'est ce que Pierre Bourdieu a désigné par violence symbolique. Tout pouvoir aspire à être légitimé, ce qui implique qu'il soit obligé de créer l'image et les arguments qui le justifient, qui en constituent la base rationnelle, et qui lui donnent un sens, au-delà de la force sur laquelle il repose.

C'est à partir de cette prétention de légitimation, qui repose sur des bases injustes qui ne la justifient pas, qu'apparaît la violence symbolique, avec ses mécanismes d'imposition et d'endoctrinement. Les fins apparaissent ainsi avec cette naturalité apparente, trompeuse, et leur violence masquée. Comme dit l'historien García de Cortázar : « les mots ne tuent pas, mais ils sèment le doute et le mensonge, cachent la réalité et alimentent le feu de la discorde, et quand le cas se présente, ils offrent des alibis pour exercer la science du tir. Il y a des mots qui sont aussi assassins que des chambres à gaz » (ABC, 30-07-05).

Cette violence des mots, des fins, s'inscrit nécessairement comme cause et conséquence, origine et destination, dans cette spirale interminable de la violence nationaliste. Le saut vers la violence physique peut être cohérent lorsque la légitimité des fins (autodétermination, indépendance, sécession) est acceptée. Mais c'est justement cela, la légitimité des fins, qu'il faut élucider et mettre en doute. Parce que, en tant que désir, émotion ou sentiment, ou encore aspiration à une identité imaginaire et prétention au pouvoir, le simple énoncé de ces fins n'est pas suffisant pour que toutes ces aspirations soient nécessairement raisonnables, justes et légitimes... Les sujets collectifs et individuels peuvent être excessifs dans leurs aspirations et se complaire dans le narcissisme, endurcir leur sensibilité morale face à la souffrance des autres, oublier leurs droits, voire même nier leur existence. En plus de la violence physique des moyens (le terrorisme de l'ETA), nous trouvons la violence symbolique des fins (aspiration unilatérale à la sécession et l'idéologie qui s'en suit...). Toutes les deux sont beaucoup plus interdépendantes et solidaires que voudrait nous le faire croire le machiavélisme jésuitique (tactisme) des stratèges nationalistes. Cette division du travail, astucieuse et fonctionnelle leur a permis d'accéder et de se maintenir au pouvoir durant des décennies, devenant par là même le principal danger de la démocratie espagnole, tel que l'a souligné dernièrement le philosophe Fernando Savater (« El Mundo », 1-12-07).

Nous pouvons dresser une longue liste de comportements des nationalismes périphériques, qui soutiennent l'idée de la violence symbolique systématique, corrélative à la violence terroriste de l'ETA. De manière générale, l'action du nationalisme périphérique, au sein du gouvernement ou de l'opposition, essaie de « désespagnoliser » toutes les sphères de la vie.

1. Premièrement, la négation pure et simple de la nation espagnole et de l'Espagne. L'Espagne représente pour eux l'Etat espagnol. Il a même été interdit, tacitement de prononcer le mot « Espagne ». L'adjectif espagnol est utilisé comme une insulte, pour marquer quelque chose qui doit être exclu, ou une violence physique. L'Etat espagnol existe en tant qu'appareil organisateur et répressif du pouvoir mais pas en tant qu'Etat-nation, ni en tant qu'Etat légitime de la nation espagnole. Si le nationalisme acceptait que l'Etat espagnol représente légitimement la nation espagnole, il devrait admettre que sa déclaration de guerre, physique ou symbolique, envers l'Etat constitue également une déclaration de guerre à la nation espagnole. Mais le nationalisme dit toujours qu'il est en guerre contre l'Etat. De cette façon, il donne l'image d'un mouvement d'émancipation et progressiste, de libération nationale, cachant son agressivité belligérante, en déclarant unilatéralement la guerre à la nation espagnole. D'autre part, cette image reste majoritaire non seulement sur l'ensemble du territoire espagnol, sinon dans chacune des

communautés autonomes, comme nous le montrent les sondages répétitifs. Cette perception déformée de l'autre, qui pousse même à nier son existence, est basée sur des mythologies de reconstructions historiques dont l'absence de fondements a été mise en exergue par l'historiographie professionnelle (Juan Pablo Fusi, Antonio Elorza, Joseph Pérez, Cortázar, etc.).

On peut observer ce noyau idéologique axiomatique dans les textes des fondateurs du nationalisme (Sabino Arana, dans le cas basque), qui ont imprégné l'ethos des partis et des sous-cultures nationalistes. Le gouvernement les ont même imposés comme textes scolaires d'histoire et de sciences sociales.

2. Deuxièmement, la négation et le rejet des symboles constitutionnels : le drapeau constitutionnel, les fêtes et célébrations qui impliquent l'unité espagnole, etc. Les gouvernements nationalistes eux-mêmes refusent de mettre sur leurs édifices le drapeau constitutionnel espagnol, obligatoire en vertu de la loi, et ne l'impose pas non plus aux communes. Ce phénomène a été surnommé la « guerre des drapeaux », guerre des symboles, symptôme du face à face des identités.

3. Rejet de la présence sur leurs territoires des forces de sécurités de l'Etat et de l'Armée, qu'ils considèrent comme des forces étrangères d'occupation. Ostracisme, isolement et stigmatisation de ces forces ainsi que leurs familles, comme étant les ennemis ou les agents de l'ennemis. Sociabiliser avec eux n'est pas seulement critiqué, mais constitue un motif pour menacer, voire même pour tuer.

4. Ce processus de désespagnolisation s'accompagne d'une inversion de l'hégémonie linguistique, l'espagnol étant remplacé par les langues vernaculaires. Cela commence par l'immersion linguistique au sein du système éducatif, et s'étend au système sanitaire ainsi qu'à la justice et à l'administration en général. La défense de la langue devient un des arguments centraux pour justifier le nationalisme et ses pratiques. Ils ferment les yeux sur les aspects légaux (le castillan est la langue de tout le territoire espagnol), sur le simple fait que la majorité de la population parle castillan ou qu'il existe un bilinguisme de fait.

5. En regard de cette protection volontariste de la langue, il faut également signaler les politiques orientées vers le renforcement d'une identité culturelle propre, différenciée et indépendante de l'Espagnol. Les écrivains, les penseurs et les artistes qui aujourd'hui comme hier n'acceptent pas l'idéologie nationaliste sont exclus ou rejetés en tant que représentants de leur propre culture (Unamuno, Baroja, etc.). Les écrivains catalans qui écrivent en espagnol (Eduardo Mendoza, Juan Marsé, etc.) ne sont pas inclus dans les représentations officielles des écrivains de Catalogne. Le multiculturalisme du gouvernement espagnol et reconnu par la Constitution espagnole n'est pas pratiqué par les gouvernements nationalistes des autonomies.

6. Le milieu dans lequel le nationalisme est directement et efficacement intervenu est celui des moyens de communication, écrits et audiovisuels, avec financement et protection privilégiée pour ceux qui partagent l'idéologie nationaliste. La manipulation du discours dans les médias, pour « atténuer » ou « comprendre » la criminalité de la violence terroriste est bien documentée. D'autre part, les journalistes constituent le groupe de professionnels le plus menacé et touché dans le Pays Basque. Nombres d'entre eux ont dû quitter leur propre terre.

Je pense donc que la prétention de sécession du gouvernement nationaliste basque, confirme cette synergie immorale entre la violence physique (terroriste) et la violence symbolique, son interdépendance, et pourquoi le nier, son succès. Et c'est précisément ce succès qui, du point de vue éthique, est profondément perturbateur.

L'organisation civique basque « BASTA YA » (www.bastaya.org) a promu et publié le Manifeste suivant, avec l'appui et la solidarité, parmi d'autres, de Alfredo Bryce Echenique, Bernard-Henri Lévy, Carlos Fuentes, Carlos Monsivais, Dominique Noguez, Fernando Arrabal, Gianni Vattimo, Günter Grass, Jorge Edwards, Juan Goytisolo, Mario Vargas Llosa, Michael Burleigh, Nadine Gordimer, Paolo Flores D' Arcais, Paul Preston, Susan Sontag… :

« *Même si* les Européens exercent le droit de vote constitutionnel avec une routine démocratique salutaire, ils ne sont pas nombreux à imaginer que dans un coin d'Europe la peur et la honte oppriment les citoyens.

Même si la mémoire de l'Holocauste est honorée en Europe grâce au souhait de réhabiliter les victimes de la barbarie et d'empêcher que l`horreur se reproduise, peu d'Européens savent qu'aujourd'hui même au Pays basque des citoyens libres sont insultés et assassinés.

Pour incroyable que cela paraisse, aujourd'hui les candidats des citoyens libres du Pays basque sont condamnés à mort par les mercenaires de l'E.T.A et condamnés à l'humiliation par leurs complices nationalistes.

Bien que des citoyens du Pays basque soient assassinés pour leurs idées, et que des milliers d'entre eux aient été mutilés ou molestés, les attentats ont lieu dans une pesante ambiance, d'impunité morale encouragée par les institutions nationalistes et par la hiérarchie catholique basque.

Même si les partis nationalistes profitent des garanties constitutionnelles de la démocratie espagnole, des citoyens libres du Pays basque doivent se cacher, dissimuler leurs habitudes, omettre l'adresse de leur domicile, demander la protection des gardes de corps et craindre continuellement pour leur vie et celle de leur famille.

Même si la tentation est grande et fréquente d'ignorer ce que se passe, nous demandons aux citoyens européens... de sentir l'état d'indignation générale, en mémoire des victimes qui au Pays basque meurent pour la liberté, en l'honneur de ceux qui aujourd'hui même la défendent avec un courage qui un jour prochain émouvra l'Europe. »

Cette description est encore valide quand M. Ibarretxe, président du gouvernement autonome basque, prétend organiser un référendum sécessionniste, clairement anticonstututionel et illégitime. C'est l'action complémentaire qui bénéficie du - et donne du sens au- « travail sale » de l'E.T.A.

CHAPITRE 2

Pouvoirs et institutions : la question de la régulation

De la régulation institutionnelle

Annie-Charlotte Giust-Ollivier, Psychosociologue,
Directrice du Centre ESTA

Je voudrais pour commencer exprimer ma satisfaction de m'associer à tous ceux qui ont le désir de témoigner à Jacqueline Barus-Michel, un peu plus haut et fort, leur amitié par leur contribution à cet ouvrage. Introduire ce chapitre me donne aussi l'occasion d'exprimer ma reconnaissance pour ses travaux qui ont accompagné mon chemin de psychosociologue et dans lesquels les questions de la régulation et de l'institution ont toujours occupé une place importante. Je reprends la distance que requiert la réflexion, pour esquisser cette notion de régulation telle que Jacqueline Barus-Michel l'a portée et définie, laissant ensuite la plume aux auteurs qui, chacun à sa manière, décline, discute, développe le sens et l'efficience que prend pour lui la notion de régulation.

Peut-être n'est-il pas inutile de rappeler que c'est à partir de la psychologie sociale clinique dont Jacqueline a contribué à tracer les contours, qu'elle a interrogé l'homme en société, dans ses relations avec les autres, et tenté de définir la nature de ce qu'elle a appelé la *réalité du social* : la dynamique subjective des collectifs dont le caractère propre est d'être toujours en situation, et qui est traversée par des processus de méconnaissance inhérents aux relations instituées. D'où les blocages, conflits, crises, dont souffrent ces collectifs et qui sont à l'origine de leur demande.

C'est au cœur de l'expérience clinique que Jacqueline Barus-Michel a développé la notion de régulation, les conditions de sa pratique et les modalités de son exercice. Je soulignerai simplement comment cette clinique fut inscrite dans une pensée de l'institution et dans un questionnement sur l'usage de la notion de changement.

L'institution : elle a une large place dans cette pratique psychosociale dans la mesure où elle est pensée comme ce qui sert de référence autant que de repère aux acteurs sociaux dans leurs relations et leurs pratiques. C'est ainsi que pour Jacqueline Barus-Michel, l'institution devient le lieu privilégié de l'analyse et que la régulation peut être considérée comme une analyse institutionnelle explorant et clarifiant ce que fonde et provoque l'institution. Elle rejoint ainsi différents praticiens des sciences humaines pour lesquels l'institution fut une notion centrale, contribuant à faire évoluer une pratique psychosociologique trop exclusivement centrée sur le développement des personnes et des groupes, déconnectée de tout contexte.

C'est de ce champ réflexif commun (intervention psychosociologique, analyse institutionnelle, sociopsychanalyse...) dont elle a pu se réclamer et en même temps se distancier, que s'est précisée pour Jacqueline Barus-Michel cette sorte d'accompagnement « *pour et par les acteurs sociaux impliqués dans l'acte institué* », depuis une demande dont l'intervenant est le dépositaire pour l'avoir reçue et entendue.

Le changement : si le choix de la notion de régulation permettait à Jacqueline Barus-Michel de différencier sa pratique d'un type d'intervention reposant sur des modèles d'organisation ou des formes attendues de bonne institution, il se démarquait aussi d'une perspective fonctionnelle d'adaptation. Ainsi parler de régulation c'était montrer sa préférence pour la mobilité et le questionnement. Il s'agissait aussi de prendre ses distances face à la notion de changement toujours plus ou moins liée à celles de progrès et d'amélioration, et dont on ne sait pas très bien ce qu'elles recouvrent si ce n'est l'invitation à s'adapter aux buts incontestés d'une organisation qui échappe aux acteurs. Au modèle imprécis et jamais vraiment énoncé du progrès, est préféré la mobilité, parce que celle-ci renvoie au potentiel social « *à la possibilité de remettre en question les positions réciproques, de réévaluer les demandes et les fins, de reformuler la loi* ».

Pour terminer je voudrais dire aussi combien la régulation telle que définie par Jacqueline Barus-Michel - accompagnement d'un sujet social « *volatile et indéterminé* » là où il peut le plus concrètement se définir, c'est-à-dire dans des groupes restreints au sein d'ensembles institués - entre en résonance avec les théories actuelles de l'évolution et de l'auto-organisation basées sur la possibilité « d'absorber » l'aléatoire et de l'utiliser pour sa propre organisation. Le concept de régulation se décline ici de deux façons : il y a la régulation adaptative qui maintient la stabilité, tandis que la régulation évolutive par le processus d'absorption de l'aléatoire, permet à un système redondant d'accroître ses possibilités.

Cette régulation évolutive fonctionne entre deux pôles : empêcher que trop d'aléatoire détruise le système et, en même temps, que pas assez d'aléatoire limite sa capacité d'évolution.

On peut filer la métaphore et penser que pour accéder à la régulation évolutive, un apport indépendant au système, l'intervenant extérieur, est nécessaire. Son indépendance confère à son intervention le statut d'événement aléatoire. Un apport extérieur, continu mais non « submergeant », stimule, en effet, le questionnement, l'étonnement, et entraîne les acteurs à un travail d'intégration et d'élaboration qui leur permettra d'accéder à un sens qui fait lien entre les différents événements. Il est rendu possible par un travail interprétatif.

La caractéristique majeure du vivant implique à la fois un déséquilibre permanent et des états de stabilité suffisamment temporels pour s'offrir à la description et servir de référence momentanée. L'ensemble plus ou moins indéfini des paramètres de tout système vivant met nécessairement en jeu des cohérences et des incohérences, des convergences et des oppositions.

L'œuvre créatrice se situe dans le lieu de ce basculement entre ce qui tend à se stabiliser (régulation adaptative) et ce qui tend sans cesse à advenir (régulation évolutive). Il en est ainsi pour chaque être singulier, comme pour tout groupe, pour toute institution.

La régulation sociale et groupale : problème récurrent

Eugène Enriquez
Professeur émérite, Université Paris Diderot-Paris 7

Il ne peut être question dans ce texte d'évoquer dans toute son ampleur le problème de la régulation. J'ai tenté de le faire, il y a fort longtemps (Enriquez 1972 repris dans Enriquez 1997) et les lecteurs intéressés pourront se reporter à ce texte. Mon propos dans cette étude rédigée pour le colloque en l'honneur de Jacqueline Barus-Michel est plus modeste. Il a simplement pour but (la notion de régulation étant au centre des travaux de psychosociologie clinique de notre collègue et amie) de mettre en évidence les modes de régulation habituelle employés pour comprendre comment peuvent fonctionner des sociétés globales ou des groupes restreints, ainsi que des « actions » souvent délaissées ou occultées qui me paraissent tout aussi essentielles.

Avant d'entrer dans le vif du sujet, il est nécessaire au préalable de préciser que la notion de régulation recèle en son sein une ambiguïté fondamentale, surtout depuis son assimilation à l'idée de « cybernétique » proposée par N. Wiener en 1948. Elle renvoie d'une part, depuis Platon, à l'idée de gouvernement. Pour cet auteur, « *Kybernetike* » (en latin *gubernare*) est l'art de conduire les hommes. Idée reprise par Ampère dans son « Essai sur la philosophie des sciences » (1834) qui désigne sous le nom de cybernétique l'ensemble des moyens de gouvernement d'une nation. Vu de cette manière, elle se confond directement avec la notion de conduite telle quelle a été proposée et définie par G. Palmade dans « L'unité des sciences humaines » (1961).

Elle renvoie, d'autre part, à l'idée de réponse adaptée à des perturbations d'ordre interne ou externe qui vise à rétablir ou mieux encore à améliorer un fonctionnement qui, jusque-là, avait donné satisfaction. Lors d'une crise dans une organisation, dans ces conditions, le travail du psychosociologue intervenant devra être compris comme un essai de réguler l'organisation c'est-à-dire de lui permettre de mieux identifier les problèmes de celle-ci[1] et à leur trouver des solutions permettant à « l'unité sociale » (Jacqueline Barus-Michel) de se confronter à ces perturbations, de les dépasser et de pouvoir ainsi trouver un mode d'équilibre, soit relativement semblable à l'ancien (il ne peut s'agir dans les processus sociaux et psychiques de revenir strictement à l'état antérieur comme dans les machines homéostatiques, les perturbations (les bruits, *the noise*) laissant toujours des traces) soit plus satisfaisant pour l'ensemble des membres de « l'unité sociale ».

Autrement dit, la régulation des systèmes sociaux ouverts (il n'y a que certaines machines qui sont des systèmes totalement fermés) peut être conçue comme l'ensemble des conduites des hommes à assurer normalement (en dehors de toute perturbation) un fonctionnement habituel voire traditionnel ou au contraire comme la mobilisation de ces hommes afin d'empêcher que l'organisation dans laquelle ils vivent soit déchirée par la crise, développe de l'entropie et s'achemine ainsi vers la désorganisation et la mort. Dans ce dernier cas, il s'agit de survivre, d'accroître l'imagination et la créativité et de favoriser la croissance de la neg-entropie, c'est-à-dire de la vie, et celle de l'émergence de nouvelles normes de fonctionnement.

Certes, dans le premier cas, celui de la conduite journalière, le « gouvernement » ne se passe pas toujours totalement tranquillement. Il existe toujours une liaison intime entre gouvernement et gouvernail (nécessaire au pilotage d'un bateau) et le pilote (le *gubernator*, le *kyberneter*) qu'il soit à la tête d'un vaisseau ou d'une nation doit affronter des vents contraires, faire preuve comme Ulysse, à la fois de compétence, de ruse, et d'une certaine imagination, s'il veut tenir le cap et parvenir aux rivages espérés. Mais ce type de travail est habituel, routinier (la routine, on le sait, souvent fort décriée, est en fait absolument indispensable, les pilotes de bateau, d'avion, de train, le savent fort bien) et ne demande pas la remise en cause, la prise de conscience, la mobilisation totale qu'exige, par contre, la réponse appropriée à des perturbations qui peuvent être destructrices.

Ainsi, la régulation peut être assimilée à des actions de gouvernement (de conduite) habituelle ou au contraire à

[1] Qu'ils soient en « intériorité » ou en « extériorité ».

« l'ajustement, conformément à quelque règle ou norme, d'une pluralité de mouvements ou d'actes et de leurs effets » (G. Canguilhem, 1972) — ajoutons de mouvements ou d'actes essentiellement novateurs.

C'est plutôt la première définition qui a prévalu (malgré l'astuce nécessaire du pilote) dans l'Antiquité. Après tout, le monde avait été créé par les Dieux et même s'il paraissait chaotique aux communs des mortels (et il l'était certainement puisque la pluralité des Dieux entraînait un certain degré de disputes entre eux) il conservait un certain ordre qu'il ne fallait pas contrarier. Prométhée s'en est rapidement rendu compte. Le monde tel qu'il est ne devait pas changer et si cela arrivait cela était du au hasard ou, dans la théorie épicurienne, au « clinamen » qui affecte les atomes dans leur chute. D'où quelques siècles plus tard la distinction centrale énoncée par les stoïciens entre « les choses qui dépendent de nous » et celles « qui ne dépendent pas de nous » et l'injonction si on veut avoir une vie bonne de ne jamais se préoccuper des choses qui « ne dépendent pas de nous ».

La morale chrétienne ne dira pas autre chose. Le monde est tel, ou devient tel suivant les lois de la Providence et les humains ne peuvent que les accepter. Tout un courant de pensée, allant, pour être rapide, de Bossuet à Bonald ou J. de Maistre, va dans ce sens.

Fin du 18e, changement radical avec l'apparition des « Lumières » (Naturellement, il ne faut pas omettre le travail des humanistes de la renaissance et les oeuvres de Descartes et de Spinoza). Le monde peut et doit se perfectionner, aller vers le progrès des sciences, des arts et de « L'esprit humain » (Condorcet) soit de manière linéaire malgré quelques obstacles ou quelques remords (Condorcet, Saint-Simon, Comte...) soit par la rupture et le changement radical des modes de production et des rapports de production (Marx).

La grande « boucherie » de la guerre de 1914-1918, la crise économique mondiale de 1929, la crise de l'humanisme contemporain décelée par Husserl en 1935, la deuxième guerre mondiale et ses atrocités etc., auront beau fait de sonner le glas de cette espérance en un avenir radieux. Le monde devient de plus en plus compliqué, complexe, aléatoire, plein de « bruit et de fureur ». Le progrès dans les sciences et les techniques ne s'accompagne pas, loin de là, d'une transformation analogue des mentalités et des actions humaines. Le monde devient surprenant, des découvertes splendides sont accompagnées d'actes barbares. Et en 1948 N. Wiener, en réinventant (et en inventant) la cybernétique donne au concept de régulation son sens moderne (même si celui, de conduite habituelle, ne disparaît pas complètement) de réaction coordonnée à des perturbations, devant permettre à un système fermé et à fortiori à un système ouvert de lutter contre la neg-entropie[1]. Du coup, la notion de régulation a pris une extension extraordinaire. Limitée d'abord au fonctionnement des machines (les machines à homéostat existent depuis fort longtemps et tout le monde sait maintenant que les réfrigérateurs ou que les appareils de chauffage électrique relèvent de ce type de machines), puis importée dans le domaine animal ou dans celui de la biologie (la machine humaine est elle aussi homéostatique, la température de 37° Celsius est celle de tout être humain non affecté par la maladie), elle est utilisée constamment en économie, en sociologie et dans les autres domaines des sciences humaines et sociales. Elle est même devenue progressivement la notion centrale de nos sociétés modernes, post-modernes, ou hypermodernes... c'est-à-dire de toute société qui ne fonctionne pas comme une horloge mais comme une machine à vapeur pour reprendre la distinction opérée il y a déjà cinquante ans par C. Lévi-Strauss (1961).

Ceci étant deux conceptions s'affrontent. Veut-on seulement rétablir le fonctionnement antérieur d'un système organisé (en sachant comme il a été dit plus haut que le retour parfait à l'état initial est impossible) ou veut-on véritablement aider à la création d'un modèle d'équilibre novateur et dynamique. Dans le premier cas, il s'agira de mettre en place les actions correctives (les feed-back négatifs) des perturbations décelées. Dans le deuxième cas, il sera nécessaire d'associer les feed-back négatifs et les feed-back positifs (dits « de création sociale ») afin de favoriser les initiatives et le vivant. Certes, dans cette occurrence, il sera indispensable de faire attention aux « effets d'emballement » du système (au « run away ») qui ouvriraient sur une aventure révolutionnaire ou sur la décomposition du système,

[1] On doit se souvenir que déjà au 19e siècle Bichat avait défini la vie « comme toutes les forces qui s'opposent à la mort ».

qui risque de mourir sous le flux d'innovations peu ou mal contrôlées, sous le flux de pulsions anciennement refoulées et qui ressurgissent avec toute leur force archaïque. Ce problème résolu, et même si l'option de la création d'un nouveau modèle d'équilibre est retenue, le travail à accomplir demeure difficile. En effet, veut-on aider le groupe, « l'unité sociale », l'organisation à se réguler en assurant, si on est psychosociologue ou sociologue clinicien des fonctions de régulation *accompagnatrice de la tâche* à exécuter et des buts à atteindre ou veut-on faire prendre conscience des défenses, des résistances à sortir des habitudes quitte à bouleverser et à mettre dans une nouvelle crise l'ensemble qui nous a consulté, ce que G. Palmade nomme (contrairement à la régulation accompagnatrice) une *régulation essentielle.*

Un psychanalyste, lui, ne se pose pas cette question car il sait que « la guérison n'arrive que par surcroît » et qu'elle ne peut parvenir que s'il aide le patient à explorer les méandres de son intimité que celle-ci soit agréable pour lui ou non. Son travail est plein d'embûches, les évolutions ne sont pas linéaires, le patient peut, à certains moments, être dans une phase de « réaction thérapeutique négative » au lieu d'être dans un état de transfert positif. Rien n'est sûr, mais le psychanalyste a au moins une certitude : s'il se met à faire des concessions la « guérison » tant attendue n'arrivera jamais.

Le consultant (psychosociologue ou sociologue clinicien) est contraint quant à lui de décider, à chaque moment, du type de travail qu'il peut mener avec son client qui est toujours un système c'est-à-dire un ensemble parcouru par des conflits et des contradictions. Il n'est que de lire le beau livre que J. Barus-Michel (1996) a écrit, avec Fl. Giust-Desprairies et L. Ridel sur les « Crises » pour en être convaincu.

Lorsqu'il s'agit, cette fois, non d'un travail avec une organisation spécifiée, mais d'une régulation sociale dans un milieu ouvert ou dans la société globale, une autre question se pose. Cette régulation apte à promouvoir un changement doit-elle être principalement une action menée par des responsables situés en haut de la hiérarchie sociale (les élites suivant Pareto, les responsables du gouvernement ou des collectivités locales) ou par la société civile, les masses révolutionnaires ou révoltées, les classes sociales. Ici aussi s'oppose donc deux conceptions de la régulation et du changement qu'on peut résumer ainsi : est-ce le résultat des actions des « chefs » aimés et admirés ou la conséquence des actions journalières des « petits hommes » chers à W. Reich.

A l'heure actuelle, experts et acteurs sociaux sont d'accord pour dire que tout le monde concourt à la régulation (ou à la dérégulation) car il n'est pas de chef sans exécutants ou individus exprimant leur identification à celui-ci et leur adhésion à son programme et il n'est pas de « société civile » (sauf dans les moments révolutionnaires) qui n'ait pas besoin que ses revendications, ses doléances, ses exigences ne soient reprises un jour par ceux qui participent à l' « Establishment » (l'exemple de la loi Veil sur l'I.V.G. met en évidence cette « reprise ». Il a fallu que bien des femmes se fassent avorter, que le planning familial se développe, que les « salopes » (comme elles se nommaient de manière provocatrice) rédigent un manifeste, pour qu'un gouvernement de centre-droit donne une réponse positive à ce problème). Le fait que la régulation soit le fait de tous complique encore le problème car les intérêts en jeu peuvent être fort divers et contradictoires. Mais ne pas accepter cette donnée fondamentale empêche effectivement tout effort de régulation.

Enfin ces modalités de régulation tendent à oublier une action centrale présente dans toutes les sociétés modernes : la possibilité de *transgression* des normes et des interdits. Par transgression, je n'entends pas les transgressions rituelles qui visent à « évacuer le temps usé » (Caillois R., 1938). Le Carnaval « le monde à l'envers » où le bouffon devient le roi ne sont que des moments exceptionnels où l'exubérance, la turbulence de la société peuvent émerger. Les pulsions longtemps refoulées ont, alors, droit de cité. Mais ces moments d'exaltation de la société sont rares et codifiées. Après ces jours dits de « défoulement », l'ordre revient, le monde se remet à fonctionner « à l'endroit ». Il ne reste plus de ces moments que de bons souvenirs et l'espérance que l'an prochain, à la même date, il soit possible à nouveau de quitter le corset des conventions. La transgression rituelle n'est jamais une véritable transgression mais simplement le moyen mis à la disposition de toute société de calmer temporairement des pulsions et des désirs inassouvis. Par transgression, je n'entends pas non plus la mise en cause des interdits structurants de toute société (l'interdit de l'inceste, la différence des sexes et des générations ou l'interdit *cannibalesque* suivant J. Barus-Michel, 1991). Lorsque ces interdits sont transgressés alors revient le temps du chaos et de la loi du plus fort. L'œuvre de Sade en est la démonstration éclatante.

Je veux parler seulement de la transgression des interdits fondamentaux (toujours arbitraires) d'une société précise à un moment donné. Les interdits sont généralement acceptés et ils forment le surmoi collectif qui peut d'ailleurs se montrer extrêmement rigoureux. Ils donnent naissance à des idéaux collectifs généralement partagés par la très grande majorité du corps social et que des hommes sont prêts à défendre au sacrifice souvent de leur propre vie.

Ces interdits sont l'objet de transgression. Le sociologue Marcel Mauss avait énoncé une belle formule qu'il répétait souvent volontiers à ses étudiants : « Les tabous sont faits pour être violés ». Attention, il ne disait pas qu'ils pouvaient être violés, il voulait dire que le viol des tabous était indispensable pour qu'une société se régénère et pour que les interdits soient considérés comme sacrés. En définitive c'est la possibilité du *sacrilège* qui institue certains objets, normes, institutions comme sacrés. Il y a déjà longtemps, Frazier et Freud l'avaient remarqués. Cette transgression, ce sacrilège seront menés par des mouvements sociaux forts, par des êtres de conviction qui se comportent comme de véritables « exotes » au sens de V. Segalen, par des individus faisant preuve d'une « certaine anormalité » pour reprendre l'expression de J. Mac Dougall. Ils utiliseront, s'il en est besoin, la provocation, la dérision, le coup de force, ils proposeront de nouvelles idées, d'autres approches des problèmes, ils n'auront pas peur de l'exagération (« il est interdit d'interdire »), de la parole libre, de la pensée exigeante. Ils résisteront à la pensée commune, celle de la « majorité compacte » (Ibsen), car ils savent, comme Nietzsche qu'il faut « avoir en soi des chaos pour accoucher d'une étoile qui danse.» Dans leur exubérance, ils disent « oui » à la vie ce qui est un signe de santé comme l'a montré depuis longtemps G. Canguilhem (1966) qui voit dans l'homme celui qui est apte à proposer de nouvelles normes. Ainsi *parler, penser, résister* forment les trois piliers de toute transgression véritable. Elle amène incontestablement, au début, un certain degré de dérégulation (et parfois un très haut degré de dérégulation). Pourtant celle-ci paraît nécessaire pour abattre les habitudes, les conventions qui ont perdu de leur efficace. La Régulation essentielle viendra plus tard, innervée par ces grands instants de dérégulation. Certes, le danger de « l'effet d'emballement » n'est pas conjuré. Il est possible, et c'est ce que notre société montre surabondamment, que plus personne, plus aucun groupe, plus aucune nation n'arrivent à faire en sorte que la société se régule et qu'elle aille tout droit vers un « catastrophisme éclairé » (J.P. Dupuy, 2007). Néanmoins, une société qui aurait banni définitivement la transgression court elle le risque de devenir apathique voire inerte. L'anomie temporaire est ressentie par les sujets humains, à des moments où tout le monde s'ennuie d'exister dans un univers répétitif, préférable à cette vie qui a les couleurs de la mort. Lorsque les transgressions se radicalisent vient le moment révolutionnaire, celui de « l'imaginaire instituant » (Castoriadis C., 1975). Personne n'est plus capable d'être en mesure de mettre en œuvre les actions de régulation. Mais ces bouleversements sont prometteurs d'une nouvelle vie. Ceci, naturellement à la condition que les hommes et les groupes sociaux ne soient pas plongés dans un tel état d'angoisse qui les amènerait à faire appel à l'homme providentiel qui se fera fort de guérir tous ces maux. L'avenir peut donc être moins acceptable que le présent, mais comme on le dit souvent « il ne faut pas insulter l'avenir » et ceci d'autant plus que celui-ci, n'est plus aux mains des Dieux, mais à celui des « humains, trop humains ». A eux de bâtir une société, certes toujours fragile, qui réponde mieux à leurs espoirs et à leurs aspirations. L'histoire, jusqu'à présent, leur a donné raison.

Bibliographie

Barus-Michel J. (1991) : *Pouvoir : mythe et réalité*, Klincksieck.

Barus-Michel J., Giust-Desprairies Fl., Ridel L. (1996) : *Crises*, Desclée de Brouwer.

Caillois R. (1938) : *L'homme et le sacré*, Gallimard.

Canguilhem G. (1972) : *« La Régulation »*, Encyclopédia Universalis.

Canguilhem G. (1966) : *Le Normal et le Pathologique*, P.U.F.

Castoriadis C. (1979) : *L'institution imaginaire de la société*, Seuil.

Dupuy J-P. (2007) : *Vers un catastrophique éclairé*, Press-Pocket.

Enriquez E. (1972) : « Problématique du changement », Connexions n°4, repris dans *Les Jeux du pouvoir et du désir*, Desclée de Brouwer, 1997.

Lévi-Strauss C. (1961) : *Entretiens avec G. Charbonnier*, Plon-Julliard.

Palmade G. (1961) : *L'unité des sciences humaines*, Dunod.

Wiener N. (1948): *Cybernetics or Control and Communication in the Animal and the Machine*, Cambridge.

Les aléas de l'écoute dans une institution d'accueil

José Newton Garcia de Araújo, Docteur en Psychologie
Université Paris Diderot-Paris 7 et Professeur
à l'Université Pontificale Catholique de Minas Gerais, Brésil

Je voudrais tout d'abord remercier les organisateurs de ce colloque de l'Université Paris 7, où j'ai eu le plaisir de rencontrer, autour de Jacqueline Barus-Michel, d'autres maîtres qui m'ont beaucoup apporté, lors de mes recherches doctorales à la fin des années 80. Je voudrais également rappeler l'importante place occupée par Jacqueline Barus-Michel dans la formation de plusieurs chercheurs brésiliens, non seulement ceux qu'elle a orientés en tant que directrice de thèse, mais d'autres, qui comme moi, depuis plusieurs années, ont eu la chance de nouer de riches échanges avec elle, soit lors de sa présence parmi nous, au Brésil, soit à travers ses travaux traduits et publiés en portugais, dont « Le sujet social » qui reste une référence tout à fait actuelle dont je me servirai d'ailleurs pour débattre des questions qui suivent.

Dans cet exposé, je voudrais discuter certains points auxquels je me suis confronté au cours d'une intervention actuellement en cours et qui se déroule dans le cadre d'un stage académique, avec la participation d'une équipe d'étudiants en psychologie. Ce travail a débuté à partir de la demande du directeur d'une maison d'accueil pour adolescents entre douze et dix-sept ans étant passés par une « trajectoire de rue », c'est-à-dire qui ne vivaient plus avec leurs familles mais dans les rues d'une grande ville, ce qui est courant au Brésil.

Cette maison d'accueil appartient à une institution religieuse qui s'occupe, entre autres projets sociaux, de l'éducation de la jeunesse. Ce programme d'accueil est le résultat d'une convention de l'institution avec la juridiction pénale pour l'enfance et pour l'adolescence, aussi bien qu'avec la mairie de la ville qui compte environ deux millions et demi d'habitants. L'hébergement des garçons comporte des caractéristiques particulières qui posent des problèmes spécifiques. D'une part, il ne doit pas dépasser une période de trois mois, pendant lesquels la maison doit réacheminer les adolescents soit vers leurs familles, s'ils en ont une, soit vers une famille substitutive ou un autre foyer d'accueil à de longue durée. Il s'agit donc d'un centre de passage de courte durée. D'autre part, puisque ce centre est considéré comme une institution éducative, il doit s'occuper de la réinsertion sociale de ces sujets, pendant leur séjour en régime de semi-internat. Mais comment peut-on accomplir un programme de réinsertion sociale en trois mois, tout en sachant que les adolescents peuvent abandonner la maison quand ils le veulent ? Quelques-uns n'y restent que deux ou trois semaines. A partir de cette constatation, nous avons mis en question, d'un côté, les limites de notre intervention, de l'autre, les effets des activités développées par l'équipe d'éducateurs de ce centre de passage, qui s'insèrent dans un réseau plus large de services sociaux, juridiques et psychosociaux de la ville.

De notre côté, après quelques réunions avec la direction de la maison pour mieux éclairer la demande d'intervention, nous avons essayé de connaître, de l'intérieur, son fonctionnement formel et informel, en interviewant tous ceux qui y travaillaient et vivaient, y compris les adolescents. En même temps, nous avons participé, en tant qu'observateurs, aux activités qui s'y déroulaient au cours d'une journée.

Avant de poursuivre ce rapport sur l'intervention, ouvrons ici une parenthèse pour rappeler que la situation des adolescents au Brésil n'est pas parmi les meilleures. Beaucoup d'entre eux sont abandonnés ou abandonnent eux-mêmes leurs familles, en général une famille monoparentale, car c'est la femme qui, n'étant pas mariée avec le(s) père(s) biologique(s) de ses enfants, ne peut s'en occuper que sous des conditions sociales très précaires, dans les milieux urbains le plus défavorisés. Ces enfants parfois commencent à "faire de l'argent" depuis leurs 8, 9 ou 10 ans, dans des affaires liées à la drogue. Plusieurs d'entre eux, à partir de là, ne vont plus à l'école et gagnent bientôt la rue, qui devient leur vraie maison, avec tout ce qui peut y arriver de pire, car ils deviennent en même temps agresseurs et victimes de grands ou petits délits. Dans ce cas, je me permets d'évoquer l'image d'une scène sociale où l'interdit anthropophagique, si on revient à la façon dont J. Barus-Michel (1991, 2001) travaille ce concept, est couramment transgressé. En fait, au Brésil, selon Filgueiras (2007), il y avait, en 2000, 34 millions de jeunes entre 15 et 24 ans, dont presque la moitié appartenaient à des familles vivant au-dessous de seuil de pauvreté. De cette totalité, seulement 17 millions fréquentaient l'école et, parmi eux, une bonne majorité avait du retard scolaire par rapport à la corrélation âge et classe fréquentée. (Il est courant qu'un adolescent, à 17 ans, ne soit pas encore passé en sixième ou cinquième). Voyons d'autres données statistiques : parmi ce total de 34 millions de jeunes, 10,6 millions travaillaient, à l'époque, mais n'allaient plus à l'école ; 4,6 millions n'étudiaient ni travaillaient ni cherchaient un emploi quelconque ; dans cette même année, 12.233 jeunes (toujours entre 15 et 24 ans) ont été assassinés soit par la police, soit par les membres des gangs rivaux de la drogue ou de la rue.Un peu plus tard, en 2003, à São Paulo, il y a eu entre cinq et six homicides par jour, parmi cette population.

D'un autre côté – et là je reviens au contexte de l'intervention en question — il y a actuellement au Brésil un important réseau d'institutions publiques et privées (ONGs, institutions philanthropiques, religieuses, etc.) qui s'occupent de la réinsertion sociale de ces jeunes et essaient de remplacer, tant bien que mal, les traditionnelles institutions fermées qui, destinées en principe à leur resocialisation, se sont transformées en de vraies prisons, où ces garçons sont battus, torturés, violés, etc. Alors, parmi les innovations de ces réseaux, je mettrai en relief les divers programmes de « liberté assistée » destinés aux jeunes délinquants qui, au lieu d'être enfermés dans les institutions fermées, sont suivis, par exemple, dans une maison d'accueil, par des travailleurs sociaux, psychologues, sociologues, etc,.

Filgueiras (2007) remarque également que le thème de la jeunesse occupe, de nos jours, une place spéciale dans l'agenda des gouvernements de l'Amérique Latine, confrontés aux défis concernant la transition des jeunes au monde adulte et au problème plus vaste de l'exclusion ou de la vulnérabilité sociale. En fait, dans la plupart des pays latino-américains, on se trouve devant les problèmes anciens qui ne sont d'ailleurs pas exclusifs de la jeunesse, tels que : pauvreté et difficulté de participation à la vie économique ; une forte inégalité sociale liée au manque d'accès aux richesses, à l'éducation et aux opportunités ; au manque de mobilisation et d'intérêt face à la participation politique, etc.

Revenons maintenant au microcosme du centre de passage et aux premiers pas de notre intervention. En nous appuyant sur la « grille de lecture de la structure institutionnelle » proposée par J. Barus-Michel (2007), nous avons pu nous interroger sur la relation entre la structure physique de la maison, son architecture, et le mode de fonctionnement des activités dont le but formel est celui de rééduquer les adolescents. En fait, outre les pièces typiques d'un hébergement (dortoir, salle à manger, etc.), l'espace de loisir semblait bien aménagé, avec une piscine, un espace pour le football, jeux de table et autres. Quant aux activités éducatives, elles avaient un espace également privilégié, avec plusieurs ateliers (de lecture, d'artisanat, d'informatique, d'instruments de rythme, etc.). Nous nous sommes alors demandé si le but de ces ateliers était l'apprentissage, ne serait-ce qu'au niveau d'une simple initiation, ou s'ils fonctionnaient comme un autre espace de loisir, étant donnée la courte période de permanence des adolescents dans la maison. En fait, un éducateur nous disait, à propos des ateliers d'informatique et d'instruments de rythme, que d'ordinaire, les garçons n'y étaient pas intéressés, surtout parce qu'ils n'avaient qu'une classe par semaine «...Quand l'un d'entre eux commence à s'intéresser aux instruments de rythme, par exemple, c'est déjà l'heure de quitter le centre. En plus, une bonne moitié des garçons ne reste même pas les trois mois dans la maison».

Finalement, il faut mentionner une autre pièce de l'immeuble qui nous a paru jouer un rôle central, dans la conception de l'institution. C'était une petite chapelle où se réalisaient notamment les activités dites spirituelles. En consultant quelques documents de l'institution, on a trouvé la maxime qui semble inspirer le projet global et chacune des activités de ce centre de passage : « éduquer en évangélisant et évangéliser en éduquant ». Cela nous a interpellé d'autant plus qu'on avait déjà participé à quelques activités de la routine journalière du centre, comme participants-observateurs. Prenons-en un exemple : la première activité du jour, après le petit-déjeuner, se passe dans la chapelle et est nommée « moment de spiritualité ». Elle consiste en la lecture d'un texte biblique ou religieux, suivi de son explication/interprétation par un éducateur.

Quelle était pourtant la « participation » ou la réponse effective des garçons à cette activité ? La voici : ils se couchaient par terre, ils s'endormaient et se disputaient entre eux, tandis qu'un éducateur auxiliaire essayait de les faire taire. (Rappelons, en passant, qu'une autre activité, nommée «atelier de spiritualité», avait lieu dans la maison, une fois par semaine, conduit par une pieuse dame qui lisait, elle aussi, un texte religieux, suivi de conseils ou de «recettes» auxquelles les jeunes n'accordaient la moindre attention).

La question que nous nous sommes posée, depuis lors, concernait notre lecture de ce qui nous paraissait bizarre ou mal conduit du point de vue clinique, dans l'ensemble des rapports entre l'institution, représentée par l'équipe d'éducateurs, et les adolescents. Au premier égard, selon notre optique, il y avait un écart indiscutable entre le but visé de ces deux activités «de spiritualité», et leur effet présumé. Celles-ci n'étaient, effectivement, qu'une sorte de prédication ou de « leçons » imposées aux garçons, dans le contexte d'une voie unilatérale de la parole, celle des éducateurs, censée être la parole qui dit la vérité, tandis que les garçons la recevaient passivement ou s'y opposaient par leur indifférence.

Ce qui nous a frappé, du coup, était l'apparence de vide ou d'inutilité de ces activités, une fois qu'à notre avis il n'y avait pas un espace de parole pour ces garçons, de même que le moindre espace d'écoute, dans le sens où nous entendons de l'écoute sociale-clinique. Dans ce cas-là, l'absence d'un espace de parole et d'écoute correspondait au manque de mobilisation subjective, du côté des adolescents. Et cela semblait se confirmer lors de notre interview collective avec eux, ayant pour finalité de comprendre leur vision de l'institution, car ils en étaient une partie de cette «communauté». Cette interview, par le fait de leur avoir laissé la parole, est devenue une presque séance de groupe, car ils y ont pu évoquer, à droite et à gauche, tout ce qui concernait leur trajectoire de rue. Ils ont abondamment disserté sur des sujets comme vols, drogues, assauts, vie sexuelle et notamment — ce qui nous a particulièrement touché — sur deux thèmes qui, à notre avis, renvoyaient à leurs angoisses les plus menaçantes : angoisse de mort et d'abandon. En fait, la plupart d'entre eux comptaient des frères, collègues de rue, amis (dont quelques-uns ayant déjà fréquenté le centre de passage) qui avaient été assassinés soit par la police, soit par les gens mêlés aux affaires de la drogue. En deuxième lieu, outre la question de la mort, ils ont évoqué, mais pas par leurs propres mots, ce que nous avons compris comme une angoisse d'abandon, liée à la figure maternelle (rappelons qu'une bonne partie de ces garçons ne connaissent que leurs mères). Disons qu'ils évoquaient une angoisse d'abandon dans un sens plus large, de dimension existentielle, quoique étroitement lié à la condition de misère sociale, la leur et des mères qui les ont mis au monde. Ce thème, nous disions, n'a pas été directement explicité. Ils l'ont abordé à travers une musique du genre hip-hop, dont l'auteur exprime la haine d'un garçon envers sa mère, une mère qui n'avait pas les conditions de l'enfanter et l'éduquer et qui maintenant le traite presque comme un bourreau[1]. Nous étions étonnés du fait que tous les adolescents savaient par coeur les longues paroles de cette chanson (ce qui demande un travail intellectuel auquel ils ne semblaient pas être habitués), donc, il s'agissait d'une chanson avec laquelle ils s'identifiaient intimement et que, comme nous l'avons ressenti, ils voulaient nous présenter comme leur parole collective.

Si la lecture concernant la posture des éducateurs était cohérente avec l'idée de ce que nous concevons comme pratiques éducatives et cliniques, la suite de nos observations sur le terrain nous a pourtant obligé à mettre en question nos premières impressions, compte tenu du contexte où se tissent les relations entre les adolescents et l'institution.

Si, d'une part, il était clair pour nous que le supposé projet pédagogique et évangélisateur de la maison ne tenait pas debout, il nous fallait mieux comprendre les situations qui nous échappaient. Il fallait aller au-delà de cette première impression, pour essayer de mieux problématiser la situation. Quoi dire, par exemple, au sujet d'une question travaillée par Jacqueline Barus-Michel, dans ce même

---

1 Le titre de la chanson: »Eu Não Pedi Pra Nascer » (je n'ai pas demandé de naître). L'auteur est le groupe «Facção Central» qui a enregistré et joué la chanson. Voici quelques fragments de ses paroles: ... qui a essayé de m'avorter ... de me vendre à un couple anglais, quand j'étais tout petit ... son rôle devrait être de me caresser, pas de me battre, me torturer, me blesser... je ne veux pas un vélo [comme cadeau], mais seulement entendre les mots «mon fils» de sa bouche, l'entendre crier de la fenêtre «la bouffe est sur la table» ... je prie pour ...assez de courage et de haine pour attacher ma mère dans le lit, mettre de l'essence et du feu dessus.

livre[1] à propos du transfert institutionnel, dans l'ensemble des rapports entre les adolescents et le centre de passage ? Ici, nous parlons de l'institution comme l'ensemble du projet et des actions du centre de passage, actions déroulées tant à l'intérieur qu'à l'extérieur, c'est-à-dire avec les autres institutions publiques concernées dans l'accueil de ces garçons : la mairie, la juridiction pénale, la communauté environnante du centre, etc.

Il faut remarquer, de plus, que notre intervention visait plutôt les éducateurs, non proprement les adolescents. Si notre vision initiale leur portait une critique négative, nous nous sommes aperçu, au fur et à mesure de nos observations, qu'il y avait un fort lien entre les garçons et l'institution, représentée par la direction et les éducateurs. En fait, les adolescents se sentaient d'abord protégés par l'institution, y compris parce que plusieurs d'entre eux étaient menacés de mort (toujours par la police ou par les trafiquants de drogues) et ne pouvaient pas rentrer dans leurs familles ou dans leurs quartiers. Ensuite, ils avaient de quoi manger, avaient un lit, étaient assistés médicalement, etc. Ils connaissaient d'ailleurs toutes les histoires des institutions-prisons de l'état, où les adolescents subissent les pires violences, ce qui n'était pas du tout le cas de cette maison. On a remarqué, finalement, les épisodes de rapports transférentiels différenciés et individualisés, entre les adolescents et les éducateurs, y compris avec les femmes travaillant en cuisine, celles-ci jouent en même temps le rôle de nourrice et de mère, puis elles viennent de milieux pauvres, leurs enfants étant sujets aux mêmes problèmes de violence, de drogues, d'où une forte identification entre elles et les garçons.

En somme, outre les femmes travaillant en cuisine, la plupart des éducateurs, pas tous, comme on l'a vu, avait une forme d'écoute autre que la nôtre vis-à-vis des adolescents. Quelquefois leurs attitudes, apparemment rudes et autoritaires (échanges de gros mots, de menaces, etc.), avaient l'air d'être à la frontière entre parole et passage à l'acte, aboutissant pourtant à une entente réciproque, ce qui pour nous était difficile à comprendre, au départ.

---

[1] Chapitre 15, *L'analyste et le discours institutionnel.*

Ces observations nous ont posé des défis liés à nos pratiques, et nous ont également poussés à interroger notre modèle quelque peu idéalisé ou «confortable» d'écoute, dans un univers dans lequel certains codes de communication, typiques des contextes de violence, sont la monnaie courante entre ses acteurs. A notre avis, l'écoute des éducateurs de la maison d'accueil passe par l'appropriation de ces codes, non pour en reproduire la violence implicite, mais pour faire face aux malaises, aux angoisses et aux désirs des adolescents — désir de se faire reconnaître, d'être institutionnellement inclus, de ne pas succomber aux menaces concrètes de mort et de ne pas périr dans l'abandon social.

Pour la suite de ce travail, si on prend la notion de régulation institutionnelle (même au risque d'une appropriation indue), chère à Jacqueline Barus-Michel depuis «Le sujet social» (1987), peut-on se demander quels seraient les éléments en jeu pour mettre en marche cette régulation auprès de l'équipe des éducateurs ? Comment, par exemple, l'analyse de la parole et de l'écoute entraînerait de résonances dans l'ensemble du fonctionnement da la maison ? Néanmoins, pour que cela ne tombe pas dans le malentendu, on ne peut pas non plus oublier, pour évoquer une autre question posée par Jacqueline Barus-Michel dans la formulation de sa «psychologie sociale clinique» (et qui est au centre de la théorie et la pratique psychosociologiques), la question de l'implication, des intervenants[1], vu nos résistances initiales et nos sentiments d'étrangeté, face aux échanges entre les éducateurs et les adolescents de la maison. Il s'agit là, en plus, d'une question essentielle pour la formation des étudiants engagés dans cette intervention.

Références :

Barus-Michel, J. (1987). Le sujet social. Paris : Dunod.

Barus-Michel, J. (1991). Pouvoir : mythe et réalité. Paris : Klincksieck.

[1] Cf. Chapitre 6, *Implication et distance.*

Barus-Michel, J. (2001). A democracia ou a sociedade sem pai. In : Araújo, J.N.G. ; Souki, L.G. ; Faria, C.A.P. Figura Paterna e Ordem Social. Belo Horizonte : Autêntica Editora, 2001.

Figueiras, C. A. C. (2007). O tema juventude na agenda dos governos na América Latina. Pensar BH/Política Social, n. 19, out/dez 2007, p. 18-20.

Les institutions au Mexique produisent-elles encore du lien ?

Elvia Taracena
Professeur à la FES-Iztacala-UNAM — Mexique

Ce texte est un hommage à Jacqueline Barus-Michel et à son oeuvre. Pour nous elle a toujours été une intellectuelle digne d'admiration et source d'inspiration. Ce qui nous a toujours énormément intéressé dans son œuvre c'est le fait de proposer des catégories théoriques pouvant s'adapter a différentes réalités culturelles et sociales. Il nous semble qu'une façon de reconnaître la pertinence et la richesse d'une oeuvre telle que celle de Jacqueline Barus-Michel est de chercher à penser notre réalité avec les catégories et les registres problématisés dans cette oeuvre.

La manière de penser l'analyse du lien social, l'importance qu'elle accorde au mythe et au pouvoir dans les organisations, les institutions et les différents espaces de la société permettent de structurer une pensée critique face au collectif.

Dans son livre le plus récent (2007), la différence qu'elle propose entre le politique qui concerne le sujet social, et la politique qui touche l'organisation du pouvoir et des décisions, J. Barus-Michel nous paraît très pertinente pour réaliser une réflexion sur les institutions mexicaines.

Ma préoccupation en tant qu'intellectuelle mexicaine est de ne pas importer seulement les catégories de penser des sociétés dites développés et de subordonner la réalité de notre pays à la lecture de ces catégories, mais de penser au contraire comment aborder la réalité mexicaine a l'aide de concepts souples pour penser nos problèmes. La réflexion de Jacqueline Barus-Michel, centrée sur les processus psychiques et sociaux et leurs articulations me permet de chercher un équilibre entre l'analyse du global et du local.

Pour cela nous avons choisi plutôt d'établir un dialogue avec la réflexion qu'elle réalise dans son dernier ouvrage : "la politique entre les pulsions et la loi" en prenant des exemples de la vie au Mexique.

Nous essayerons de répondre à la question : les institutions au Mexique produisent-elles du lien social ?, car la question du lien social est centrale dans son œuvre.

Nous allons prendre deux exemples sur la vie institutionnelle mexicaine pour mener cette réflexion.

L'impact de mass média dans la vie politique au Mexique. Le pouvoir de deux chaînes privées de télévision : TV Azteca et TELEVISA[1] est de plus en plus importante aussi bien sur le plan financier que sur les plans politiques et de la construction de la subjectivité des Mexicains, ce qui renvoie à la tendance de l'image à remplacer la pensée tel que le décrit J. Barus-Michel (2007).

Le deuxième exemple est celui de l'impact des modes de gestion des universités sur la production de la connaissance. La question du pouvoir et de la fonction de l'Université Publique se trouve au centre de la réflexion.

L'impact sur le vote d'une campagne médiatique

Lors des dernières élections présidentielles au Mexique nous avons vécu une campagne médiatique contre le candidat du parti de gauche, parti de la révolution démocratique (PRD) Andrés Manuel López Obrador.

Il est de plus en plus fréquent d'utiliser des annonces à la télévision pour influencer les votes vers un parti ou un autre, et pas seulement au Mexique, mais aussi aux Etats-Unis et en Espagne même si la régulation est différente dans chaque pays.

Au Mexique cette lutte des partis au travers des spots à la télévision est particulièrement violente et sans aucune régulation

[1] Pour avoir une idée il faut savoir que Carlos Slim un des hommes plus riches du monde est actionnaire de TELEVISA

éthique[1] Une dérive de cette procédure est d'inciter à ne pas voter pour le candidat du parti opposé en utilisant des modes de disqualification des candidats. Dans les dernières élections au Mexique cela a pris des dimensions inquiétantes.

On a pu assister à un bombardement d'annonces des différents partis, les uns contre les autres. La plupart de ces messages s'adressaient aux électeurs en faisant appel à la mémoire collective des situations de crise au Mexique et à l'imaginaire du danger d'une gauche associée à la violence, à l'autoritarisme et au manque de liberté. Sur la forme, les spots passés à la télévision étaient aussi très efficaces pour faire appel à des sentiments de morcellement et d'angoisse. Ces messages visaient à mobiliser les émotions et la peur, c'est pourquoi cette campagne a été appelée au Mexique la campagne de la peur, à laquelle ont participé le PRI (Parti Révolutionnaire Institutionnel) et le PAN (Parti d'Action Nationale) ainsi qu'une organisation privée (Le Conseil Coordinateur des Grandes Entreprises).

En particulier, nous avons été frappés par l'intervention de ce dernier qui a financé une campagne particulièrement agressive contre Andrés Manuel López Obrador candidat de la gauche. Il était complètement illégal de passer des annonces à la télévision en leur nom et ils ont joué avec le temps de réaction de l'Institut Fédéral Electoral (IFE) en changeant les annonces tous les huit jours et vraisemblablement avec leur complicité[2].

---

[1] En 1996 après une élection présidentielle très contestée, on propose une nouvelle reforme politique, où l'on a modifié l'organisme responsable de l'organisation et de la conduite des processus électoraux et du comptage des votes : Institut Fédéral Electoral (IFE). Les membres de l'IFE sont élus par la chambre des députés. La reforme a aussi proposé de limiter le financement privé des partis politiques à 10% du financement public. Il a aussi créé le Tribunal électoral du pouvoir judiciaire de la Fédération (TEPJF) comme autorité supérieure en matière électorale. Lors de cette réforme les membres de l'IFE représentaient les trois partis majoritaires PRD, PAN et PRI, mais pendant le gouvernement de droite de Vicente FOX on a exclu la gauche (PRD) de cet organisme, ce qui en a biaisé le travail

[2] L'Institut Fédéral Electoral (IFE) est censé établir cette régulation et surveiller que la loi soit appliquée, mais dans les dernières élections le manque de neutralité de cette institution a été évident, et en conséquence, les irrégularités dans les procédures sont plus que probables.

Nous avons réalisé une enquête par Internet afin de connaître l'influence des spots de télévision sur le vote des gens de différents âges et classes sociales. Nous avons complété notre étude avec l'analyse de contenu des discours des jeunes produits dans des groupes de discussion après avoir visionné les spots passés à la télévision (Taracena, Aguado et Palomino 2007). Nous pensons que l'utilisation des mass media exige des modes de pression et de manipulation et que les annonces ont été planifiées avec des techniques très puissantes qui interviennent sur la subjectivité, visent les émotions et empêchent la capacité de réfléchir et de produire un débat social et politique.

Cette campagne a sûrement eu un impact sur le vote, mais elle a aussi produit une polarisation de la société mexicaine et une perte encore plus grande de la crédibilité des citoyens envers les institutions. Nous avons tous vécu la polarisation de la société mexicaine au quotidien, dans la rue, avec les amis, dans les familles.

Mais cette campagne a eu aussi des résultats inquiétants pour l'électorat, car une bonne partie des gens est devenue apathique et ne se sont pas exprimés. D'autres, face aux effets de cette campagne, se sont décidés de voter contre les trois candidats principaux et de voter pour un candidat qui, de façon évidente, n'allait pas gagner, ce qui était dans un certain sens une façon d'exprimer leur désaccord avec cette guerre entre partis.

Ce type de procédure n'a pas seulement une influence négative dans le vote car elle empêche les citoyens d'exercer leur vote de manière réflexive, mais elle produit des effets ultérieurs sur la crédibilité des institutions et la légitimité des gouvernements.

La politique devient le champ des compromissions, des ambitions, des revendications quels que soient les régimes J. Barus-Michel *op. cit.* Au Mexique quand l'Etat mêle son pouvoir a celui des grandes entreprises et aux intérêts des propriétaires des chaînes de télévision[1], il lui devient très difficile de fonctionner démocratiquement.

---

[1] Ce qui a favorisé la manipulation dans les dernières élections présidentielles au Mexique est le fait que les grandes entreprises et les chaînes de télévisions appartiennent aux mêmes personnes

Le fait de considérer les campagnes politiques comme des campagnes de marketing, a induit une professionnalisation du métier. Les consultants et les entreprises spécialisées dans les sondages et dans les techniques de manipulation fleurissent sans aucune régulation éthique. Cela introduit aussi des enjeux financiers très importants car on dépense et on gagne beaucoup d'argent[1]. Mais il y a aussi d'autres effets sur le pouvoir car les élites assurent leur continuité.

Esteinou (2005) va jusqu'à dire que, face a la désintégration des pouvoirs publics traditionnels et la consolidation de pouvoirs médiatiques privés se constituant en monopoles, le pouvoir des mass media risque de remplacer les fonctions publiques de l'Etat.

En ce qui concerne le registre de la subjectivité, ce type de publicité vise à toucher les émotions et à s'appuyer sur des imaginaires simplistes des idéologies et des projets sociaux. Ainsi une grande partie de cette publicité était basée sur les vieilles images anti-communistes propagées par les USA dans les années 70-80. Il faut dire qu'au Mexique la possibilité de militer ouvertement pour la gauche est très récente. Pendant longtemps, cela se faisait seulement de manière clandestine et les gens étaient fortement réprimés[2]

Nous sommes d'accord avec Esteinou *Op.cit* pour dire que devant la crise des Institutions, de l'Etat et de la société, la capacité persuasive des mass media est omniprésente, avec la construction de nouveaux systèmes symboliques et idéologiques basés sur la séduction du marché et l'hypnose sociale dont le thermomètre du succès est la mesure.

Et si le contenu est simpliste, les procédures de diffusion des messages apparemment aussi. Cela évoque la technique de vente de la lessive en violentant l'adversaire : *argumentum ad nauseam* qui

---

1 D'après Alonso Urrutia (2006) le Mexique est le pays qui dépense le plus d'argent dans les campagnes présidentielles en Amérique Latine. Baena Paz (2006) affirme que dans la précampagne et la campagne de 2006 Calderón a dépensé 682 millions 13 mil 94 pesos (a peu près 62 millions de dollars au taux d'échange moyen en 2006) pour 66 mil 620 annonces de télévision et radio. Une bonne partie de cet argent est donc passée aux mains de Televisa et televisión Azteca

2 C'est avec la nouvelle loi des organisations politiques en 1980 que les partis de gauche deviennent légaux au Mexique.

consiste à répéter une information de façon indéfinie jusqu'à ce que les gens la prennent comme vérité.

La campagne de la peur : López Obrador est un danger pour le Mexique ressemble étrangement à cette technique. Il y a donc trois éléments dans cette campagne :

Disqualifier l'opposant jusqu'à la nausée ;

Faire sortir les zones sensibles de la peur collective : insécurité ; corruption, crises économiques, dévaluation, peur du communisme.

Contrôler les mass media pour qu'ils répètent la même chose.

Les gens interviewés sur Internet et dans les groupes de discussion Taracena, Aguado et Palomino *op. cit.* se sont tous plaints de l'agressivité, du manque de contenu, du simplisme de la campagne de la peur, mais un certain nombre d'entre eux reprenaient les mêmes arguments pour expliquer leur vote contre la gauche[1]. Pour une bonne partie, cependant, cette campagne a produit l'effet contraire car ils ont réaffirmé leurs convictions de lutter pour un pays différent, y compris en ce qui concerne la manipulation par la télévision et les mass media.

Les groupes d'étudiants qui ont accepté de participer à notre recherche se sont vu impliquer dans des discussions passionnées malgré les limites du cadre, ce qui révèle l'importance de la scène subjective dans la participation politique.

Puisque l'impact des techniques de manipulation des masses n'est pas monolithique, avec plein de recoins qui produisent des effets inattendus, et parce que la subjectivité n'est pas qu'une empreinte de l'influence de la collectivité, nous faisons confiance au sujet qui peut émerger, là où on attendait une subjectivité docile et aliénée.

Derrida affirme que la réécriture de l'histoire et la fabrication des images percutantes est le propre de tous les gouvernements. Après avoir réfléchi sur la notion de mensonge et de vérité et de la mutation

[1] La notion de mémoire implicite (cf. http://www.snptv.org/plus-tv/memoire.html) pourrait expliquer pourquoi la publicité conduirait des gens à voter pour un parti alors qu'ils critiquent la campagne de ce même parti : des éléments perceptifs (sons, images) ou des contextes émotionnels peuvent être enregistrés par notre cerveau et influencer notre comportement de façon non consciente.

moderne du mensonge, l'auteur s'interroge si on peut maintenir une référence inconditionnelle à la différence entre mensonge ou vérité et, en reprenant Koyré, il souligne que les machines de propagande sont intéressées a maintenir le couple mensonge — vérité pour faire en sorte que le faux puisse passer comme véritable. Ceci étant, il pensait qu'il faut conserver l'axiomatique de la vérité, mais que cela n'empêche pas de chercher des manières plus subtiles pour analyser les situations actuelles en politique.

La gestion des universités et de la connaissance :

En ce qui concerne la gestion des universités je vais parler plus précisément de celle où je travaille, mais cette réflexion peut s'étendre a toutes les Universités mexicaines.

Depuis quelques années nous avons constaté des changements importants à l'UNAM qui ont été justifiés par le besoin de modernisation et de répondre aux nouveaux besoins de l'économie globalisée.

Certains de ces changements sont liés aux lois de l'offre et la demande dans le marché de travail. L'interlocuteur le plus récent de l'Université est l'entreprise.

Le désir de modernisation et celui de devenir un facteur-clé du développement économique ont été présents dans les universités mexicaines dans les vingt dernières années, mais le mode d'expression de ce désir a changé. L'université du XXe siècle était préoccupée par l'acquisition des nouvelles technologies éducatives, elle essayait de répondre aux problèmes sociaux du pays en s'intéressant aux minorités sociales et en manifestant son intérêt pour démocratiser l'éducation. L'université du XXIe siècle essaie de répondre aux problèmes sociaux en établissant des liens plus étroits avec le secteur productif et le secteur privé : plus le Mexique s'intègre au marché mondial et plus aussi les enjeux de qualité et d'efficacité imprègnent l'éducation supérieure.

L'introduction du langage utilisé auparavant uniquement dans les entreprises a changé substantiellement la manière de concevoir le travail des chercheurs et des professeurs universitaires. Actuellement les chercheurs doivent établir des liens avec l'initiative privée, aussi bien pour le contenu de leurs recherches que pour l'obtention de ressources. La logique de l'efficacité traverse tous les domaines, on parle d'efficacité terminale de l'éducation, de productivité des enseignants. Il faut pouvoir mesurer, évaluer cette efficacité. Le quantitatif s'impose dans un domaine où la production de la connaissance et du culturel était traditionnellement associée surtout au qualitatif.

Dans ce contexte, les systèmes d'évaluation du travail des professeurs au Mexique ont beaucoup changé, en particulier moyennant l'introduction de méthodes d'évaluation de leur productivité et l'attribution d'un classement par points. Ceci a produit un sentiment de malaise chez les enseignants et des changements dans les liens sociaux au sein de l'université Taracena (1997).

Actuellement un professeur peut, s'il est classé dans les derniers échelons du système des primes, augmenter son salaire de plus de 120% par mois ; de ce fait il est difficile de soutenir qu'il s'agit de primes car elles sont plus importantes que le salaire lui-même, mais en même temps elles ne font pas vraiment partie du salaire, car elles peuvent être enlevées ou diminuées à la suite d'une nouvelle évaluation et elles ne sont pas prise en considération pour calculer le montant de l'allocation pour la retraite.

Dans les dernières versions du programme, cette évaluation a lieu tous les trois ans. Ceci signifie que les enseignants vivent constamment dans l'angoisse de perdre une somme importante qui est incorporée au salaire.

Le système de primes tel qu'il est appliqué n'est pas basé sur une véritable évaluation, mais correspond plutôt à un système de contrôle[1]. Ce genre de contrôle infantilise le sujet en produisant des comportements de simulation et de ruses. Le changement fréquent, la dépersonnalisation de l'autorité, la primauté de la réussite individuelle, le salaire différencié produisent des attitudes de régression. Ce système induit des situations d'individualisation et

[1] Ce système ne prend pas en considération l'évaluation du processus d'enseignement ni la relation étudiant-professeur, mais elle est centrée sur le nombre d'articles écrits ou de cours et conférences donnés, et le professeur-chercheur doit apporter toutes les preuves de son travail : copies des articles, attestation des conférences, ce qui implique de consacrer une bonne partie de son temps a composer ce dossier d'évaluation.

permet d'éviter des revendications collectives, car chacun se pense seul face à l'organisation et non pas en tant que membre d'un groupe social. En outre il nie aussi l'histoire de l'individu et de l'organisation. La définition dite « objective » de la production scientifique et intellectuelle ne permet non plus de prendre en considération l'évolution personnelle et institutionnelle. La définition quantitative et non pas qualitative de la création intellectuelle et scientifique risque de produire une baisse de qualité sur le fond, même si la forme est sauvegardée, ainsi que de changer la fonction de l'université en tant que productrice d'une critique sociale.

Nous vivons ainsi des changements importants au niveau du lien social basés actuellement sur l'individualisme et la concurrence, et des changements au niveau de l'épistémologie de la connaissance.

Pour illustrer ces processus, nous pouvons analyser ce qu'on définit comme impact des Publications des chercheurs, ce qui est devenu un indicateur pour mesurer la qualité de la productivité intellectuelle

L'impact est calculé à partir de données résultant de l'évaluation du nombre des citations de chaque article et de chaque auteur dans des publications périodiques à comité de lecture, qui se traduit en trois indices : indices d'impact, indice d'immédiateté et indice de vie moyenne.

L'indice d'impact est le plus important. Il est calculé en divisant le nombre des citations de cet article dans les deux dernières années par le nombre d'articles publiés dans cette revue dans la même période de temps.

Ce mode d'évaluation privilégie des approches positivistes qui correspondent aux critères de scientificité définis par les banques d'information qui déterminent l'impact des articles, révélateur de la domination culturelle par l'imposition de la langue anglaise

Par ailleurs, ces critères d'impact et de vie moyenne des articles publiés alignent la production intellectuelle sur la tendance de consommation des objets lights qui régit notre société quotidienne. A travers ces critères, le chercheur doit privilégier des thèmes qui produisent des résultats rapides pour pouvoir remplir ses évaluations. Il doit avoir dans sa bibliographie des articles récents, et son propre article n'est valable qu'un nombre limité d'années. Ainsi les grands classiques de la pensée sont mis de côté, et aussi des thèmes qui pourraient être pertinents, mais qui nécessitent plus de temps pour être étudiés.

Le problème est particulièrement inquiétant en ce qui concerne les sciences sociales, car les critères de validation sont décidés par des banques d'information des Etats-Unis en privilégiant des approches expérimentalistes et quantitativistes, alors qu'à notre avis, on devrait privilégier des approches pluridisciplinaires et multi référentielles mieux adaptées aux problèmes sociaux, en particulier du Mexique.

En fait après plus de vingt ans de ce système qui devient de plus en plus complexe, nous pouvons dire que la production de la connaissance change en étant plus susceptible de s'aligner aux normes des revues états-uniennes, lesquelles ont le plus développé des indicateurs de qualité qui peuvent être instrumentalisés.

La crise actuelle vécue à l'UNAM montre à quel point le projet de modernisation et de réponse aux exigences de la globalisation touche l'identité profonde de l'Institution et des gens qui la composent.

Pour l'université elle-même. Elle est en difficulté pour remplir ses fonctions critiques et sociales qui l'ont caractérisé dans son existence. La crise montre la difficulté à transmettre les valeurs culturelles et humanistes pour se plier aux exigences d'efficacité et d'excellence. Elle a du mal à prendre en considération les minorités sociales et intellectuelles.

Les professeurs et les étudiants ressentent qu'ils ne trouvent plus la possibilité d'avoir un champ de créativité, d'exercice de leur liberté, d'engagement avec des causes sociales. L'université est devenue dans leur représentation une machine qui leur demande d'être un engrenage de la production. Ils n'ont plus la possibilité de créer des organisations collectives dans un univers où les réponses individuelles et la concurrence sont privilégiées.

Le lien social qui est en construction permanente est fait des sentiments mêlés d'amour, de rivalité et de haine, aussi bien vers l'Institution, vers les dirigeants ou entre pairs (J. Barus-Michel *Op.Cit.)*. Mais ce qui est inquiétant, c'est que malgré les efforts faits continuellement pour produire une réflexion collective qui nous permette de changer les conditions de gestion de l'Université et malgré le fait que les professeurs se reconnaissent dans cette réflexion et dans la nécessité de la réaliser, la machine de la gestion et de la productivité paraît plus forte que les efforts réalisés par certains d'entre nous, et que nous ne pouvons pas échapper à l'emprise de ces systèmes.

Conclusions

Il nous semble que ces deux exemples illustrent bien le fonctionnement actuel de la société mexicaine. Le Mexique un pays qui est fait de syncrétismes. Entre les cultures indiennes et la culture occidentale, entre la religion catholique et les croyances païennes, entre la tradition et la modernité ou même la post-modernité[1]. Les institutions reflètent ce syncrétisme et nous trouvons continuellement des contradictions et des décalages entre les discours et la réalité.

Quant au premier exemple l'introduction excessive des mass media pour influencer le vote en utilisant des techniques des manipulations actuelles dans le monde globalisé vient s'intégrer à des pratiques anciennes d'imposition du pouvoir.

La démocratie au Mexique est encore à construire, pendant 71 ans au pouvoir du PRI la démocratie était une façade plus qu'une réalité[2]. Nous n'avons pas encore fini de construire cette démocratie alors que nous voyons apparaître des pratiques plus sophistiquées qui assurent les intérêts des élites et leur participation au pouvoir. La droite avec la figure de Vicente Fox a convaincu beaucoup de Mexicains de la nécessité d'une transition du PRI au PAN avec l'idée

---

[1] Nous trouvons souvent dans des espaces géographiques proches, des modes de fonctionnement et d'organisation qui correspondent à des situations vécues en périodes historiques différentes, par exemple le rapport entre les élites métisses et les populations indiennes dans certaines régions du Mexique (Chiapas et Cuetzalan, Puebla) correspondent encore à celles qu'on trouvait dans tout le pays il y a plusieurs décennies.

[2] Vargas Llosa appelle cette période au Mexique comme la dictature parfaite. Malgré les changements de président tous les six ans car les lois ne prévoient pas la possibilité de réélection, le PRI avait institutionnalisé des modes d'élection qui impliquaient des pratiques pour assurer sa continuité, où souvent les urnes était manipulés selon leurs intérêts, produisant ainsi une apathie des citoyens pour voter et faire valoir leurs droits électoraux.

de la construction d'une vraie démocratie, mais elle-même a montré ne pas être disposée à lâcher le pouvoir et, si nécessaire, ne pas respecter les lois de la réforme opérée par le président Zedillo qui leur a permis d'accéder au pouvoir[1].

Deux aspects sont à souligner dans le processus vécu autour des élections présidentielles. D'une part l'utilisation des mass médias pour déterminer le vote des citoyens et d'autre part des pratiques de corruption et de non application de la loi pour garantir la transparence du processus. Ainsi, les possibilités d'arriver à une démocratie apparaissent très lointaines[2], car d'ailleurs la ressource de l'utilisation de spots de radio et de télévision pour appuyer les mesures gouvernementales ne fait que s'accroître.

Quant au deuxième exemple, celui de la gestion universitaire, de la production de la connaissance et du pouvoir, il montre aussi l'impact des modes d'organisation qui nuancent les subjectivités, l'identité, la construction de sens et la production d'un imaginaire moteur dans le sens d'Enriquez.

Nous pensons qu'une des richesses de l'Université Publique au Mexique est son engagement social et sa fonction critique. Les systèmes de gestion actuelle des universités produisent une telle instrumentalisation aussi bien du lien social que de la production de la connaissance, qu'ils représentent un grand risque de changement de place de l'Université dans la société

Malgré les différences entre le Mexique et la France et aussi la nécessité d'établir un lien constant entre le global et le local, il nous semble qu'il y a des processus de constructions des subjectivités qui se ressemblent fortement et qui nécessitent un effort pour maintenir une conscience critique ainsi que des formes d'organisation collective favorisant le lien social et l'équité.

---

[1] Sur les aspects de la manipulation opérée par la droite a L'IFE nous avons déjà signalé le fait de l'exclusion de la gauche, mais il y a aussi l'intervention des industriels pour le soutien de la publicité pour ou contre les partis et la non acceptation du Tribunal électoral de recompter tous les votes, dans un contexte où la différence entre le candidat de la droite et de la gauche était de 0,58 %

[2] A ce sujet Woldenberg (2006) souligne l'influence pernicieuse de faire une campagne en essayant d'incarner le mal dans un des candidats.

Je remercie profondément Jacqueline Barus-Michel de son oeuvre qui nous permet de nous positionner d'une manière plus active face aux changements de la subjectivité dans un monde globalisé où l'homme *economicus* remplace l'homme politique

Je voudrais finir d'une façon optimiste avec une citation de Jaqueline Barus-Michel (*op. cit*).

« Le sujet est constitué (et pas seulement institué) par le social, comme le social est sans trêve constitué par les sujets. L'homme est un animal qui parle sa socialité, la construit, la déconstruit, et la reconstruit sans cesse, toujours mécontent, toujours idéalisant, toujours aliéné et toujours libre, sans pouvoir jamais s'en déprendre même dans les moments de la plus extrême exaspération, puisque c'est en elle qu'il puise ses forces, celles de transformer le monde de la réalité (p. 274) ».

Bibliographie:

Alonso José, (2003) « Los miedos a la democracia ». *Revue Metapolítica,* julio — agosto, México.

Baena Paz Guillermina, (2006) « En la comunicación de la campaña presidencial. Los efectos Mariposa ». *Revue Mexicana de comunicación.* México.

Barus-Michel Jacqueline, (2007) *La politique entre les pulsions et la loi.* Editions Eres. Paris.

Esteinou Javier, (2005) « La telecracia y el cambio político en México ». *Revista Razón y Palabra.* N° 42 México

Taracena Elvia, (1997) « Les effets pervers de la modernisation au Mexique. Le système d'évaluation des enseignants universitaires (à l'UNAM) » *Revue Internationale de Psychosociologie.* Volume IV N° 8 automne. Editions Eska. Paris.

Taracena Elvia, Aguado Irene y PalominoLaura (2006) « Papel de los medios en la participación ciudadana. Papier présenté au Congres de l'Association Latino-américain de Sociologie. Guadalajara, México

Woldenberg José « Lo bueno lo malo y lo peor ». *Nexos* Agosto 2006 N° 344, México.

Le mariage ou l'âge du mari

Emmanuel Gratton, Sociologue Clinicien
Directeur d'un Institut de Formation
en Travail Social (ENSO) à Angers

Quand j'ai pris connaissance de l'intitulé du thème, j'ai pensé qu'il y avait comme un pléonasme dans le titre tant le terme de pouvoir est inévitablement associé à celui d'institution. Le pouvoir s'incarne dans les institutions comme les institutions organisent la circulation du pouvoir et génèrent les centres de pouvoir.

Alors de quelle régulation pourrait-il alors s'agir si ce n'est d'une une autorégulation entre pouvoir et institution. Ainsi, ce qui échappe au contrôle des dominants suscite le développement ou l'invention de certaines institutions permettant d'exercer un pouvoir dans le domaine. Au contraire, si une institution perd de sa force, elle doit organiser des instances, des procédures pour reconquérir le pouvoir.

Les institutions concentrent du pouvoir qui (en cas de trop plein) génèrent parfois de nouvelles institutions.

1. Définitions

Les définitions contredisent-elles cet a priori ?

Pouvoir = (c'est dans le vocabulaire de psychosociologie, on ne peut pas se tromper !) capacité d'imposer une volonté à d'autres. Il est précisé qu'il se manifeste dans la relation d'une part et dans les rapports sociaux d'autre part.

« Le pouvoir trouve son lieu d'exercice privilégié dans les organisations et dans les institutions » (Ca confirme plutôt l'a priori).

L'institution, (toujours dans le dit Vocabulaire) elle s'entend comme « forme sociale établie » (l'institué) ou renvoie au processus par lesquels une société s'organise » (l'instituant). Gardons ces deux facettes de l'institution pour :

La régulation, elle n'est pas définie dans Le vocabulaire. Mais outre la régulation, J.B de Foucauld a défini deux autres fonctions sociales – la résistance et l'utopie — qui avec la régulation constituent trois formes de culture.

La régulation : « son objet est d'organiser les règles du jeu social, et, dans une société en évolution, de les adapter et de les perfectionner sans cesse pour tenir compte des changements, notamment technologiques, des problèmes mêmes que le progrès suscite, ainsi que d'exigences plus fortes en matière de soutien ou de respect des personnes. C'est une culture qui repose moins sur la tripe ou le cœur que la culture de la résistance, et plus sur l'intellect et sur l'expertise… » (Les trois cultures du développement humain, p.148)

Entendue comme un mode favorisant l'évolution, la réforme, un processus instituant par lequel une société s'organise, en institué, une forme sociale établie. Le pouvoir est alors régulateur dans la mesure où les rapports de force, les différentes formes de pouvoir, relation et rapports sociaux, interagissent jusqu'à un point d'équilibre momentané, fixant l'institution.

La résistance « Il y a formation d'une culture de la résistance lorsqu'une situation est jugée injuste mais évitable, inadmissible mais susceptible d'être changée. La culture de la résistance, c'est le refus de la fatalité qui caractérise les sociétés traditionnelles, ou le conservatisme. Cette culture est largement une création de la modernité, elle est liée à l'idée de progrès, qu'il soit économique ou politique, à la possibilité de changement, d'amélioration, face à un ordre immuable (idem, p. 147).

La résistance est donc une forme de contestation, d'opposition à l'institué. Elle s'inscrit comme forme de contre-pouvoir. La résistance est la forme qu'adopte le plus souvent les dominés, ceux qui à un moment donné ont relativement moins de pouvoir, pour s'opposer aux dominants. Le pouvoir des dominés peut également s'organiser en institution (réunion des forces) dans lesquels d'autres rapports de pouvoir se manifestent ou au contraire se déliter, faute de pouvoir transformer réellement le social (désespoir). Les désespérés peuvent le manifester à travers la violence, violence qui est la marque d'une absence réelle de pouvoir.

L'utopie : « Quant à la culture de l'utopie, c'est sur bien d'autres ressorts qu'elle repose. S'appuyant souvent sur la critique sociale, elle vise à instaurer des régulations originales et nouvelles et exprime un désir de changement radical des conditions de fonctionnement de la société. Cette aspiration est inscrite en chacun de nous, plus ou moins intensément, plus ou moins profondément ; sous la forme d'un désir de révolution, d'une espérance ineffable, d'une nostalgie, d'une eschatologie ou du sentiment profond qu'une réconciliation de l'homme avec lui-même et avec le monde est possible » (idem, p. 148).

L'utopie est en lien avec l'idée de révolution. La révolution est le renversement de l'institution par la force agissante. Mais la révolution peut conduire au despotisme (renversement du pouvoir), à la dictature de prolétariat (renversement de la domination) ou bien à la volonté démocratique (pouvoir toujours susceptible d'évoluer).

La loi du groupe, cher à Jacqueline Barus-Michel, est une forme d'exercice démocratique du pouvoir qui se définit essentiellement par l'instituant et qui ne trouve pas de formes institués stables, toujours agi par l'éthique de la discussion (Habermas).

Le « sujet social » doit en passer par l'analyse de ces trois fonctions, de l'impact de ces cultures, de leurs effets respectifs et réciproques à la source du changement social et des institutions.

2. Le cas pratique du mariage

Prenons l'exemple du mariage. On dit du mariage qu'il est une institution. Il l'est car son expression a surgi à un moment donné comme le résultat d'un rapport de force, laissant aux pères les pleins pouvoirs. Toutes les institutions se sont édifiées sur ce pouvoir : le pouvoir religieux *qui a instauré le mariage*, le pouvoir politique avec la royauté, le pouvoir civil (la révolution française a transformé le pouvoir intergénérationnel mais pas radicalement la domination masculine), le pouvoir au sein de la famille. Bref, l'Eglise, l'Etat, l'Armée, la Famille, l'Entreprise... véhiculent encore aujourd'hui l'héritage du pouvoir masculin. Le mariage d'hier s'insère merveilleusement dans cet édifice. Quant est-il du mariage moderne égalitaire ?

Jacqueline Barus-Michel fait sienne l'idée d'une société sans pères, terme emprunté à Mitscherlich, « si la société sans pères est psychologiquement et sociologiquement pensable, il n'en est pas moins vrai qu'elle est comme réalisation toujours inachevée et inachevable. Elle achoppe à trop de difficultés : celle de préserver une *place vide* comme lieu du pouvoir… » (Le politique entre les pulsions et la loi, p.126).

Elle s'interroge aussi sur le statut de la femme : est-elle un être social ? ou encore est-elle un animal politique ? (p.57) : « pourquoi les femmes se sont-elles trouvées dans toutes les sociétés, à de rares exceptions près (JBM pense-t-elle à elle ?) dans un statut d'infériorité sociale ? « (p.58). Elle exerce des pouvoirs, certes sur les enfants, sur la maison, sur le mâle qu'elle séduit (pouvoir de séduction) mais elle n'a pas le pouvoir, elle est en charge (délégation du pouvoir des hommes) et ne peuvent être considérées de ce fait comme des fonctions « sociales » organisatrices et régulatrices de la société.

Le mariage dans sa construction socio-historique traduit effectivement le pouvoir des hommes – le patriarcat – et la soumission des femmes – être mineur. Le pouvoir masculin est cependant organisé hiérarchiquement Dieu, Le roi, le père, le mari, l'aîné… Les femmes restent alors dans l'ombre de l'homme, au service de… Elles partagent le même horizon.

Aujourd'hui les choses ont cependant changé du fait de l'inscription des femmes dans des places de pouvoir, dans la politique, dans l'entreprise…mais surtout — dirait Héritier — de la capacité des femmes à maîtriser leur fécondité.

Le mariage a changé aussi parce qu'il devient une option parmi d'autres (concubinage, vie maritale…) et qu'il n'est plus, en dépit de ses règles initiales, nécessairement pour la vie (divorce, séparation, recomposition familiale). Il devient progressivement autre chose qu'une institution, un « mariage conversation » dirait Irène Théry. L'instituant « amour » vient profondément modifier l'institué « les obligations du mariage » : la fidélité, le devoir conjugal, la solidarité entre époux…

Que s'est-il opéré ?

Une régulation, une résistance, une utopie révolutionnaire ? ...entre pouvoir (celui des hommes, celui des femmes) et institution (la famille, l'Etat, l'Eglise...). Et bien les trois !

Schématiquement, on peut entendre la baisse du patriarcat comme *une régulation* qui s'est enclenchée de manière symbolique à partir de la décapitation réelle du roi, issue de la révolution française et de l'utopie des Lumières...

On peut comprendre l'avènement du féminisme comme *une résistance* du pouvoir masculin qui s'est exprimé du fait précisément de la baisse du patriarcat, permettant ainsi son expression. La mini-révolution soixante-huitarde en est une illustration.

L'égalité en droit homme femme est, elle, *une utopie,* une utopie du fait qu'elle se heurte sans cesse au fondement mythique et symbolique du phallus. On a pu couper la tête du roi, on ne peut castré ce qui s'inscrit dès le berceau, avant même, comme un ordre symbolique. On peut déconstruire, ce qui n'est pas pareil que détruire, mais faut-il encore pouvoir reconstruire...

Mariage

Le terme « mariage » a une racine latine qui vient du terme mas, maris qui signifie : « mâle », (mot qui concurrence son synonyme latin *vir*), ainsi l'origine lexicale de l'union de deux êtres était masculine, la nouvelle n'y prenait même étymologiquement aucune part, son père la mariait à un homme, la tutelle de la femme passait du père au mari. Ainsi *maritare* ou donner en mariage était une action passive.

Au XIIe siècle, alors que le mariage devient un sacrement, le Français intègre la notion active du concept, le « donner en mariage » évolue en « action de (se) marier ».

Au XVe siècle, le mariage est lexicalement un état.

Au deux siècles suivants, ce terme ne signifie plus seulement l'union de deux âmes, mais on l'emploie aussi métaphoriquement, exemple : le mariage de deux couleurs, de deux vers... Au XVIIe siècle, il désigne le jour « J » ou la célébration des noces.

Quid du mariage moderne ?

La société a inventé récemment des alternatives comme le Pacs... Nos voisins ont inventé le mariage gay. Le maire de Bègles l'a expérimenté clairement contre l'institué. A l'égalité des sexes répond aujourd'hui des revendications de plus en plus affirmées à l'égalité des sexualités, autre défi encore...

Mais que veut donc dire ce désir d'institutionnalisation d'une minorité homo qui a toujours été assujetti aux règles hétérosexistes et qui aujourd'hui veut les épouser (c'est le cas de le dire) ? Simple conformité ou instauration d'un mariage révolutionnaire ?

Toujours est-il que le mariage gay résulte et prolonge par la survenue de sa revendication à la désinstitutionalisation/ réinstitutionalisation d'une pratique qui suscite un débat politique, théorique, juridique, civique...

Le mariage reste une institution non pas comme forme sociale établie mais comme processus par lesquels une société s'organise avec « d'autres » possibles. La mise en œuvre de « la loi du groupe » dont les membres sont représentatifs de sa diversité vient métamorphoser les règles de l'alliance et de la filiation et délier ces deux axes, conjugalité et parentalité, qui avait justifié l'apparition du dit mariage. « Le mariage est mort ! Vive le mariage » pourrait-on dire mais le mariage n'est plus tout à fait le mariage. Il n'a plus le même sens même s'il garde, dans son signifiant, la place d'un seul, celle du mari.

3. Une question pour JBM :

La volonté encore exprimée aujourd'hui de se marier de jeunes gens coïncide-t-elle avec « la quête d'un sens » ou cadre-t-elle avec « la recherche d'une jouissance », terme qui peut s'écrire, se décliner selon bien des manières... ?

CHAPITRE 3

Violence et crise : la question de l'identité

Avant-propos

Jean Vincent, Professeur émérite de Sociologie
Institut National de Recherches Agronomiques (INRA)

Avant d'introduire ce chapitre, je rappellerai seulement un trait non encore évoqué de Jacqueline Barus-Michel : sa créativité amicale et coopérative auprès des doctorants. Celle-ci se manifeste d'abord lors des soutenances de thèse pour lesquelles elle est membre du jury : son intervention est alors toujours une réflexion coopérative s'appuyant sur la thèse de la doctorante ou du doctorant. Ce n'est donc pas du tout une comptabilité distante des points forts ou des lacunes de l'impétrant, mais un agréable moment de réflexion commune, de jouissance intellectuelle ouvrant des pistes qui prolongent et valorisent le travail réalisé par l'impétrant.

A un niveau plus personnel, je pense aux moments privilégiés que j'ai vécus avec toi, Jacqueline, lorsque tu me recevais dans ton appartement pour faire le point sur l'avancement de ma thèse en cours. Tu savais éclairer, valoriser et enrichir mes avancées, pour relancer ma démarche, sachant à la fois respecter mon autonomie et tenir ton rôle d'accompagnement créateur.

L'intitulé de ce chapitre associe trois termes que Jacqueline Barus-Michel a approfondis particulièrement dans trois de ses ouvrages :

— *Crises, approches psychosociales cliniques*, écrit en 1996 avec Florence Giust-Desprairies et Luc Ridel.

— « Crises et identité » écrit en 2003, partie de l'ouvrage *la violence politique* dirigé par Max Pages et

— *Le politique entre les pulsions et la loi*, écrit en 2007.

La question de la violence et de la crise associée au questionnement identitaire est d'une brûlante actualité, notamment au Proche-Orient avec le douloureux conflit entre israéliens et palestiniens ou en France avec les révoltes des jeunes de banlieue qui ont eu lieu en 2006. Cependant toute crise identitaire ne devient pas violente : prenons pour exemple la situation actuelle de la Belgique ou, en fin 1992 et deux ans et demi seulement après la création de la République fédérale tchèque et slovaque, la division pacifique de la Tchécoslovaquie entre ses deux composantes nationales.

Dans son livre de 2007, Jacqueline Barus-Michel écrit page 233 : « entre Palestiniens et Israéliens, la crispation identitaire est violente, [...] en deux identités superposées, antagonistes, exclusives l'une de l'autre ». Pour un approfondissement, je renvoie le lecteur aux trois chapitres de ce dernier ouvrage (pp. 179-241) qui traitent de ce thème.

Je reprendrai, simplement, pour amorcer la réflexion, deux phrases : « dans la crise, un développement ou une dynamique, habituellement régulés, se trouvent interrompus de façon inattendue pour faire place à une sorte d'anarchie ou d'anomie » (p. 197), et je dirais, souvent pour faire place à la violence.

Deuxième phrase voisine: « les crises opèrent des transformations qui paraissent mettre en question l'identité d'une unité, qu'elle soit individuelle ou sociale, qui croit alors perdre son âme ou être acculée à la cruauté ». La question se pose de savoir comment les identités sont déstabilisées par les crises, surtout si celles-ci basculent dans des conflits violents ; et symétriquement comment les crises, parfois violentes, s'alimentent-elles à partir d'identités sociales bloquées ?

De quelle manière transformer de telles rigidités en des processus permettant de libérer les imaginaires et de donner du sens, de mettre en mots ce qui est vécu si difficilement ? Les contributions qui suivent traiteront chacune à leur manière ces épineuses questions.

La praxis et le sujet social

Dominique Lhuilier
Professeure de psychologie, CNAM-CRTD

> *« La psychologie sociale clinique prétend analyser un objet complexe mais non moins réel, celui des individus confrontés à leurs semblables dans l'impérieuse nécessité de l'acte. Il y faut appréhender cette interaction du sujet, des autres et de la réalité »*
>
> J. Barus-Michel, 1996, p. 265.

La psychologie sociale clinique, dans ses fondements comme dans ses développements, est indissociable d'une pratique. Non pas celle du classique « recueil de données », mais d'un travail de co-construction du sens de l'expérience de sujets engagés dans des situations sociales réelles, dans des relations et des actes partagés. C'est aussi dans cette perspective que J. Barus-Michel a dirigé pendant de nombreuses années une filière d'enseignement dans l'UFR de Sciences Humaines Cliniques de l'Université Paris 7. Et c'est dans ce cadre que j'ai eu la chance et le plaisir d'engager une collaboration avec Jacqueline. C'est sans doute cette expérience qui a contribué à l'orientation de mes propres travaux en psychologie sociale clinique du travail.

Cette filière, intitulée « Pratiques, Institutions et Organisations » réunissait un nombre important d'étudiants qui y trouvaient un dispositif clinique favorisant connaissance et analyse, déplacement et transfert, sollicitant l'émergence de ce qui fait l'objet de méconnaissance voire de souffrance. Chacun pouvait inscrire dans ce cadre cette quête de connaissance de l'expérience humaine, ici inscrite dans les ensembles sociaux où les étudiants-salariés se trouvaient impliqués.

La pédagogie y était pensée comme dispositif et processus d'analyse permettant la mise au travail de l'implication, à travers son expression dans un cadre qui la répercute et sa formalisation par l'écrit. Les grilles de lecture proposées par Jacqueline constituaient une armature descriptive, des repères pour identifier et exposer l'ensemble et les unités sociales.

Il s'agissait bien d'une mise en lien et en sens des différents niveaux de relations et d'engagement : dans les pratiques, l'organisation et l'institution.

Pratiques, organisations, institutions

La notion d'institution – qui n'était pas confondue ici avec l'usage courant du mot qui désigne un établissement – recouvre, suivant la tradition sociologique classique, un fait social spécifique qui se reconnaît par son aspect contraignant et qui vise au contrôle social par l'intériorisation de normes. Ensemble de contraintes, l'institution gouverne la société et contribue à la stabilité de l'ordre existant. Pourtant, l'institution est aussi un ensemble de signes et de symboles, de représentations et de règles, produit par la pratique des relations et des activités humaines. La conception dialectique de l'institution la reconnaît comme produit d'une confrontation permanente entre l'institué (ce qui est déjà là et cherche à perdurer) et l'instituant (force de subversion de changement). Cette perspective éclaire un sociétal qui n'est jamais établi une fois pour toutes et place au cœur de l'investigation la conflictualité et l'histoire comme processus en tension.

Jacqueline Barus-Michel, compagne irréductible de l'instituant, nous a aussi proposé une définition de l'institution comme « codage des échanges et des pratiques (...), systèmes de représentations qui soutiennent et légitiment ces activités sociales qui sont : soigner, produire, éduquer, former, gouverner, surveiller » (1996). Cette définition place au cœur de la dynamique institutionnelle les activités sociales, fondant ici la triangulation de l'analyse : sujet – autrui – activités.

De même, la notion d'organisation désigne le plus souvent un ensemble structuré de rôles, de rapports de pouvoir, de normes, établis pour répondre à des objectifs de production de biens ou de services. Elle recouvre dans cette conception, une série de contraintes et d'obligations avec lesquelles les membres de l'organisation composent pour s'y construire une place. Mais l'organisation est aussi mise en commun des ressources individuelles pour permettre la réalisation d'une action collective.

On retrouve ici encore cette conflictualité entre une structure établie qui prétend définir les places et les rôles, la distribution du travail et du pouvoir et des formes émergentes d'action collective à l'occasion desquelles d'autres règles, informelles celles-là, sont élaborées, d'autres systèmes de représentation et de signification émergent à l'occasion de l'action, de la mesure des discordances entre « l'appareil à penser » proposé par la structure et la réalité rencontrée dans l'action. L'énergie sociale, les forces de subversion sont sans doute à chercher du côté de la mise à double épreuve : celle du désir du sujet, celle de la réalité saisie par l'activité. Et l'expérience de la pratique place toujours les sujets en position critique par rapport aux pratiques discursives de l'institué ou de l'ensemble organisationnel, qu'elles fonctionnent à la prescription (l'ordre et l'interdit) ou à la promesse (l'idéal et le virtuel).

L'engagement dans un travail de régulation institutionnelle ou de régulation d'équipe part d'ailleurs toujours de la question de la pratique. La demande, même si elle se formule de manières très diverses (dysfonctionnements, souffrance, conflits, construction de projets) concerne toujours la pratique. Les « demandeurs ne viennent pas à titre individuel mais se présentent au nom d'un groupe lié par la pratique, l'équipe correspondant à la définition d'un groupe de pratique institué » (1987). Et c'est dans cette clinique des groupes de pratique que se rencontre le sujet social dans sa demande. « Le sujet social n'est pas l'analogue de l'individu, sans réalité organique, il ne doit son unité qu'aux exigences de l'action » (1987).

Comme ce sont les exigences de la pratique qui catalysent l'unité d'une demande d'intervention, de régulation, c'est bien un ensemble dynamique de rapports de transformation de la réalité qui fait société : « toute société, toute communauté d'hommes s'est toujours solidarisée, fût-ce conflictuellement, pour mener à bien cette transformation qui ne pouvait se faire sans coopération. Les conflits ont porté sur les modes de faire, de décider, de prévoir ; ils ont amené et amènent toujours des divisions, des concurrences et de la diversité dans les modes d'organisation » (1996).

La conflictualité du lien social, telle que toujours soulignée par J. Barus-Michel, place en son centre des sujets aux prises avec cette exigence de transformation de la réalité. Privilégiant la problématique du pouvoir, entendue comme celle du pouvoir des uns sur les autres, des relations de pouvoir et de domination-soumission, l'œuvre de Jacqueline ne s'attache pas à proprement parlé à une autre perspective qui nous semble renouveler, par le déplacement opéré, les différentes théorisations du pouvoir : celle du pouvoir sur l'acte qui s'attache au pouvoir du sujet dans et par l'acte. On pense ici bien sûr aux travaux de Gérard Mendel qui fait de « l'acte une aventure » (1998), la voie d'accès privilégiée à la liberté susceptible de nous dégager de la répétition : « car c'est dans l'acte et uniquement dans l'acte que l'être humain est amené à « prendre acte » de la dimension d'une réalité étrangère à son moi et qui résiste très déplaisamment à ses désirs, ses concepts, ses projets » (1998).

Reste que nous suivrons la voie indiquée par Jacqueline Barus-Michel quand elle souligne qu'il convient de « privilégier les unités sociales, unités circonscrites, espace du travail et de la coopération, c'est-à-dire de relations de réciprocité ordonnées par la praxis et par les représentations qu'ont les hommes des rapports qui sont nécessaires pour la réussite : production de biens et de services, construction d'une identité et obtention d'une reconnaissance qui permette de se situer dans sa ressemblance aux autres et dans sa singularité » (1996).

Les pratiques ne peuvent en effet être réduites aux activités productives, au registre de l'opérationnel et de la rationalité instrumentale. Elles sont à la fois production de soi et du monde, action entendue comme pratique sociale de construction et transformation d'un monde commun. Le projet renvoie à l'intention d'une transformation de la réalité, guidée par une représentation du sens de cette transformation, prenant plus ou moins en considération les conditions réelles et animant une activité. Loin du classique « plan d'action », « programme d'activités », le projet ne peut être incarcéré dans un système de significations préconstruites, une théorie de l'action : car élucidation et transformation du réel progressent dans la praxis dans un conditionnement réciproque. Comme le souligne C. Castoriadis (1975), « l'activité précède l'élucidation car pour la praxis, l'instance ultime n'est pas l'élucidation mais la transformation du donné » .

Dans cette perspective, le sujet n'est pas seulement engagé dans l'intersubjectivité, « branché » aux autres par l'imaginaire et le symbolique. Il l'est aussi par la médiation des rapports d'échanges et de transformation de la réalité, voie essentielle de confrontation au réel.

Comme le précise encore Castoriadis (1975), « l'objet même de la praxis, c'est le nouveau, ce qui ne se laisse pas réduire au simple décalque matérialisé d'un ordre rationnel préconstitué, en d'autres termes le réel même et non un artefact stable, limité et mort ».

Et c'est cet « objet » même qui sollicite à la fois un développement du sujet dans la praxis (son sujet est constamment transformé à partir de cette expérience où il est engagé et qu'il fait, mais qui le fait aussi) et un développement de l'organisation et de l'orientation de la société (Lhuilier, 2006). A contrario, l'ensemble des situations où l'activité comme praxis est empêchée, où la confrontation au réel est entravée, où les pratiques se réduisent à des gestes et conduites programmées, désaffectées, se déploient alors une emprise institutionnelle mortifère, un assèchement de la pensée, et plus radicalement de la vie psychique.

Ces situations éclairent, par le négatif, la centralité de la praxis dans la construction du lien social : réduit au statut d'« objet de traitement », plongé dans une réalité tronquée, mutilée de ce qui la rend dynamique (la conflictualité sociale et l'affrontement au réel) et devenue ainsi soporifique, le sujet s'étiole et le désir est anesthésié.

Loin d'un sujet à la fois institué et instituant, subissant la loi par nécessité de reconnaissance (être avec les autres) et suscitant la loi par nécessité de coopération (faire avec les autres), ces situations de non-travail forcé sont des espaces de « désolation » (Arendt, 2002). Dans les institutions totales, l'emprise institutionnelle est majeure. Et celle-ci se déploie dans l'empêchement de l'activité comme praxis, elle-même au fondement de la construction du sujet social. Deux ennemis essentiels de l'institution totale.

Les dégâts du désoeuvrement imposé

L'histoire du lien entre peine et travail éclaire les fondements du caractère afflictif du travail carcéral et sa persistance au regard de son contenu comme de ses conditions actuelles. A travers les âges, dans et hors les lieux d'enfermement, le travail est considéré comme « une nécessité économique et une obligation morale pour ceux qui n'ont rien, l'antidote à l'oisiveté, le correctif au vice du peuple. Il s'inscrit donc « naturellement » dans les schémas disciplinaires »(Castel, 1995). Pourtant, au-delà de cette association originelle entre travail carcéral et travail forcé, symbolisée par les galères, les bagnes et le système de l'entreprise générale, il nous faut aussi penser le désoeuvrement imposé comme punition.

Quand le travail devient non plus une obligation mais une faveur, la contrainte de l'inactivité intègre les dispositifs disciplinaires. La souffrance liée à l'activité empêchée est fondamentalement associée à cette « situation d'externalisation généralisée des pouvoirs sur soi » (Trouillard, 2007).L'impuissance à faire en prison est massive puisque l'ensemble des « faire » est sous le contrôle de l'institution et ses agents. La perte du pouvoir sur sa vie, sur l'organisation de sa quotidienneté comme de son milieu, alimente le repli sur soi et le redoublement de la passivité.

L'épreuve de l'enfermement tient à la fois à la contention du corps et à la désarticulation de la dialectique présent – passé (mémoire) – futur (attente). La maîtrise de la prison sur l'organisation spatio-temporelle de la vie des détenus lui assure une emprise sur le corps physique : saisi comme objet à conserver, c'est-à-dire à garder et à entretenir, le corps est nié en tant que médiateur du rapport vivant à soi et aux autres. Le corps est bien l'objet central des mécanismes punitifs. Qu'il s'agisse du corps supplicié, objet de la répression pénale avant le XIXe siècle, ou du corps incarcéré dont la souffrance doit être masquée, la punition vise toujours le corps (Veil, Lhuilier, 2000).

La privation de l'activité est bien un de ces suppléments punitifs, même s'il fait l'objet d'un déni au motif que le travail n'étant plus obligatoire, il y a là une conception plus humaniste de la peine. Pour autant, le passage du travail forcé au désoeuvrement imposé est-il allègement de la peine ?

La permanence de ces deux affirmations : « le travail en prison, c'est de l'exploitation ; mais c'est aussi indispensable pour l'équilibre de la personne » semble indiquer plus de complexité que celle contenue dans nombre de visions stéréotypées de la vie carcérale. S'il est pour nous hors de propos de chanter les louanges du travail obligatoire, il nous faut néanmoins reconnaître l'amputation du sujet réalisé par l'amputation de son pouvoir d'agir. Le vide social et la suspension de l'agir peut mener sur le chemin de la dépression, d'états d'abattement et de repli sur soi qui émergent en prison alors qu'ils étaient avant masqués par la bruyance des passages à l'acte. Repli régressif en quête de refuge. A contrario, le soin de soi, le souci de soi s'inscrivent dans une recherche de réappropriation de son corps enfermé et dépendant. L'attention portée au corps, manifeste en prison, témoigne de cette quête de restauration de son individualité et ses capacités d'autodétermination.

Sentir son corps vivre, c'est le mettre en mouvement, mais on conviendra sans doute aisément que le fait de s'obliger à sortir de sa cellule pour marcher, pour se rendre dans la cour de promenade ou la fréquentation, même assidue, des salles de sport n'ont pas la même portée que les activités de travail ou de formation. Ces dernières réintroduisent deux dimensions toujours fragilisées dans l'épreuve de l'enfermement : la temporalité et le lien aux autres. Dimensions essentielles du sens de l'être au monde. Le sens est en suspend quand l'axe temporel est brouillé, quand l'exclusion est éviction du temps comme lien social, quand l'horizon temporel est verrouillé. La temporalité comme « mode d'inscription des activités humaines dans la durée, l'appartenance au temps, le vécu et l'usage de celui-ci, la conception philosophique également que nous avons de cette appartenance, et plus généralement de la relation que les personnes et les sociétés entretiennent avec la durée et le flux du temps » (Chesnaux, 1996) est au cœur des enjeux du sens comme orientation et signification.

Le présent n'a de sens que par sa conscience du passé et de l'avenir. Et dans la mesure où l'histoire de chacun est enchevêtrée, articulée aux histoires des autres, l'effacement des autres par la relégation efface l'histoire à (se) raconter. Histoire à élaborer pour se comprendre soi-même et rendre intelligible l'histoire de sa vie jusqu'aux portes de la prison. Histoire à poursuivre au-dedans pour préserver les possibilités de se projeter au-dehors, demain.

La rupture dans le cours de la vie active, dans l'élaboration de projets ouvre sur l'effacement des balises chronologiques. Et le défaut de sollicitations peut conduire au désinvestissement. Quand ce dans quoi, sur quoi on était engagé disparaît, le retrait d'investissement tente d'économiser la souffrance de la perte. Le temps mort au désir est le produit d'une « mortification de la psyché qui a l'avantage de parer aux angoisses impensables, aux tortures de l'agonie » (Green, 1975).

Les personnes incarcérées font massivement l'expérience de la perte : perte des étayages qui soutiennent la conscience et la continuité de soi, et qui résonne comme une sorte d'amputation de soi. Perte du lien aux autres par défaut de place : les prisonniers ont chuté dans un trou, au risque de l'oubli, d'être abandonné de tous et d'éprouver l'angoisse de ne retrouver aucune autre place. Le fond dépressif de la perte d'appui se vit comme impuissance à rétablir l'intégrité d'un processus. Domine alors le sentiment d'être piégé, dans une impasse. L'incarcération est, comme toute relégation, privation d'une raison d'être sociale, d'une place qui donne accès au désir et aux regards des autres. En rupture d'appartenance, l'exclu est condamné à un sentiment d'insignifiance par défaut d'assignation : « s'assigner et être assigné à une place dans un groupe, c'est être pour soi et pour d'autres existant (sujet) dans le champ du désir » (Kaës, 1979).

Dans un monde qui valorise efficience et performance, responsabilité et initiative, « l'inactif » est l'envers de nos normes de socialisation : impuissant, improductif, insuffisant, incapable. Rebut du système social, expulsé derrière les murs de la prison, sorte de paria repoussé hors classement économique, le détenu fait figure de supplément indésirable, de parasite en somme. Le travail, a contrario, rattache aux autres. Il comprend toujours une référence à un destinataire, à des co-auteurs, à un prescripteur. Les tâches de chacun sont nécessairement en lien avec celles qui sont attribuées aux autres, constituant ainsi la traduction opératoire de la place attribuée dans un ensemble. La signification de ces tâches ne peut être déconnectée de celui-ci, comme le mot de la phrase.

Travailler donne accès à un espace social où trouver place en s'inscrivant dans un échange avec d'autres. Le principe social de l'échange, cycle du donner et du rendre, se décline sur la scène du travail autour de l'association contribution-rétribution. Celle-là ne se réduit pas au contenu du contrat de travail, ni dans le monde libre, ni en prison, d'autant que de contrat ici il n'est pas question. Cette association est en jeu dans la relation avec chacun des destinataires de l'activité. Celui qui travaille donne son savoir faire, son expérience, ses habilités... et reçoit en retour une rétribution matérielle et symbolique, à la mesure ou non de ses attentes.

Le travail a aussi une fonction psychologique tout aussi essentielle, en ce qu'il est l'opérateur symbolique indispensable à la construction du sujet social. Travailler, c'est s'engager dans une autre histoire que la sienne propre, pour s'acquitter de ses obligations sociales. C'est ce qui permet de ne pas se vivre comme un inutile au monde. L'inactivité forcée est bien synonyme d'une altération du rapport aux autres qui elle-même s'alimente et alimente une altération du rapport à soi (Ricœur, 1992). L'estime de soi est toujours fragilisée, derrière le masque entretenu pour sauver, garder la face.

L'inactivité qui dure est épuisante . S'empêcher de penser, inhiber ses réactions, anesthésier la souffrance...l'énergie en manque d'exutoire peut trouver une « issue » dans les décompensations psychosomatiques, qu'il s'agisse de l'éclosion de nouvelles pathologies ou de l'aggravation d'affections chroniques jusque-là compensées (Gonin, 1991). L'activité empêchée interdit encore l'inscription matérielle d'une efficacité opérationnelle. Elle suspend la confrontation aux épreuves de réalité par défaut de rencontre avec des situations, des problèmes, des questions à résoudre. L'artificialité de la vie dans les institutions totales telle que la prison tient aussi à la suspension des exigences de la « gestion de soi ». Ces exigences sont autant d'épreuves à vivre mais elles représentent en même temps des possibilités de découverte, d'initiative et d'invention. Il s'agit de se mesurer soi-même à des nécessités. Mais sans activité, sans travail, la personne incarcérée ne peut se prouver à elle-même, ni aux autres, qu'elle peut. Qu'elle peut assumer une tâche productive, ajuster ses pratiques à celles des autres, composer avec ce qui règle le travail au quotidien, résoudre des difficultés, rattraper des erreurs.... Sans mise à l'épreuve du réel, avec ce qu'il contient de limitations mais aussi de possibles, la personne risque de dériver entre une impuissance radicale ou une toute puissance illimitée. Dérives repérables à travers la fermeture à tout projet immédiat ou plus lointain ; ou à travers la fuite dans l'imaginaire, la projection par le rêve dans une vie extra-muros idéalisée.

Les troubles psychopathologiques en prison sont de plus en plus fréquents. Et les débats suscités autour de la question de leur étiologie n'est pas nouveau. Mais s'intéresser à ces troubles en détention impose de prendre en compte à la fois les conditions environnementales liées au contexte carcéral, la problématique de l'adaptation au milieu de vie et les ressources des personnes incarcérées, face à l'ensemble des dimensions constitutives de l'enfermement.

La psychopathologie rencontrée en prison peut être analysée en référence aux nosographies classiques car les troubles répertoriés ne sont pas à proprement parlé spécifiques ; ils sont aussi pour une part d'entre eux antérieurs à l'incarcération. Mais cette analyse fait l'impasse sur l'expérience de la détention, sur ce qu'elle sollicite et empêche. Au-delà donc d'une psychopathologie qui aborde un sujet en apesanteur, tout entier résumé dans son rapport à l'acte délictueux ou criminel interprété comme pathologie, il convient aussi de faire une place, dans l'analyse, à la psychopathologie de la détention. Et de prévenir les effets dévastateurs, présents et futurs, de l'empêchement de la praxis comme mobilisation de soi et du lien aux autres.

Bibliographie

Arendt, H. 2002. *Les origines du totalitarisme*, 1951, Paris, Gallimard.

Barus-Michel, J. 1987. *Le sujet social. Etude de psychologie sociale clinique*, Paris, Dunod.

Barus-Michel, J. *et al.* 1996. *Crises. Approche psychosociale clinique*, Paris, Desclée de Brouwer.

Castel, R. 1995. *Les métamorphoses de la question sociale*, Paris, Fayard.

Castoriadis, C. 1975. *L'institution imaginaire de la société*, Paris, Le Seuil.

Chesnaux, J. 1996. *Habiter le temps*, Paris, Bayard.

Green, A. 1975. « Le temps mort », *Nouvelle Revue de Psychanalyse*, 11, pp. 103-109.

Kaës, R. 1979. *Crises, rupture et dépassement*, Paris, Dunod.

Lhuilier, D. 2006. *Cliniques du travail*, Toulouse, Erès.

Mendel, G. 1998. *L'acte est une aventure*, Paris, La Découverte.

Ricœur, P. 1992. « La souffrance n'est pas la douleur », *Psychiatrie Française*, n° spécial.

Trouillard, M. 2007. « La santé « carcéralisée » : gestion de soi et chronicité pénitentiaire », *Nouvelle Revue de Psychosociologie*, 4, pp. 41-58.

Veil, C., Lhuilier, D. 2000. *La prison en changement*, Toulouse, Erès.

Internarrativité, intersubjectivité et transmission de l'expérience

Klimis Navridis
Professeur en Psychologie
à l'Université d'Athènes – Grèce

Si l'approche clinique apporte quelque chose d'inquiétant (pas seulement d'embarrassant pour la sociologie et pour la psychosociologie), c'est bien la problématique de la production et de la transmission du sens inspirée de la psychanalyse. C'est l'idée que ce qui est saisi comme sens dans le cadre clinique de la thérapie ou de la recherche, si cela aboutit finalement à quelque chose d'objectif, ce ne peut être que par la validation de l'intersubjectivité (Barus-Michel, 1987, 2004.)

Nous savons que l'expérience psychique ne peut pas se transmettre en tant que telle. Au niveau du réel, l'expérience est fondamentalement intransmissible. Pour qu'elle se transmette elle doit se symboliser, s'inscrire en une langue et se transformer sous l'égide des lois de l'inconscient. De même que pour l'expérience sociale, c'est-à-dire la souffrance sociale en tant qu'expérience psychique du sujet.

En effet, pour que l'expérience se transmette, elle doit être comprise en quelque sorte par autrui. Alors que par ailleurs, sa compréhension par autrui constitue un préalable pour sa compréhension par soi-même. Mais qu'est-ce que cela veut dire exactement cette compréhension ? Et qu'est-ce qui est compris par autrui ?

Si nous admettons que le fondement de cette compréhension s'effectue dans la toute première relation qui s'instaure entre le bébé et sa mère, nous devons également admettre que ce qui se passe alors a une importance très particulière, car le bébé se trouve encore en dehors de la langue. Il s'agit d'une période de communication préverbale et présymbolique, ou les expériences psychiques et corporelles sont transmises surtout à travers l'identification projective ou introjective, dans le cadre de laquelle la mère est appelée à jouer un rôle décisif. C'est elle en effet qui doit donner du sens aux manifestations émotionnelles et motrices de son enfant, définissant ainsi les prérogatives psychiques concernant l'entrée future de l'enfant dans l'ordre du symbolique.

Les patients souffrant de troubles psychiques graves et ayant des faiblesses en matière de symbolisation, qui, de ce fait, sont considérés comme non analysables dans le cadre classique de la cure psychanalytique, semblent être psychologiquement piégés dans l'état du bébé, ou l'essentiel ne peut être communiqué que par leurs symptômes, non verbalement et au travers d'identifications projectives, alors que leur incapacité prolongée à se comprendre eux-mêmes rend extrêmement difficile leur compréhension par autrui. Comme par ailleurs, inversement, la prolongation de leur incapacité à se faire comprendre dans l'intersubjectivité, prolonge leur propre incapacité à se comprendre eux-mêmes. Le résultat en est qu'ils souffrent et qu'ils provoquent souvent de la souffrance chez les autres.

Par conséquent, en ce qui concerne la communication, le lien intersubjectif dans son noyau, autoréférentiel par excellence, semble disposer et permettre quelque chose de plus par rapport à la langue, qui elle, par contre, est référentielle. Ce « quelque chose de plus » concerne la circulation des émotions et des représentations inconscientes d'objet à travers l'identification projective. Pour que ceci prenne du sens et pour qu'il soit verbalisé, il est au départ indispensable que l'appareil psychique de la mère y intervienne. Comme par la suite, dans le cadre d'une psychothérapie analytique éventuelle, c'est la capacité du thérapeute de contenir (Bion) l'expérience psychique de son patient qui est nécessaire. Autrement dit, sa capacité, tout en ayant analysé son contre-transfert, d'offrir à son patient un message soulageant, qui peut être une interprétation, sans que celle-ci soit toujours possible ou nécessaire.

Bion (1962) au début, mais également Winnicott (1965), en des termes différents, ce dernier et plus récemment Ogden (1994), ont souligné la très grande importance de la fonction contenante de l'autre, celle de la mère ou de l'analyste, en ce qui concerne la reconstruction ou la construction du sens. La valeur en d'autres termes de ce silence parlant et de la rêverie, pour que les expériences indicibles de la souffrance psychique et du trauma, à travers des chemins non-verbaux ou para verbaux, puissent rencontrer finalement une signification.

Max Pagès aussi, dans plusieurs de ses travaux cliniques et théoriques des vingt dernières années (Pagès, 1986, 1997) porta son intérêt sur la question de la communication présymbolique, dans une perspective qui est la sienne, qui se réfère à la psychanalyse de manière critique, dans un effort d'intégrer dialectiquement certains de ses concepts et théories dans une démarche complexe (Pagès, 1993) avec d'autres concepts et théories du social et du bio-corporel.

Mais de toute façon, même au niveau purement verbal, la transmission de l'expérience psychique n'est qu'inéluctablement analogique. Ce que nous écoutons de l'autre contient toujours quelque chose de notre vécu personnel. Il nous dit ce que nous pensons quand nous nous disons ce qu'il pense. En d'autres termes la parole de l'autre, pour qu'elle soit écoutée mais surtout pour qu'elle soit comprise, doit passer par l'inter-narrativité. C'est-à-dire, que la compréhension ne peut que passer par l'inter-référentialité de ces narrations parallèles, de la narration parlante de l'un et de celle réfléchie de l'autre. Il n'y a pas d'autre chemin.

Si nous passons de l'intersubjectivité duelle à l'intersubjectivité groupale, les choses se compliquent, mais dans le fond se ressemblent. Déjà Le Bon (1985) en premier et par la suite Freud (1912) – qui traita la question en des termes psychanalytiques – avaient remarqué ce noyau extra verbal et non médiatisé de la transmission psychique dans les groupes, qui par ailleurs constitue la base du fondement psychique de la groupalité.

René Kaës a introduit le concept de *chaîne associative groupale* (Kaës, 1985), pour désigner le champ inter-discursif dans lequel s'effectuent la transmission et le partage des émotions et de l'expérience psychique dans les groupes, si l'on ajoute la rêverie parallèle du thérapeute analyste et des participants.

Il existe des périodes dans un processus groupal, ou la communication verbale semble perdre son caractère personnel et le dialogue se déroule sur des thèmes d'un intérêt idéologique plus général. Dans de telles circonstances, l'échange interpersonnel utilise comme véhicule associatif des objets sociaux ou des opinions, à travers lesquels les membres du groupe semblent défendre leur appartenance à des groupes sociaux qui dépassent le présent groupal immédiat de l'expérience intersubjective. Les participants se passionnent alors et se battent, essayant de convaincre les uns les autres que c'est eux qui ont raison. L'idéologisation dans le groupe, comme Kaës l'a montré, correspond à une victoire du pluriel collectif, de ce Nous originaire, sur les sujets singuliers (Kaës, 1980.)

La désidéologisation reste alors la seule voie pour que les différences et l'altérité puissent réapparaître sur la scène de l'internarrativité groupale, ouvrant la circulation aux témoignages plus personnels, affectifs et émotionnels.

Quand dans les groupes de thérapie de groupe il y a des participants qui présentent, à cause de leur psychopathologie, des déficits au niveau de la symbolisation, c'est-à-dire des participants qui ne possèdent pas suffisamment ce que nous appelons une 'pensée psychologique', qui se trouvent dans l'incapacité de saisir la fonction métaphorique de la langue, et par extension d'écouter, d'élaborer et d'intégrer psychiquement une interprétation, nous utilisons des techniques dites d'étayage ou de médiation (Vacheret, 2002, Chouvier, 2002, Navridis, 2005.) Ces mêmes techniques peuvent être employées aussi dans des groupes de formation dans un but d'accélération et d'approfondissement du processus.

Les techniques de médiation, comme le photolangage, le dessin ou la peinture, le collage, le travail sur le génogramme, etc. constituent en quelque sorte des modes de codification alternatifs qui facilitent la communication inter-narrative ainsi que celle avec le soi le plus profond.

Certaines de ces techniques sont également utilisées dans le cadre de la recherche sociale clinique, en psychosociologie ou en sociologie clinique. Je me réfère en particulier aux travaux de V. de Gaulejac sur la transmission intergénérationnelle à travers des récits de vie et des génogrammes (Gaulejac, 1987, 1999.)

D'autre part, la transmission sociale et intergénérationnelle de l'expérience sociale, passe elle aussi par un processus de symbolisation et de transformation symbolique lui donnant un sens. De ce point de vue, comme Levi-Strauss nous l'a montré, la mythification est un processus inconscient de transformation et parfois même de déformation de la mémoire collective. Le mythe au niveau collectif est ce que le phantasme en est au niveau individuel.

Mais la transmission intergénérationnelle de l'expérience sociale, surtout quand il s'agit d'expériences extrêmement douloureuses et traumatiques, comme dans les cas des réfugiés ou de certains émigrés, ou de gens qui ont vécu une guerre civile ou non, ne se fait pas seulement par la voie narrative, c'est-à-dire à travers des codes discursifs. Elle peut se faire de façon souterraine en passant par d'autres chemins et en utilisant d'autres codes, autoréférentiels, comme p.ex. la musique ou la chanson.

J'ai un témoignage plus personnel à donner par rapport à ceci, car les aspects les plus pénibles de l'expérience de l'expatriation violente de mes parents de l'Asie Mineure en 1923-24[1], ceux de l'humiliation, de la honte et de la souffrance de la perte, n'ont pas pu arriver jusqu'à moi qu'au travers les chansons des repas familiaux de mes années d'enfance à Athènes. Beaucoup plus tard il y a eu les quelques narrations de la part de mes parents, par ci et par là, pour réussir petit à petit à faire finalement parler ces chansons énigmatiques, jusqu'alors en partie silencieuses.

Je citerai deux autres exemples. Le premier se réfère à une de mes expériences de recherche plus anciennes dans le monde rural qui a donné lieu entre autres à une publication basée sur un de mes entretiens sur le terrain (Navridis, 1993.)

Dans une période de transformation sociale violente qui a lieu dans un petit village de montagne en Grèce, une famille, qui jusqu'alors vivait difficilement d'un petit élevage de moutons, se trouve dans l'incapacité absolue de survie et se disperse. Le père meurt brusquement et parmi les cinq fils, deux s'en vont émigrer en Allemagne. Deux autres deviennent ouvriers d'usine et partent, l'un à Athènes et l'autre à Salonique. Reste au village le plus jeune qui

---

[1] Il s'agit d'un événement historique tragique qui a marqué l'histoire contemporaine de la Grèce : « La catastrophe de l'Asie Mineure » qui a suivi la défaite de l'Armée Grecque par Kemal Atatürk.

devient maçon. Tous les matins, il se déplace à la ville la plus proche pour tralvailler et le soir revient au village. Il se marie et fait trois enfants. Il leur donne des prénoms de ses frères. Son rêve est de construire une maison pour ses enfants, et petit à petit, avec beaucoup de difficultés, il réussit à le réaliser.

Quand je vais le rencontrer, il me reçoit dans la maison paternelle où il habite, mais pour l'entretien il me conduit dans la maison qu'il a bâtie pour les enfants. C'est une petite maison toute neuve, entièrement meublée et équipée, qui semble inhabitée tout en donnant l'impression d'être habitée. Durant notre conversation, un de ses fils, qui porte le nom de son frère aîné, est présent dans la pièce sans parler.

Au moment de l'entretien, j'écoutais avec grand intérêt et un léger sentiment d'admiration tout ce qu'il me racontait. Quelques jours plus tard, en lisant son récit de vie et en me remémorant la scène, j'ai brusquement ressenti une émotion très forte. Son histoire personnelle avait en effet touché inconsciemment quelque chose dans ma propre histoire. Ce qu'il m'avait dit prenait maintenant un sens tout à fait différent, car tout d'un coup, j'avais commencé à voir dans sa narration des choses que lui-même m'avait montrées sans paroles.

Le deuxième exemple est dramatique. Il est issu du domaine clinique et se réfère à une histoire que nous a transmise à un séminaire une psychiatre de Salonique. Il s'agit d'un cas d'intérêt ethno-psychiatrique de transmission intergénérationnelle inconsciente et morbide d'une expérience traumatique ayant un aboutissement tragique.

Yannis est un jeune étudiant de 23 ans. Il est hospitalisé avec un diagnostic de schizophrénie à tendance suicidaire et un délire résistant, dans lequel on l'écoute souvent parler comme s'il vit à l'époque de la guerre civile (1944-48) : « *Je les entends galoper. L'armée nationale nous a attaqués. Les nôtres vont se venger ! Les traîtres vont mourir ! Il l'a bien mérité ! Je dois partir les rejoindre à la montagne !*» Vu son âge, Yannis n'avait pas vécu à cette époque. Par contre, son père Nicos avait connu la guerre civile d'une manière extrêmement traumatique : Quand il avait 5 ans, il a vu les soldats entrer en plein nuit dans sa maison, prendre violemment son père à moitié nu parce qu'il dormait, et devant ses yeux et les yeux de sa mère qui, tenant

Nicos dans ses bras hurlait et les suppliait de le lâcher, le pendre dans le jardin de la maison l'accusant d'être procommuniste.

Nicos, qui avait toujours été très sévère et rejetant envers son fils Yannis, faisait pression sur lui pour qu'il fasse des études afin de pouvoir réaliser tout ce que lui-même n'avait pas pu faire dans sa vie. Il déniait entièrement la maladie de son fils, disant que Yanis faisait semblant d'être fou, parce qu'il était paresseux et ne voulait pas assumer ses obligations. Chaque fois que Yanis menaçait qu'il allait se suicider, la réaction du père était de le considérer incapable de le faire, le traitant de lâche. Un jour les infirmiers ont trouvé Yannis pendu dans sa chambre. Finalement, il l'avait réussi. Comme son grand père...

Dans tous les cas mentionnés ci-dessus, c'est comme si le trauma de l'expérience sociale, étant tellement profond et brutal, avait provoqué, tant au niveau social qu'aux niveaux personnel et groupal, un effet analogue de ce que Bion avait nommé '*attaque contre les liens*' (Bion, 1959.) Les liens qui sont indispensables pour qu'il y ait toute narration et toute transmission inter-narrative, de l'un vers l'autre. Dans ces cas la transmission est bloquée, ou elle réussi à se faire, mais à travers des déplacements, des répétitions douloureuses, des travestissements et des transformations, qui laissent néanmoins en suspens permanant la question du sens.

Bibliographie

Barus-Michel J., 1987, *Le sujet social*, Dunod, Paris.

Barus-Michel J., 2004, *Souffrance, sens et croyance. L'effet thérapeutique*, Ed. Erès, Paris.

Bion W., 1959, *Attacks on Linking*, in, *Melanie Klein Today*, Vol. 1: *Mainly Theory*, , London.

Bion W., 1961, *Experiences in Groups*, Tavistock Publications Ltd, London.

Bion W., 1962, *Learning from Experience*, Heinemann, London.

Chouvier B. et coll., 2002, *Les processus psychiques de la médiation*, Dunod, Paris.

Freud S., 1912, *Totem und Tabu*, tr. Fr., (1975), *Totem et Tabou*, Payot, Paris.

Gaulejac (de) V., 1987, *La névrose de classe*, Hommes et Groupes, Paris.

Gaulejac (de) V., 1999, *L'histoire en héritage. Roman familial et trajectoire sociale*, Desclée de Brouwer, Paris.

Kaës R., 1980, *L'idéologie. Etudes psychanalytiques*, Dunod, Paris.

Kaës R., 1985, *La chaine associative groupale*, in, René Kaës et coll., *La transmission Psychique Intergénérationnelle et Intragroupale. Aspects Pathologiques, Thérapeutiques et Créatifs*, Rapport présenté au Ministère des Affaires Sociales et de la Solidarité Nationale, 233-284, Lyon.

Le Bon G., 1895, *La psychologie des foules*, Ed. Alcan, (1981), Ed. P.U.F., Paris.

Navridis K., 1993, *Social Change, Family Histories, and Attitudes to Money in a Rural Community in Epirus*, in, Daniel Bertaux and Paul Thompson (Eds.), *Between Generations. Family Models, Myths and Memories*, Oxford University Press.

Navridis K., 2005, *Psychologie des groupes. Approche clinique psychodynamique*, Ed., Athènes.

Ogden T., 1994, *The analytic third : working with intersubjective clinical facts*, Int. J. of Psychoanal., 75: 3-19.

Pagès M., 1986, *Trace ou Sens. Le système émotionnel*, Hommes et Groupes, Paris.

Pagès M., 1993, *Psychothérapie et complexité*, Hommes et Perspectives, Paris.

Pagès M., 1997, *Toucher le fantasme. Transfert et travails émotionnels dans une démarche complexe en psychothérapie*, Revue *Lieux du corps*, No 5, mars.

Vacheret C. et al., 2002, *Pratiquer les médiations en groupes thérapeutiques*, Dunod, Paris.

Winnicott D., 1965, *The maturational Processes and the facilitating Environment*, Hogarth Press, London.

Zafiropoulos M., 2003, *Lacan et Lévi-Strauss ou le retour à Freud (1951-1957)*, P.U.F., Paris.

Originalité de la pensée de Jacqueline Barus-Michel : le Nous social

Max Pagès
Professeur émérite de Psychologie
Université Paris Diderot-Paris 7

J'ai fait la connaissance de Jacqueline Barus-Michel à Censier, au Laboratoire de Psychologie clinique, dirigé par Claude Revault d'Allonnes, une femme admirable de rigueur morale et de dévouement à ses collègues. Claude dirigeait le Laboratoire, je dirigeais le DEA. Le Laboratoire était en butte aux entreprises du Laboratoire de Psychanalyse, une formation plus récente, dirigée par Jean Laplanche et Pierre Fedida, qui voulaient régner sans partage. Notre groupe était à dominante féminine, non seulement par le nombre, mais par le grade et l'influence, ce qui alimentait l'attitude supérieure de l'autre groupe, à dominante masculine et de mentalité machiste. Mon arrivée au Laboratoire commençait à changer cette structure.

Lors d'une nouvelle tentative pour nous éliminer, Claude naturellement défendit nos intérêts. Jacqueline et moi nous portâmes à la rescousse vigoureusement auprès du Conseil d'Université, et nous gagnâmes la partie. Cette lutte côte à côte en toute confiance, Jacqueline et moi, une femme et un homme, nous procura un vif plaisir, et fut à l'origine d'une amitié, qui ne s'est jamais démentie.

Pour revenir sur la pensée de Jacqueline Barus-Michel, j'ai choisi de m'arrêter sur son dernier livre, « le politique entre les pulsions et la loi » , parce que je considère qu'il est en quelque sorte son chef d'œuvre, et parce qu'il concentre une bonne partie des thèmes qui jalonnent ses recherches[1]..

---

[1] J. Barus-Michel, *Le politique entre les pulsions et la loi*, Erès, 2007

Le politique entre les pulsions et la loi

J'ai éprouvé en lisant cet ouvrage un intérêt croissant, de l'admiration pour l'ampleur de la tâche entreprise. Il s'agit en fait d'une théorie générale de la psychologie sociale appliquée à l'objet politique. C'est une synthèse qui examine dans son ensemble la formation du lien politique, la différence entre sociétés animales et humaines, introduite justement par la naissance du politique, d'un lien autre qu'organique. Elle précise la place du Père, celle des autres, celle des femmes, le rôle de la Loi, l'importance de l'identité et les perturbations qu'entraîne sa fragilité, la violence, la guerre, ... Il faut lire ce livre pour se situer par rapport à lui. Je ne citerai que quelques points qui m'ont particulièrement frappé.

Le nous social

Dans la thèse de doctorat de J.B.M., qui portait le titre *le sujet social*, j'avais été surpris par l'application directe au social de la notion de sujet [1]. La notion de sujet pour moi se référait d'une part à la psychanalyse, de l'autre à la philosophie existentielle, à Rogers, à Buber, Heidegger,... Selon moi le sujet surgissait et découvrait son lien à l'autre face à la mort.

Dans ce dernier livre J.B.M. introduit la conception d'un *nous* social originaire. Le *sujet social*, dit-elle, « celui qui s'énonce à la première personne du pluriel, « nous », qu'il ne suffit pas de tenir pour la somme des individus qui s'y reconnaissent ,....C'est un sujet pluriel » (p.17) . Elle critique l'insuffisance de la théorie freudienne qui fait émerger le nous du meurtre du père : « ce n'est pas seulement à l'appropriation violente des femmes, c'est aussi à la dévoration réciproque que les frères ont renoncé dès lors qu'ils se sont associés. Et pour conquérir de la liberté » (p.122) .

Le nous répond à la nécessité de survie dans un univers tout-puissant. Il émerge d'une pratique, d'une praxis et se maintient au nom de la survie du groupe, du besoin mutuel qui pousse à rechercher

---

1 Barus-Michel, J., *Le sujet social*, Paris, Dunod, 1987

et conserver le congénère, le semblable auquel on est uni. Le nous naît et se développe dans une pratique sociale de conservation, qui est nécessairement collective. Ce nous est celui de l'homo faber, qui lutte avec des congénères pour maîtriser la nature et se défendre contre ses ennemis.

Jacqueline rejoint ici Edgar Morin, qui écrivait déjà en 1965 : « il faut à la fois remédier à l'insuffisance marxienne et renverser la suffisance marxiste. On recourra d'abord à Freud, complément explosif à Marx, car le couple Marx/Freud fait à la fois exploser marxisme dogmatique et psychanalyse dogmatique (d'où la quasi-impossibilité des synthèses au niveau marxisme-freudisme, bien qu'il y ait une extraordinaire complémentarité Marx-Freud) . Unir Freud à Marx c'est conjoindre au noyau de l'homo faber le noyau de la psyché.... Les deux noyaux constituent comme une bipolarité autour de laquelle s'ordonne le phénomène humain. Ils fondent deux infrastructures, l'une produisant l'outil, l'autre sécrétant le rêve..., ces deux infrastructures dépendent mutuellement l'une de l'autre, se trouvant souvent en communication étrange, mais on ne saurait les réduire l'une à l'autre [1] ».

Ce développement de la pensée de J.B.M. m'est apparu passionnant, beaucoup plus que ce que j'avais, sans doute à tort, compris dans sa thèse. Il montre une autre origine des investissements psychologiques des pratiques sociales, de l'économique, du politique, que ceux qui ont leur source dans les liens, les conflits familiaux, et leur projection sur le social. Ce n'est pas seulement un individu avec ses conflits psychiques qui se heurte à une pratique et à des institutions économiques. C'est un nous social opprimé ou inhibé.

Le nous social est une notion précieuse, un lieu de rencontre entre la psychologie, l'anthropologie et la sociologie. J'évoquerai rapidement quelques questions.

Le *Je*

Que deviennent le Ich-Du et le Mitsein, le Je-Tu et l'Etre-avec bubérien et heideggérien ? Ils conservent tout leur sens, car ce nous

---

1 Morin, E., *Introduction à une politique de l'homme*, p.23, Paris, Seuil,1965

social créateur de solidarités pratiques indispensables est aussi oppressif. Il exige la conformité, c'est le lieu du conformisme. Il soulage du fardeau et du risque d'être soi. Jacqueline est consciente de l'ambivalence, mais ne risque-t-elle pas de minimiser l'importance du Je ? Car c'est en lui en définitive que réside l'espoir d'un changement, la valeur d'un combat. La vision que Jacqueline donne de la société, toujours complexe et nuancée, n'est-elle pas en définitive pessimiste, celle d'une société où tout se balance et tout peut toujours se renverser ? Elle rejoint ici le pessimisme freudien. Il n'y a pas d'absolu.

La notion d'identité

Jacqueline consacre des développements importants aux fragilités identitaires, au niveau individuel, social, politique. Elle a raison de souligner leurs conséquences pathologiques et leurs liens avec la violence. Elle distingue deux formes, fermées et ouvertes, de l'identité . Pour ma part j'ai toujours éprouvé une certaine méfiance envers la notion d'identité. Ce n'est pas l'identité, même ouverte, qui ouvre la voie au changement, c'est la singularité créatrice, l'affrontement de la solitude et de la mort.

Le déchaînement pulsionnel et l'affaiblissement des régulations

Jacqueline évoque le déchaînement pulsionnel dans la violence politique, la lutte entre pulsion de vie et pulsion de mort . J'attache pour ma part une importance particulière dans les conflits politiques majeurs tels que les révolutions, à l'affaiblissement des *régulations* , qui justement limitent ou compensent le déchaînement pulsionnel, et aux *régressions*, au sens kleinien du terme, qui se produisent lorsque sautent les régulations. Nous avions déjà, J.B.M. et moi, engagé ce dialogue, dans l'ouvrage auquel nous avons collaboré sur la violence politique [1]. Cet aspect n'a pas été suffisamment présent dans les travaux sur les révolutions (sauf chez François Furet) , pour lesquels la

---

[1] Pagès, M., avec Barus- Michel, J., Dan Bar-On, Ben Slama, F., Rojzman, C., Schmoll, P., Sirota A., et Edgar Morin, *La violence politique, pour une clinique de la complexité*, Erès, 2003

violence est conçue comme nécessaire, inhérente au changement social, qu'on l'approuve ou qu'on la réprouve.

Psychologie sociale et psychosociologie

J.B.M. veut construire une psychologie sociale, une théorie générale des rapports entre le psychologique et le social, qu'elle veut distincte de la psychosociologie. La psychosociologie est une pratique. Comme la psychanalyse et la psychothérapie, elle suppose un rapport avec un client, dans son cas collectif, qu'elle se propose d'aider, pour réduire la souffrance au travail, augmenter la satisfaction, l'efficacité et le plaisir. Assurément elle s'appuie sur des hypothèses, un corpus théorique et technique, que viennent nourrir et modifier en retour les observations recueillies dans l'intervention.

L'une et l'autre disciplines relèvent du domaine scientifique. Quels sont les processus de validation dans l'un et l'autre cas ? Pour la psychologie sociale c'est l'observation, l'enquête, la recherche d'une cohérence entre les données. Pour la psychosociologie l'engagement dans un processus dynamique de changement peut, comme en psychanalyse et en psychothérapie, révéler des données cachées, inaccessibles à une simple observation ou même à une enquête. Ainsi j'ai constaté dans plusieurs interventions une parole collective révélant un sentiment de responsabilité pour l'institution dans son ensemble.

Quels sont les biais et les risques propres à l'une et l'autre démarches ? Pour la psychosociologie ce peut être un risque de naïveté, sous-estimant les obstacles au changement. Pour la psychologie sociale, les risques pourraient être de l'ordre du relativisme, du mépris de la preuve, ou un pessimisme commode, une bonne conscience à l'abri des luttes.

Ces questions, que je ne fais qu'effleurer, et bien d'autres encore, sont soulevées, d'une manière ou d'une autre dans ce livre passionnant, et dans les autres ouvrages de Jacqueline Barus-Michel, qui sont, chaque fois, une vive sollicitation à la pensée et au débat pour tous ceux qu'intéressent les liens entre le psychologique et le social.

L'exil choisi et la place du tiers dans la construction identitaire

Ivonita Trindade-Salavert, Psychanalyste
Participante au 4e groupe
(Organisation psychanalytique de langue française)

Freud disait que « *lorsqu'on parle on parle toujours de nous-même* ». Aujourd'hui en remerciant tous ceux qui ont permis ma participation à ce colloque en hommage à Jacqueline Barus-Michel, j'espère ne pas être enfermée dans de petites histoires qui me sont personnelles et pouvoir parler des expériences subjectives qui, me concernant, concernent également toute une catégorie : les exilés. Mais, je veux ici délimiter mon propos. Je ne retiendrai que la question de l'exil choisi, celui qui, distinct des raisons politiques économiques ou ethniques, exprime de façon particulière les paradoxes, les interdits et les souffrances identitaires. Cet exil est celui de personnes qui sentent la nécessité de rompre avec un milieu où ils ne se reconnaissent pas et ont le sentiment qu'ils trouveront leur vérité ailleurs.

Pour les exilés retisser des liens affectifs et sociaux est toujours un défi qui les plonge dans l'inconnu. Ainsi, en m'appuyant sur les trois formes de liens que Jacqueline Barus-Michel a conceptualisés, je vais essayer de démontrer la possibilité ou l'impossibilité de construire de nouvelles filiations. Filiations qui vont en général plus facilement se faire jour, avec l'aide d'un tiers. Enfin, je soulignerai la place du tiers constructif, que Jacqueline Barus-Michel sait si bien occuper.

Parler de l'exil est aussi, d'une certaine façon, parler de l'histoire de la psychanalyse. Freud l'exilé nous encourage encore aujourd'hui à aller plus loin dans la compréhension de son héritage. Ainsi, l' « étranger », l'« extérieur », le « mauvais », l'« ennemi », le « haï », ces idées traitées dans « *Pulsion et destin de pulsions* » (1915), nous semblent désormais revenir avec un peu plus de force et de sens dans notre société actuelle. Lia Tourn souligne que *« L'exil impose parfois, en effet, des remaniements subjectifs d'une importance et d'une profondeur telles que l'intégrité psychique du sujet peut se trouver en péril. »* [1] Dans tous les cas, y compris dans l'exil choisi, le plus volontaire, la demande de liberté et la recherche d'un « ailleurs », sont toujours remplies d'émotions contradictoires. Avec la douleur, la souffrance et l'illusion d'emporter avec eux leur « véritable patrie », dans le déni ou dans le regret, les exilés brisent d'une façon ou d'une autre, leur sentiment de continuité identitaire. Partagés entre un « ici» et un « là-bas » les exilés passent par différentes étapes : tout d'abord, l'euphorie de l'arrivée, l'idéalisation du pays d'accueil, puis vient le temps du recueillement, du silence, de l'agressivité ou de la dépression. Cependant, l'exil subi ou choisi, implique toujours une violence antérieure. Manque de place réelle ou symbolique ? Défaut de reconnaissance intériorisée ? Exclusion, expulsion réelle ou imaginaire ? Abandon réel ou fantasmé ? Enfin, tourment d'un « avant » qui éveille le sentiment de persécution, l'inconnu, l'insaisissable et jusqu'à l'irreprésentable présents en chacun. Selon Eugène Enriquez, *« l'étranger pose des questions par rapport à notre certitude »*. Et j'ajoute : le rôle de celui qui va choisir un exil dans le flou, c'est de poser des questions par rapport à la folie d'autrui. Un jour, l'une de mes patientes me disait : *« Je suis partie heureuse, dans une inconséquence épouvantable, du jour au lendemain. C'est comme si je voulais tout abandonner, tout donner, tout perdre. Je ne voulais rien avoir, n'être rien, ne ressembler à rien »*. Je dirais qu'elle voulait se débarrasser de son histoire. La deuxième génération des exilés n'est pas indemne de ce trouble, même si elle a réussi son intégration sociale. Le mot « perte » et le statut « d'objet perdu » ou bien encore les traces de l'exclusion et de la mort, peuvent traverser des générations où les rapports imaginaires avec l'étrangeté et l'hostilité réactualisent des ruptures anciennes, archaïques, jamais véritablement bien élaborées dans « *Les préhistoires de famille* » (A. de Mijolla, 2004).

Mon propos : j'ai décidé d'analyser l'exil choisi en tant qu'expérience individuelle et collective. Lorsque certaines illusions,

---

[1] Tourn, Lya, (2003) : *Chemin d'exil*, Ed. Campagne première question, Paris, p 19

qui garantissent l'appartenance à des « unités sociales » (J. Barus-Michel, 1987) dans le pays d'origine, font faillite et que la désillusion fait écho aux fragilités identitaires de la famille, « unité sociale » fondatrice, le sujet se tourne vers un ailleurs au risque de l'errance, d'un départ incertain. Cette échappée à un destin trop assigné est, me semble-t-il, de plus en plus fréquent, c'est le symptôme de collectifs et d'individus qui perdent leur cohésion et essaient d'en retrouver une. Ainsi on vérifie que, si d'un côté des « unités sociales » emprisonnent les individus dans leurs « cages » de gestion et de contrôle, de l'autre côté, les structures et références des familles se diluent et leurs membres ne se côtoient plus que comme de simples relations mondaines. Désormais déracinés, les exilés sont en attente de liens affectifs solides, de reconnaissance, de place, de possibilités d'expression, d'écoute, mais, en même temps, ils ne sont psychiquement pas disponibles pour les conquérir. Piégés donc, par un « *imaginaire leurrant* » (Enriquez, 1971-72), tout se passe comme si le processus d'identification secondaire restait provisoirement interrompu. La lecture du dernier ouvrage paru de Jacqueline Barus-Michel : *Le politique entre les pulsions et la loi*, m'a donné la possibilité de revenir sur mes propres réflexions à propos de la construction identitaire d'une certaine catégorie d'exilés, et sur la façon dont ils élaborent leurs liens. Sa conceptualisation des formes de liens : nécessité, sentiment et contrainte, m'a paru éclairante et me permet d'aller plus loin en ce qui concerne les paradoxes, les interdits et les souffrances identitaires des exilés.

Lien de nécessité

En ce qui concerne le *lien de nécessité* : *« la situation (de l'humain) est comparable à celle du nouveau-né partagé entre impuissance et toute puissance : il est à la fois la proie d'une réalité pour laquelle il n'est rien, qui se révèle sous l'espèce des obstacles qu'elle met à la satisfaction de ses besoins ; à la fois son inventivité, ses capacités imaginaires lui ouvrent des possibles qu'il peut rêver sans limites »*[1]. Mais, dans la souffrance du déracinement et piégé par

[1] Barus-Michel, Jacqueline, (2007) : *Le politique entre les pulsions et la loi*, Ed. Érès, Paris, p.89.

des sentiments nostalgiques, l'exilé va avoir tendance à survaloriser le poids « de cette réalité pour laquelle il n'est rien non plus ». La confrontation à des systèmes de représentations sociales et institutionnelles qu'il découvre, va donc affaiblir ses possibilités d'entrer dans une division des tâches et de partage des bénéfices avec autrui : « *La confluence de la violence, des deuils, du dépaysement et du manque d'appui dans un groupe qui puisse permettre une médiation dans la situation personnelle, amène souvent à une profonde désinsertion sociale, à une tendance à la répétition de l'échec et au maintien d'une attitude de plainte mélancolique et agressive envers le milieu d'accueil, qui est vécu comme hostile et comme déplacement de la persécution passée* »[1].

Ainsi, comme dans l'exil, le déchirement du temps et de l'espace vécu pose au « sujet social » des difficultés supplémentaires ; le mélange du dehors et du dedans peut fixer « dans une dimension imaginaire », où il lui sera difficile d'être entendu, ou compris par autrui. Cependant, c'est « l'investissement » de la redécouverte du sens des traces de l'archaïque qui va permettre de renouer avec cette filiation première, brisée, fracturée, où la chaîne narcissique trans-générationnelle s'était interrompue. « *La filiation implique le rapport d'au moins trois générations successives reconnues comme telles, et la référence commune à un mythe originant ; A cette double condition, chacun peut se situer dans un ensemble de sujets et se reconnaître comme ayant été engendré et comme capable d'engendrer* »[2] . C'est donc, chez l'exilé, la création des nouveaux repères, la réédition d'un mythe qui l'engendre et qui reformule ses fictions filiatives, qui vont lui fournir des conditions symboliques pour interagir, pour appartenir à un groupe, pour s'intégrer et aller vers la reconstruction d'un nouveau processus de reconnaissance mutuelle. Par rapport à la famille-groupe, Kaës, faisant référence à R. Langue a souligné : « *dans le groupe familial, le fantasme qui soutient ces représentations, est celui, endogamique ou parthénogénique, en tous cas narcissique, d'une famille protiste pleine, dont on ne peut se détacher pour venir au monde et à l'Autre, sans mettre en péril contenus et contenants*

---

[1] Tourn, Lya, (2003), *ibidem* p.22

[2] Kaës,René(2000) : *Filiation et Afiliations*, in Le Divan familial, N° 5 – p.4

emboîtés »[1]. L'exilé qui est attiré par l'inconnu, exprime le « réel » (Lacan), qui met en péril le contenu et le contenant emboîtés, dans la catastrophe narcissique de la séparation de l'objet perdu (la famille comme objet) . Il risque d'y avoir le développement de la haine entre les générations, motif de désordres internes et externes au sujet. Ainsi la loi de la culture et du milieu social va être vécue comme menaçante et insupportable, aspect qui sera approfondi plus loin.

Le lien de sentiment

Ce sont les affects que suscite le semblable, aussi forts qu'ambivalents. Comme le souligne J. Barus-Michel, « l'amour et la fusion côtoient la haine destructrice, ces motions sociales induisent un éternel mouvement de liaison et de déliaison ». Les exilés reçoivent préférentiellement les pulsions de haine, ils ne sont pas au départ les bénéficiaires d'une solidarité de groupe. De ce fait, la perte du sentiment du familier chez l'exilé, ainsi que la remise en question de ses références identitaires, nourriront un sentiment de violence diffuse, innommée, contre lequel il sera amené à rechercher avec d'autant plus de force des recours solides. S'il est guidé par une pulsion de vie générant de la sublimation, il est paradoxalement, plus armé que d'autres, pour vivre l'ambivalence et pour bien saisir les clivages pathologiques du lien. Et c'est dans le lien de sentiment qu'il va trouver l'issue à ses troubles identitaires et s'intégrer. Mais ici il est possible de s'interroger sur la pulsion de vie sublimatoire. Quelle serait la spécificité présentée par les exilés ? Quelle cause interne pourrait les mettre dans cette voie ? Quelle véritable différence pourrait-on faire entre un processus de filiation et affiliation chez les exilés, et pourquoi ?

Alors, on entre ici dans le domaine de la reprise du sens. A. Green souligne que des idées de B. Juillerat, sur les mythes et les rites, soulèvent la hiérarchie du sens. C'est cette hiérarchie du sens que je voudrais mettre en évidence dans mon propos. La motivation face à l'inconnu ou à un départ dans l'incertain, ce n'est jamais une démarche linéaire ni un résultat unique entre cause et effet. La hiérarchie du sens va être liée, d'une certaine façon, à deux processus

---

[1] Kaës, R. (2000) *ibidem*, p. 3

différents : « *celui de la production mythique qui, partie de l'inconscient, transite par le savoir secret, pour aboutir au récit public, ou celui de l'interprétation mythologique, laquelle chemine inversement : partie du récit public elle fait étape au savoir secret pour aboutir à l'inconscient. L'inconscient est ici situé sur le plan de signifié, tout comme le secret l'est sur celui de la représentation et enfin le récit sur son niveau propre : la narration* »[1].

Ainsi Green signale que, avec la référence du savoir secret, l'auteur ouvre l'anthropologie à la dimension transitionnelle. « *Le secret est ce qui est caché mais conscient, méconnaissant cependant à travers son symbolisme l'inconscient dont il est le signifié* »[2].

C'est donc cette dimension transitionnelle du secret qui modifie les organisations signifiantes et qui, dans un processus de rupture avec cette organisation, peut mettre en évidence les expressions de l'inconscient, ça veut dire, du signifié.

En fait, je voudrais simplement signaler que le processus sublimatoire n'est pas toujours évident et que, même si les affiliations des exilés peuvent se construire (insertion sociale, partage avec autrui, etc.), la filiation au niveau symbolique et la construction des frontières entre leur territoire interne-externe, se font peu à peu, doucement, dans le temps, avec toutes les ambiguïtés des allers-retours face à la reconstruction d'une reconnaissance mutuelle avec autrui. En d'autres termes, on peut dire que, pour l'exilé, l'accès aux voies de la sublimation est possible quand il peut prendre une distance suffisante par rapport aux représentations sociales qui stigmatisent sa démarche. S'il ne maintient pas ouvert cet accès à lui-même, il ne pourra garder le contact avec les manifestations du signifié à l'origine de ses ruptures et de son départ. Seul, un retour introspectif peut lui ouvrir les voies de la sublimation. C'est par elles, qu'il peut s'identifier avec un nouveau milieu, activer une fonction de symbolisation et reconstruire de l'appartenance avec pertinence. En outre, on peut appartenir (être affilié) sans pertinence, c'est-à-dire, être en marge du processus identificatoire avec autrui, avec le milieu, dans une absence d'engagement dans le temps, dans l'histoire et dans l'avenir.

1 Juillerat, B, pp 16-17

2 *Ibidem* p. 17

Autrement dit, être dans une *présence – absence*, guidée par un mouvement individualiste. La pertinence, étant le fruit des identifications multiples et solides, est la manifestation du processus de sublimation qui, appuyée sur des mythes et sur un père symbolique, devient la racine première de la structuration de la filiation.

Le lien de contrainte

Jacqueline Barus-Michel, en faisant référence à La Boétie ainsi qu'à la théorie freudienne, dit bien dans quelle mesure le lien de contrainte peut être assimilable au lien de sentiment : *« la contrainte peut être souhaitée, la servitude volontaire et le chef, objet d'amour »*[1]. On peut ici comprendre la force et l'importance de la loi, des règles, donc de la dimension du pouvoir, qui émanent du père, comme support du processus identificatoire, fondement du lien social. Chez les exilés, le lien de contrainte est vécu au départ d'une façon menaçante. Ce seront les figures de médiation transitionnelle qui auront le pouvoir d'assurer l'amour et la solidarité et qui permettront à l'exilé de poser un regard différent sur le monde qui l'entoure et de développer un désir de filiation. Autrement formulé, ce seront des figures de médiation qui auront le pouvoir, en tant que modèles identificatoires, de faciliter les appartenances sociales et institutionnelles des exilés (les affiliations) et qui, à travers la voie symbolique, déclencheront leur désir d'exister dans une chaîne qui les dépasse et qui les fait « re-naître ». Ainsi, le sujet social va appartenir à .... avec pertinence, parce qu'il devient le fils d'un temps, d'un milieu, d'une histoire et d'une culture, par adoption. Pertinence encore, qui peut assurer un héritage de principes, de valeurs, d'idéaux et d'un système de pensée d'une façon ouverte et en constante évolution. Si nous nous rapportons aux idées de Wladimir Granoff, nous pourrions considérer l'idée selon laquelle : *« une héritage pour ceux qui gardent le patrimoine, va être exploité dans une politique de locataire, ou de propriétaire »*. Si l'héritier assume la position de locataire d'un patrimoine symbolique, il va être toujours « vivant ». Mais, au contraire, si les appartenances à un pays, à une communauté, à une institution..., ne se font pas selon ces pertinences, l'héritage du

[1] Barus-Michel, Jacqueline, *ibidem*, p.100

patrimoine de pensée renvoie à la condition de propriétaire, où la fermeture et la peur vers l'autrui, vont caractériser l'impossibilité du mouvement de transformation qui assure une véritable filiation dans le temps. C'est donc, face à l'impossibilité de filiation, générée par l'absence d'un médiateur, ou d'un tiers conciliateur, qu'un « réel » pénible et une réalité étrangère peuvent se combiner. Dans ce cas, le sentiment de persécution fantasmé peut devenir chronique et celui d'une haine sans fin, où les lois et les règles seront toujours objet de contrainte et de souffrance. Dans la clinique des exilés, on observe un rapport à la loi d'une rigidité morbide, signe parfois d'une défense contre un monde interne en désordre avec l'extérieur. Enfin, quand les exilés se sont piégés dans cette impossibilité de filiation, ils peuvent encore suivre un chemin qui va de la névrose grave à la psychose, donc de la négation de la loi exprimée par la délinquance, par des troubles de comportement, ou par la *forclusion* (mécanisme propre de la psychose selon Lacan), registre ultime de la mort en vie.

En conséquence, ce tableau des nuances variées de la souffrance de cette catégorie d'exilés, non seulement, interpelle notre compétence professionnelle mais surtout notre regard sur un quotidien qui nous habite et qui nous encercle autrement.

En conclusion,

« Naître, c'est voyager, puisque c'est inscrit dans une filiation. Mais vivre, c'est également voyager à travers des filiations multiples : filiation familiale, culturelle... »[1]. Le voyage entrepris par les exilés peut devenir traumatisant ou florissant selon qu'ils seront en liaison ou en dépendance avec un tiers. Un tiers qui aura la fonction, du « Nom du père » selon Lacan ou d'espace potentiel selon Winnicott ; un tiers qui ne doit jamais être tyrannique ni pervers, mutilant ou encombrant les chemins de ces nouvelles filiations ; mais un tiers qui va jouer son rôle conciliateur auprès de l'exilé dans sa première étape d'arrivée, dans les périodes de crise ; enfin un tiers présent dans la période **aussi** de fin de crise, avec la sensibilité de qui peut véritablement entendre la souffrance de l'autre. Jacqueline Barus-Michel souligne *« qu'il y ait*

---

[1] Huber, Gérard, (1995) : « *L'approche métapsychologique de la filiation* », in : Vérité scientifique, vérité psychique et droit de la filiation, Dir. Lucette Khaïat, Ed . Érès, Paris

un tiers qui concilie et un tiers qui sépare, sans doute autant nécessaire l'un que l'autre, montre que la différence est aussi indispensable, en termes de singularité, de complémentarité et de diversité, que porteuse de division et menace de destruction. » Par contre, il doit être aussi « celui qui n'est pas un maître des mots, il ne parle qu'autant qu'il sait écouter »[1].

Avec ces derniers propos, je m'arrête pour remercier Jacqueline Barus-Michel à double titre : d'abord pour avoir si bien mis en lumière la nature de ces liens, outils qui, à mon avis, nous aide à mieux comprendre les difficultés qu'éprouvent les exilés volontaires dans leur processus de filiation et ensuite la remercier en mon nom et au nom de tous ceux qui ont eu son appui en tant que tiers conciliateur dans un moment de crise.

Un grand merci à Jacqueline !

---

[1] Barus-Michel Jacqueline, *ibidem* 54,55

CHAPITRE 4

Sens et subjectivité
La question de la souffrance

Sens et non sens de la souffrance

Vincent Hanssens
Professeur émérite à l'Université
Catholique de Louvain – Belgique

L'intitulé de notre table ronde nous invite à situer la souffrance dans les registres du sens et de la subjectivité.

Il s'inscrit dans la ligne de ce dont Jacqueline a traité dans l'un de ses ouvrages sur : « Souffrance, sens et croyance ».

Jacqueline fait l'hypothèse que la souffrance, angoisse de n'avoir ni maîtrise ni prise sur la réalité, correspond à une perte du sens de l'existence.

Evoquant les différents statuts que peut avoir le sens :

— Vérité définitive et transcendante à laquelle il convient de se conformer.

— Explication des causes et déduction des lois, démarche rationnelle et scientifique.

— Perpétuelle tentative d'ajustement des intentions, des moyens et des fins de façon à élaborer une histoire significative pour soi et avec les autres.

Elle montre qu'à chacun de ces statuts correspondent des pratiques à l'égard de la souffrance.

Celles qui relèvent :

— de la croyance

— de la médecine scientifique

— du travail sur soi.

Sévère à l'égard de la croyance, rejetant le premier statut, elle ne nie guère les limites de la médecine scientifique tout en soulignant, bien sûr, son utilité et se déclare nettement plus ouverte et favorable aux pratiques qui correspondent au troisième statut : le travail sur soi.

Ce qui me suggère la réflexion suivante : ce faisant, Jacqueline n'incite-t-elle pas à renverser quelque peu la question habituelle que l'on se pose quant au rapport entre la souffrance et le sens, celle de se demander si cette souffrance à un sens, et cela, d'autant plus spontanément que l'on y est plongé.

Cela pour s'interroger sur le fait de savoir si la souffrance n'apporte pas plutôt du sens.

Accéder à une telle interrogation ne me paraît possible, effectivement, que s'il y a travail sur soi.

Ce travail, de quelle nature est-il ? Clinique, répondra-t-on. Sans doute.

La réponse s'arrête-t-elle là ?

Certes, il s'agit d'un travail centré essentiellement sur l'expérience que vit le sujet qui souffre ou a souffert, ce dont parleront les intervenants à cette table ronde en situant cette expérience dans différents contextes.

La question est : comment le sujet vit-il, a-t-il vécu, sa souffrance ?

- Comme un animal qui la subit et s'y noie ?
- Comme un révolté qui la maudit et s'y englue dans un combat sans fin contre elle ?
- Comme un automate qui l'éprouve dans un rapport à elle instrumentalisé par la médecine ?
- Comme un être marqué par une dynamique de « trans », qui dépasse, qui sort de l'immédiateté de la situation, qui comprend que la souffrance est par elle-même mouvement qui trans-forme ?

Sa parole est première, plus que celle de l'analyste, du médecin, du guide religieux ; elle est la traductrice privilégiée du sens qui se construit en lui.

Je songe à l'allégorie, racontée par le psychanalyste Charles Baudouin, de la rencontre entre Christophe, le passeur de gué, et la belle nomade, deux figures archétypiques.

Entraînant Christophe hors de son gué, elle le mène à la ville voisine et, du haut d'une colline, ils regardent l'animation dans l'agora centrale. Que de gens affairés lui fait-elle remarquer, qui savent où ils veulent aller, foncent dans la direction choisie, se heurtent aux extrémités de l'agora, font demi-tour, et repartent en sens inverse poursuivant sans cesse le même mouvement. Ce que font, lui dit-elle, ceux qui ont arrêté le sens de leur démarche avant même de l'entreprendre. Tant de pas perdus ! Ils vivent leur vie comme si elle était une immense salle de pas perdus.

Par contre, regarde : d'autres semblent flâner, perdre leur pas, errer, et puis, vois comment leur mouvement s'accélère, leurs pas s'harmonisent, prennent forme, deviennent des pas de danse et ce qui n'avait pas de sens, prend un sens. Le sens n'est jamais d'arriver quelque part.

Je songe aussi au témoignage tellement intense de Christiane Singer qui, dans le dernier ouvrage qu'elle a écrit « Derniers fragments d'un long voyage », raconte au jour le jour, au cours des six mois qui précédèrent sa mort, le chemin qu'elle parcourt en toute lucidité. Elle écrivait ceci dans un autre ouvrage («Ou cours-tu ? ») :

« Dans tous les lieux habités par la souffrance se trouvent aussi les gués, les seuils de passage, les intenses nœuds de mystère. Ces zones tant redoutées recèlent pourtant le secret de notre être au monde, ou, comme l'exprime la pensée mythologique : là où se tiennent tapis les dragons sont dissimulés les trésors »

Seul un travail sur soi dans le vécu de la souffrance, permet d'arriver à vivre la souffrance comme une trans-formation possible

Ceci amène à réfléchir au rapport entre la souffrance et la spiritualité, au risque de mettre en éveil, peut-être, l'attention guerroyante de Jacqueline.

Que je te rassure Jacqueline, je ne parle pas ici d'une spiritualité qui serait le produit garanti d'une confession religieuse, mais de celle qui est une dimension de ce chemin de vie que nous parcourons tous et sur lequel nous rencontrons la souffrance.

La souffrance peut nous immobiliser sur ce chemin; elle peut aussi réorienter notre direction, nous faire prendre un autre sens, et je joue là, à dessein, sur les deux significations possibles de ce terme

« sens » en français, l'un, la direction que l'on prend, construisant l'autre, la signification que prend cette direction.

Participent à cette table ronde et interviendront dans l'ordre que je cite :

1. Vincent de Gaulejac.

Il pose la question de la subjectivité en se référant notamment à la définition de la souffrance énoncée par Ricœur : impuissance à exprimer, à agi, empêchement.

Il pose une question que Ricœur n'avait pas retenue, à savoir : comment identifier ce qui est de l'ordre de l'empêchement objectif et ce qui relève de l'empêchement subjectif.

2. Tania Maria José Aiello-Vaisberg.

Elle s'interroge, partir d'une intervention psychosociologique auprès d'une équipe de psychologues, sur l'imaginaire collectif de ceux-ci à l'égard de femmes victimes de violences domestiques.

3. Nicole Aubert.

Elle s'intéresse à la souffrance au travail dans le contexte actuel d'extrême pression et urgence et retient, notamment, la question des suicides sur les lieux de travail en lien avec la question du sens.

4. Teresa Carreteiro.

5. Jean-Philippe Bouilloud.

Ayant modifié leur projet initial, ils vous préciseront l'angle sous lequel ils traiteront le thème de notre table.

Perte de sens, perte de soi : Souffrance extrême et suicides au travail

Nicole Aubert
Professeure à l'Ecole Supérieure de Commerce de Paris (ESCP-Europe)

L'inexorable montée d'un mal-être

La souffrance que nous évoquons dans cet article, en hommage au beau livre de Jacqueline Barus-Michel, *Souffrance, sens et croyance*[1], est celle qui, n'ayant cessé de croître depuis une vingtaine d'années dans l'univers du travail, éclata au grand jour durant l'année 2007. Cette année-là, en effet, une série de suicides commis par des salariés sur leur lieu de travail défraya la chronique et frappa l'opinion en révélant une souffrance jusque-là fort mal connue et qui s'exprimait soudain avec une intensité extrême.

En fait, le phénomène avait commencé à apparaître les années précédentes mais ce n'est qu'à partir de 2006, et plus encore de 2007, que la récurrence des suicides survenus dans diverses entreprises incita la presse et les médias[2] à s'en faire largement l'écho. Ont ainsi été révélés, entre 2006 et 2008, le suicide d'un ingénieur informatique chez IBM, trois suicides spectaculaires au technocentre de Renault, à Guyancourt (et un quatrième en mars 2008), six à EDF, dont quatre à la centrale nucléaire de Chinon, six autres encore chez PSA en 2007 (dont trois durant le seul mois de mai 2007), un chez l'équipementier automobile Valeo et un autre chez Bosch. Les femmes étaient concernées, tout comme les hommes, bien que moins nombreuses : trois femmes cadres s'étaient ainsi suicidées sur ou à proximité de leur lieu de travail : l'une dans un laboratoire pharmaceutique à Neuilly en 2006, l'autre chez Sodexho en février 2007, la dernière -une ingénieur d'Areva- en 2007 également. L'année 2008 continua sur le même rythme : sept suicides chez France Telecom entre février et juillet

---

[1] Jacqueline Barus-Michel, *Souffrance, sens et croyance*, Eres, 2004.

[2] Plusieurs émissions de télévision ont été consacrées à ce sujet

2008 (13 au total entre janvier 2007 et juillet 2008), deux suicides de cadres chez HSBC au début 2008, un suicide chez BNP Paribas, un autre à la Poste ... La liste n'est pas exhaustive et serait longue si l'on ajoutait à ces suicides commis sur le lieu de travail ou en lien direct et avéré avec une situation de travail, tous ceux –moins connus et moins directement médiatisés– qui ont pu se dérouler au domicile des salariés.

Ces suicides ont touché des personnes de statuts et de métiers très divers : techniciens, ingénieurs, cadres, opérateurs ou ouvriers.... Ils se sont presque tous produits sur le lieu de travail et de façon souvent spectaculaire (pendaisons, défenestrations, noyades...), certains prenant la forme d'un brutal passage à l'acte –apparemment non préparé, non pensé, non même « mentalisé »–, et beaucoup comportant, de la part des salariés ayant mis fin à leurs jours, une mise en cause explicite des conditions de travail auxquelles ils avaient été soumis dans leur entreprise.

Pour comprendre le caractère symptomatique d'une telle épidémie, il faut d'abord rappeler que, jusqu'à une époque récente, de tels suicides sur le lieu de travail n'existaient pratiquement pas. Cela ne signifie pas qu'ils n'y ait pas eu de suicides liés au travail –il y en avait certainement– mais ils ne se produisaient pratiquement jamais sur le lieu de travail (excepté dans le monde agricole lors de la grave crise entraînée par l'exode rural) et n'avaient pas le caractère spectaculaire qu'ils ont acquis ces toutes dernières années. Si l'on cherche à présent à savoir de quoi ces suicides en série sont le symptôme, il paraît certain qu'ils sont en lien direct avec une forte aggravation de la pression au travail, conjuguée à des impératifs de délais de plus en plus courts et un climat d'urgence généralisé.

Ce fut le cas au technocentre de l'entreprise Renault, où les suicides survenus en 2007 s'inscrivaient dans un contexte d'extrême pression à la performance, lui-même en lien avec d'énormes enjeux concurrentiels au niveau mondial. Aux prises avec ces enjeux, l'entreprise s'était engagée dans un programme sans précédent de renouvellement de ses véhicules : vingt-six nouveaux modèles en trois ans, soit une moyenne de huit nouveaux modèles par an, au lieu de trois auparavant. D'où une augmentation considérable de l'activité des salariés de l'ingénierie, mettant en danger leur vie familiale par « des journées interminables, des déplacements empiétant sur les week-ends, sans parler des courriers électroniques traités le soir au domicile »[1]. Dans le même temps, le développement des nouveaux projets devait être réalisé « dans des délais de plus en plus courts », d'où la « multiplication des suivis d'activités avec le sentiment permanent d'être surcontrôlé et de travailler constamment dans l'urgence » [2]. Le tout s'inscrivant dans un climat d'intense pression exercée par la direction générale de Renault, qui n'était pas sans retombées sur le management intermédiaire. Les syndicats, quant à eux, mentionnaient les multiples manifestations de cette extrême surcharge de travail : crises de larmes suite aux entretiens annuels, troubles du sommeil, dépressions, prise de calmants, etc… »[3]..

On retrouve peu ou prou le même contexte de forte pression, de dégradation des conditions de travail et de restructurations impliquant des suppressions de postes dans les diverses entreprises et les secteurs d'activité où se sont produits ces suicides. Ainsi à France Telecom, mais aussi à PSA, dans l'usine de Mulhouse où ont eu lieu la plupart des suicides et dans laquelle les salariés mentionnaient des cadences de plus en plus dures, des diminutions de postes et de nouvelles méthodes de management « à la japonaise », impliquant surveillance du voisin, pressions quotidiennes et gains de productivité à tout prix. D'une manière générale, dans les entreprises où ont eu lieu ces suicides, la surcharge de travail et la pression à la performance étaient dénoncées, dans un contexte de perte du collectif et de précarisation du travail. La récente épidémie de suicides apparaît ainsi comme l'aboutissement symptomatique du profond processus d'aggravation des conditions de travail qui s'est produit au cours des vingt dernières années et plus encore des dix dernières, du fait notamment de la pression concurrentielle induite par la mondialisation.

---

1 Emmanuel Couvreur, *« La leçon des suicides en série chez Renault »*, article paru dans Le Monde du 6 Mars 2007.

2 Emmanuel Couvreur, *op.cit.*

3 Cité dans l'article de Stéphane Lauer *« Le deuil au cœur de Renault »*, paru dans Le Monde du 18 mars 2007

Si l'on observe à présent la manière dont le mal-être au travail a été appréhendé au cours de ces dix ou vingt dernières années, on s'aperçoit qu'il a été analysé sur des registres divers et non homogènes : ainsi, à travers le concept de stress au travail – depuis longtemps identifié aux Etats Unis mais dont on commençait tout juste à parler en France dans les années 80 – on avait soulevé la question du déséquilibre, quantitatif et qualitatif, entre la charge de travail et la capacité d'y faire face (Aubert, Pages, 1986). Avec le burn-out (Freudenberger, 1985), on a désigné, à partir des années 90, un épuisement professionnel tout autant psychique que physique, souvent en lien avec un effondrement de l'idéal poursuivi (Aubert, de Gaulejac, 1991). Puis, en médecine du travail, on parla de troubles musculo-squelettiques (TMS), mettant ainsi l'accent sur la somatisation physique induite par un excès de stress. Après quoi, dès 1999, la mise en évidence par Marie-France Hirigoyen des phénomènes de harcèlement moral (Hirigoyen, 1999, 2001) a révélé les tactiques destinées à détruire psychologiquement les salariés pour les éliminer plus facilement. De cette lente et inexorable montée de la souffrance au travail, physique et psychique, le phénomène du suicide constitue depuis 2007 le symptôme ultime d'une souffrance extrême, une souffrance telle qu'elle ne peut plus se vivre.

Comment en est-on arrivé là ? C'est la lente évolution qui a conduit à la situation actuelle que nous voulons retracer.

Des pathologies de l'idéalité...

Dans un ouvrage consacré au coût humain de la culture d'excellence prônée par les entreprises dans les années 90 (Aubert, de Gaulejac, 1991), nous avions décrit ce que nous appelions « les maladies de l'excellence », ces processus de « brûlure » interne se développant en lien avec le mode de sollicitation psychique très intense que proposaient alors un certain nombre d'entreprises. Nous y montrions la façon dont l'Idéal du Moi de chacun était en quelque sorte capté par l'idéal organisationnel proposé par l'entreprise et les processus d'effondrement psychique se produisant lorsque cette dernière, pour des raisons diverses (moindre performance, changement de stratégie, considérations économiques, etc.), en venait à se distancier de ses collaborateurs. Lorsque le support de l'entreprise leur faisait ainsi brusquement défaut, ceux qui avaient investi en elle une part immense de leurs attentes et de leur idéal, se retrouvaient alors comme réduits à rien, victimes de l' « imaginaire leurrant » dénoncé par Eugène Enriquez qui entendait par là l'idée que l'entreprise tente de prendre les sujets au piège de leurs propres désirs et, en promettant de répondre à leurs angoisses, leurs désirs ou leurs fantasmes, tend à substituer son propre imaginaire au leur (Enriquez, 1990).

Dans ce contexte, des suicides pouvaient survenir, mais ils étaient rares et ne se produisaient pratiquement jamais sur le lieu de travail. Un des rares suicides en lien avec le travail qui avait eu lieu durant cette période et avait fait grand bruit à l'époque (c'était en 1990) avait été celui d'un technicien d'IBM, une des entreprises les plus représentatives de la culture d'excellence alors en vigueur et qui suscitait une idéalisation massive. L'homme s'était donné la mort sur un parking, laissant près de lui une lettre dans laquelle il accusait la compagnie du « crime » commis à son égard : « *Depuis déjà de nombreuses années,* écrivait-il, *je n'avais plus d'illusions sur la compagnie IBM [...] Aller jusqu'à déshonorer sans motif fondé une personne, cela s'appelle de la paranoïa [...] C'est un immense panier de crabes où tous les coups sont permis [...] La compagnie arrivera-t-elle à survivre à cette mutation de la personnalité des gens qu'elle emploie ? Je ne sais pas et, d'ailleurs, je m'en fous et elle m'a eu : j'espère au moins que cela profitera à l'auteur de ce crime, car c'est bien un crime qui vient d'être effectué contre ma personne : un crime envers un innocent...* »

Le règlement de comptes avec la compagnie se faisait sur un mode quasi passionnel : une désillusion massive, un sentiment de déshonneur suite à une faute dont il estimait être injustement accusé, étaient au centre du problème, entraînant un retournement de l'agression contre soi. Mais la compagnie était aussi accusée d'opérer une *mutation de personnalité* chez les gens qu'elle emploie : *« elle m'a eu »*, disait-il, parlant d'elle comme s'il était possédé de l'intérieur. Les phénomènes d'emprise, d'idéalisation et de désillusion, comme on les rencontre aussi dans les histoires passionnelles, étaient au cœur de l'affaire, bien représentatifs du type de relations que les employés entretenaient à cette époque avec les entreprises adeptes du management par l'excellence (Aubert, de Gaulejac, 1991).

Il y avait du sens dans cette histoire : un sens qu'on avait projeté sur l'entreprise, attendant d'elle fidélité et reconnaissance. Un sens qui avait été trahi (« je n'avais plus d'illusions ») par une entreprise coupable d'opérer une mutation de personnalité chez ses employés. C'est à l'issue d'un processus de désillusion, de désidéalisation de l'entreprise, que le technicien d'IBM s'était donné la mort. Il avait pensé et réfléchi son geste, il avait écrit une lettre d'adieu pour l'expliquer, une ultime lettre où il réglait ses comptes avec la compagnie, comme on écrit à ceux qu'on a aimés pour donner sens à son suicide.

Mais ce mode d'investissement dans lequel l'entreprise, de par la séduction qu'elle opérait sur l'imaginaire des individus, fonctionnait un peu comme un objet amoureux sur lequel on investissait de façon intense ne semble plus très représentatif de ce qui se passe à présent.

...Aux pathologies « machiniques » de l'hyperfonctionnement de soi

Toutes les observations que nous avons pu opérer ces dernières années montrent que le mode d'investissement actuellement dominant n'est pas celui de l'investissement idéalisé mais relève d'avantage de ce qu'on pourrait appeler un « hyperfonctionnement » de soi-même. A partir du milieu des années 90, en effet, la radicalisation de la mondialisation économique a pulvérisé l'habillage idéologique que constituait la quête d'excellence, dévoilant ainsi toute la violence des rapports économiques. Les idéologies d'entreprises, qui faisaient appel aux valeurs et aux sentiments, ont été laminées, laissant paraître à nu le caractère effréné de la logique concurrentielle qui focalise désormais toutes les énergies sur une exigence de performance et de rentabilité à tous crins, sans plus aucune médiation de l'ordre de l'attachement à l'entreprise ou de la réalisation d'une mission pourvue de sens.

C'est donc un visage beaucoup plus rude, sans la médiation d'aucune idéalisation possible, qui se fait jour désormais. Ce n'est plus la projection de son idéal personnel sur un idéal d'entreprise qui vient dorénavant au premier plan, c'est l'impératif d'être « hyper performant » dans un contexte où la projection dans l'avenir s'est effacée devant la nécessité d'une hyperréactivité immédiate. La logique du « toujours plus performant » s'est ainsi cumulée avec la logique du « toujours plus vite », induite par l'avènement de la dictature du temps immédiat qui, mettant au premier plan les notions d'urgence, d'instantanéité et d'immédiateté, a entraîné une obligation de réponse « dans l'instant » aux diverses sollicitations professionnelles et a conduit à l'impossibilité de différencier l'accessoire de l'essentiel, tout devant être traité avec la même exigence d'immédiateté (Aubert, 2003).

Il s'agit donc à présent de faire toujours plus, avec toujours moins de personnes et en toujours moins de temps. Les individus sont conduits à « hyper-réagir », sans plus pouvoir prendre le temps du recul et de la réflexion, et « hyper-fonctionner », un peu comme des machines. D'où ces pathologies qui apparaissent, dans lesquelles certains individus finissent par fonctionner comme des « piles électriques qu'on ne peut pas débrancher » ou qui « tournent en rond, comme un embrayage ou une boîte de vitesse qui tourne dans le vide » ou encore qui « pètent les plombs » (Aubert, 2003, 2006). Les métaphores utilisées rendent bien compte d'une sorte de confusion homme-machine, produite par le mode de fonctionnement requis dans un contexte exigeant une réaction immédiate et instantanée.

D'une manière générale, n'étant plus sollicitée au niveau de sa réflexion, ne pouvant plus prendre le temps du recul et de l'analyse, sommée de réagir de manière toujours plus rapide pour gérer un télescopage permanent d'actions ou de réponses à apporter dans l'instant, la personne finit par fonctionner sur sa seule dimension « énergétique », comme une centrale électrique ou un circuit électronique dont, à certains moments et du fait d'une surchauffe prolongée, les branchements ou les connections sauteraient brutalement, comme sous l'effet d'un gigantesque court-circuit. Ces pathologies de la « surchauffe » paraissent ainsi en lien direct avec le contexte économique actuel qui prive l'individu de sa capacité réflexive, qui ne le sollicite plus au niveau de ses valeurs ou de ses idéaux et, l'obligeant à fonctionner comme une machine pour faire face à des exigences de pression et d'urgence toujours plus poussées, ne lui laisse plus que la panne ou la déconnection brutale pour échapper à une accélération et une pression qu'il ne parvient plus à assumer.

Ce phénomène de « surchauffe » a une explication physiologique simple, qu'explique le docteur Chouanière, médecin épidémiologiste, responsable du projet « Stress au travail » à l'Institut National de Recherche et de Sécurité : « être stressé conduit à produire des hormones, les glucocorticoïdes, dont l'un des effets secondaires est de déclencher la dépression. En général, ce taux redescend. Mais chez les personnes stressées chroniquement, il reste en plateau jour et nuit, le corps est en surchauffe permanente et tous les organes commencent à souffrir. Cela peut se traduire par des douleurs dans le dos, des palpitations cardiaques, des maux de tête, des essoufflements, des troubles digestifs. La personne se met à mal dormir, elle a des crises de nerf, des crises de larmes, elle se replie sur elle-même, perd confiance et devient moins productive. Si on ne rompt pas le cercle vicieux, cela peut déboucher sur des dépressions graves, des maladies cardiovasculaires ou des infections récurrentes (bronchite, gastro-entérite...), le cas extrême étant le suicide »[1].

Des personnes corrodées, épuisées

Pour expliquer ces symptômes apparaissant dans un contexte de forte pression, exigeant des réponses toujours plus immédiates, Richard Sennett avait parlé de la « corrosion du caractère », qu'il entendait comme l'impossibilité de poursuivre des objectifs et surtout des valeurs de long terme dans une société qui ne s'intéresse qu'à l'immédiat (Sennett, 2000). Dans le sens où nous l'entendons, la corrosion consiste en une atteinte à la capacité de résistance de ceux

---

[1] Interview parue dans Aujourdhui en France, 18 juillet 2007.

qui sont soumis au nouveau contexte économico-temporel que nous avons décrit. Comme si cette capacité se trouvait en quelque sorte dégradée progressivement, tel un matériau, sous l'action du milieu ambiant, rongée, attaquée comme par une action de type chimique. Nombre de témoignages recueillis au cours de notre recherche sur l'urgence dans le contexte du travail (Aubert, 2003) faisaient ainsi état du sentiment éprouvé par beaucoup de devenir extrêmement nerveux et irritable ou bien mentionnaient les changements brutaux observés dans le comportement des personnes soumises à des pressions particulièrement fortes : étaient ainsi relevées des « réactions totalement imprévisibles », une « double personnalité » chez des individus se montrant « tantôt très sympathiques, tantôt totalement odieux », des réactions « complètement hystériques », des phénomènes de vieillissement soudain et prématuré, touchant des personnes jusque-là particulièrement dynamiques, des processus de « détérioration mentale et psychologique », etc. Cette perturbation forte des capacités relationnelles et personnelles, cette altération parfois pathologique du comportement illustrent bien cette notion de corrosion, comme si l'intégrité personnelle et psychique de la personne était attaquée sous la pression extrême de l'environnement, comme si l'individu se retrouvait « à vif », sans plus aucune défense par rapport aux agressions et sollicitations de son entourage, et que l'équilibre de sa personnalité et de sa vie se trouvait rompu, comme décomposé, sous les coups de boutoir d'une exigence toujours plus inflexible.

De la même façon, l'apparition de « dépressions » en lien avec le travail est à mettre en relation avec cette exigence socio-économique d'accélération permanente et d'immédiateté toujours plus poussée dans un contexte où les conditions de travail sont largement dégradées. En instaurant une mobilisation psychique intense des individus et en exigeant d'eux une flexibilité constante et une rapidité de réaction toujours plus grande, la société les confronte à des situations dans lesquelles, devant à tout prix agir et courir toujours plus vite, ils en sont parfois incapables, entre autres parce qu'ils n'en « peuvent plus ». D'où l'accroissement, observé par nombre de psychiatres, des *dépressions d'épuisement* dans lesquelles, selon les termes de l'un d'entre eux, « le ralentissement est important, les gens n'arrivent plus à produire et ressentent un épuisement et une fatigue extrêmement importantes, avec des explosions de larme, de colère et une forte anxiété, une plainte de nerfs à fleurs de peau très forte, et une irritabilité, une agressivité extrêmement fortes ». C'est donc l'intensité des symptômes d'épuisement, leur exacerbation, qui constituent la première caractéristique de ce type d'état, la seconde consistant en l'absence des autres signes de la dépression, notamment la tristesse. C'est donc bien le contexte et l'environnement dans lequel les gens travaillent qui semblent constituer la cause majeure de l'extension de ce type de dépression.

Mais la pression à la performance et l'obligation d'accélérer sans cesse qui sévissent dans le contexte du travail constituent aussi le terreau sur lequel se développent des processus de *rupture de soi* dans lesquels l'individu, ne trouvant plus le moindre espace pour pouvoir respirer, se mettre à distance, trouver du sens, n'a d'autre recours qu'une déconnection brutale, subie ou provoquée, pour briser un cercle devenu infernal. Les témoignages recueillis auprès des salariés ou des médecins du travail dans les entreprises où se sont produits les suicides dont nous avons parlé rendent bien compte de cette « machinisation » des individus et de l'absence totale de marge de manœuvre qu'ils subissent sur tous les plans, ainsi que de la perte de sens profonde qui les affecte.

La rupture de soi : des suicides « passages à l'acte »

Les témoignages recueillis dans diverses entreprises concernées par les épisodes de suicides dont nous avons parlé rendent bien compte de ce phénomène. « On a un management en dessous de tout. Ils ne savent plus ce que le mot humain veut dire. Ils veulent imposer une toyotarisation des esprits », confiait ainsi un salarié de Peugeot, parlant de la direction de son entreprise aux journalistes enquêtant sur les lieux, lors des suicides de l'année 2007[1]. De la même façon, à IBM, on évoquait des salariés « fonctionnant en mode panique », dans un contexte de réduction des effectifs, de surcharge de travail et de

---

[1] Source : *Souffrir et mourir au travail*, Libération, 18 juillet 2007

quasi-disparition des liens entre collègues. En 2006, menant une évaluation sur les risques psychosociaux dans leur entreprise, les médecins du travail d'IBM avaient établi que deux tiers des salariés présentaient « un niveau de stress susceptible d'avoir des conséquences sur leur santé, une progression de 34% en trois ans ». Pour la seule année 2006, 29 dépressions, 9 *burn-out* liés au travail et 185 urgences médicales « pour lesquelles les facteurs professionnels ont le plus souvent joué un rôle déclenchant » avaient été répertoriés. Principaux accusés : l'individualisation du travail et sa rationalisation excessive[1]. Chez Peugeot, les salariés mentionnaient des contraintes de temps « impossibles », le fait de n'avoir aucune marge de manœuvre et d'être soumis à des injonctions de résultats sans même avoir les moyens d'exécuter leurs tâches, le tout dans un contexte d'absolue non reconnaissance et de destruction du collectif, du fait de l'individualisation des modes d'évaluation.

Cette question de la reconnaissance, tout comme celle de l'autonomie dont on dispose, apparaissent déterminantes. Comme l'observe en effet le docteur Chouanière[2], « un salarié peut très bien travailler à hautes cadences sans forcément se mettre en danger. En revanche, s'il souffre de manque de reconnaissance, là tout peut basculer ». Le même déséquilibre se produit s'il est soumis à une forte pression mais qu'on ne lui laisse aucune liberté pour s'organiser.

C'est donc la conjonction entre d'un côté une pression extrême et de l'autre l'absence pour le salarié de la moindre marge de manoeuvre ou, plus précisément, du moindre espace – espace physique de l'autonomie, espace psychique de l'imaginaire, espace affectif que permet le lien avec les autres – qui rend la situation insupportable. Privé de la liberté de s'organiser et n'ayant aucun moyen, du fait de l'extrême pression, de s'évader par l'imaginaire ou de trouver un appui dans un lien collectif quelconque, la seule évasion qui reste par rapport à une situation devenue insupportable physiquement et psychiquement est celle du suicide : un suicide qui apparaît alors comme une ultime recherche d'espace, le seul qui reste

---

1 Source : *Souffrir et mourir au travail*, Libération, *op.cit.*

2 Interview parue dans Aujourdhui en France, 18 juillet 2007, *op. cit.*

dans une situation de contrainte totale : d'où ces suicides « passages à l'acte » qui s'apparentent presque à un réflexe de survie psychique.

Ils expriment une souffrance extrême et correspondent, comme l'exprime bien Jacqueline Barus-Michel, à des situations de « perte de sens, impossibilité de mettre en mots, de s'expliquer, de se représenter, de symboliser » (Barus-Michel, 2004, p. 30), situations dans lesquelles « la capacité de contrôle et d'élaboration des sensations et des représentations est dépassée [...] les capacités intellectuelles sont débordées [...] le retentissement émotionnel encombre le psychisme, étouffant l'activité intellectuelle et la capacité imaginaire, celle de former des représentations nouvelles, de construire de l'histoire » (Barus-Michel, 2004, p. 29). Dans ce cas, « les pulsions peuvent à leur tour submerger le sujet et déferler en violence » et la souffrance s'assimile « à une sorte d'hémorragie narcissique, où le Moi idéal serait épuisé », tandis que l'Idéal du Moi, par lequel on donne sens à sa trajectoire, « ne vectorise [...] plus rien, le Moi lui-même démissionnant de toute velléité d'accroche à la réalité ». Dans ce contexte, « le Ça et le Surmoi restent directement aux prises l'un avec l'autre, en général aux bénéfices de Thanatos »[1] (Barus-Michel, 2004, p. 38).

Dix neuf ans après le suicide passionnel du technicien d'IBM et le règlement de compte qu'il opérait avec une entreprise trop idéalisée, la vague des suicides commis sur le lieu de travail semble obéir à une tout autre logique : « *Trop de pression. Travail* » est ainsi le dernier message laissé en février 2007 par une employée de l'entreprise Sodexho, avant de se jeter dans une rivière. Constat lapidaire. Plus le temps ni l'énergie d'expliquer son geste ou d'élaborer une explication. La machine humaine, épuisée par des mois de travail à haute pression, trouve dans la mort le seul moyen de souffler.

Dans ce suicide, tout comme dans ces défenestrations brutales chez Renault et ailleurs, comme dans ces pendaisons sur le lieu même de la souffrance endurée chez Peugeot et ailleurs, c'est le Ça de

[1] Souligné par nous.

l'individu qui, face au Surmoi implacable du contexte de travail imposé par l'entreprise, déclenche -de manière quasi pulsionnelle- le seul acte de liberté dont la personne est encore physiquement et psychiquement capable : s'éliminer elle-même, se retirer du jeu pour qu'advienne enfin le repos et que cesse l'enfer du quotidien.

Références bibliographiques

Aubert Nicole, Pagès Max, *Le stress professionnel*, Klincksieck, Paris, 1986

Aubert Nicole, de Gaulejac Vincent, « Les brûlures de l'idéal », in *Le Coût de l'Excellence*, Le Seuil, 1991, réédition janvier 2007.

Aubert Nicole, « Hyperformance et Combustion de soi », *Etudes*, octobre 2006

Barus-Michel Jacqueline, *Souffrance, sens et croyance*, Eres, 2004.

Freudenberger Herbert J., *L'épuisement professionnel, la brûlure interne*, Gaëtan Morin, 1985

Enriquez Eugène, « L'entreprise comme lien social, un colosse aux pieds d'argile », in *L'entreprise, une affaire de société*, sous la direction de R. Sainsaulieu, Presses de la Fondation Nationale des Sciences Politiques, Paris, 1990

Hirigoyen Marie-France, *Le harcèlement moral*, Syros, 1999

Hirigoyen Marie-France, *Malaise dans le travail, Harcèlement moral, démêler le vrai du faux*, Syros, 2001

Vivre la souffrance : d'une perte à une potentialité de sens

Jean-Philippe Bouilloud
Professeur à l'Ecole Supérieure de Commerce de Paris (ESCP-Europe)

Le thème de la souffrance se situe, par excellence, à la lisère des domaines psychologiques, philosophiques et sociaux, dans ces registres frontaliers qu'aime explorer Jacqueline Barus-Michel. C'est un thème récurrent et J. Barus-Michel a, en plusieurs endroits, évoqué la souffrance sous l'angle d'une « perte de sens de l'existence». C'est cette position que j'envisage de discuter ici, à partir de différents points de vue, notamment philosophiques (Nietzsche, Jollien, etc..)

En effet, la souffrance n'est elle que manque de sens ? N'est-elle pas aussi voie d'accès au sens, porte vers quelque chose qui serait de l'ordre d'une connaissance ? Il faudrait pour cela non pas garder le point de vue du mal nécessaire d'une tradition chrétienne (« il faut souffrir pour... »), mais développer, dans des conditions qui restent à préciser, l'idée que derrière l'épreuve réside une potentialité, une *instantia crucis* (Bacon) qui ouvre des perspectives. Il s'agira donc pas ici de se faire l'avocat du diable (ou du masochisme), ou de réaborder par de nouveaux chemins un vieux fond de légitimation chrétien, ni de chercher à revaloriser par esprit de contradiction une souffrance honnie de nos jours, mais de discuter les implications d'une interrogation sur la souffrance et ses potentialités de signification.

La souffrance comme perte de sens – de l'individu au social

A la source de la souffrance nous dit J. Barus-Michel, on peut voir, derrière ce qui se manifeste au premier plan comme de l'ordre du physiologique, une « perte de sens ». Il est clair que cette souffrance est plus le versant psychique de la souffrance que son côté physique – contrairement à ce que l'on pourra voir plus loin, notamment chez Nietzsche.

La première dimension de la souffrance, nous dit J. Barus-Michel, c'est qu'elle sépare, qu'elle exclut, qu'elle sort le sujet souffrant du concert social qui était aussi celui de la vie d'avant : « Le souffrant est exclu, abandonné – « Pourquoi m'as-tu abandonné ? » livré aux griffes du malheur. Chose, il n'a plus de subjectivité que la violence de la négativité » (J. Barus-Michel, 2004, p. 54). Ce mécanisme d'exclusion est détaillé plus loin : « La souffrance est une expérience qui exclut le sujet du monde habituellement signifiant dans lequel il se doit d'être intégré. Le bien –être n'est pas seulement assuré par un bon fonctionnement physiologique ou psychologique – (...) mais par une suffisante adéquation avec son environnement, adéquation dépendant de facteurs multiples au rang desquels la capacité langagière est essentielle. La souffrance apparaît comme une difficulté sinon une impossibilité d'opérer cette construction du sens pour soi et pour, ou avec les autres. » (J. Barus-Michel, 2004, p. 178)

La deuxième dimension de la souffrance, c'est qu'elle déshumanise, chosifie, rabaisse l'individu en deçà de sa condition d'homme. La souffrance est donc une double exclusion, à la fois du concert social et signifiant usuel et de « l'espèce » (je fais référence ici au beau titre de l'ouvrage de R. Anthelme, *L'espèce humaine*) . Il convient de se demander, à ce sujet, ce que représente, ou ce qu'est, le contraire de la souffrance. Est-ce une qualité qui serait le signe de l'appartenance harmonieuse au groupe social comme à l'espèce ? La normalité ? Le bonheur ? Est-ce juste un état neutre de « non souffrance », ou au contraire celui positif auquel on peut associer bonheur, plaisir, joie, etc ? Il est probable que les deux positions sont argumentables, selon les points de vue abordés (médical, psychologique, philosophique,...), mais, si on se contente de reprendre cette idée d'une perte de sens, on peut avancer que la « non-souffrance » serait une sorte d'harmonie, d'union du sujet et de son environnement social signifiant et symbolique.

Mais, évidemment, rien n'est moins sûr que la vie quotidienne se déploie sous le signe de cette harmonie signifiante, et que celle-ci en soit la norme. Si on considère avec la tradition herméneutique que toute compréhension est infinie, partant que tout processus de signification relève d'une forme d'incomplétude, alors tout notre quotidien serait sous le signe d'une souffrance lancinante liée à cette incomplétude du sens – ce qui est au reste une perception possible, et qui ferait se rejoindre le point de vue herméneutique avec la psychologie sociale sur une conception sinon tragique, du moins désabusée, du quotidien.

Cette appréhension de la souffrance comme perte de sens, et comme expérience que l'on échoue nécessairement à communiquer, se retrouve notamment dans la littérature concentrationnaire, comme Primo Lévi ou Robert Anthelme et chez ceux qui l'ont étudiée, comme G. Agamben (1998) Carlo Ginzburg (1992) et Saul Friedländer (1992). De façon voisine, et ans aller aussi loin dans la souffrance, les récits de ceux qui reviennent de la guerre, chez Erich Maria Remarque ou Ernst von Salomon, témoignent aussi de la souffrance liée à l'incapacité de communiquer une expérience traumatisante et, in fine, sans sens puisque ayant échouée (cas des militaires allemands après la première guerre mondiale). L'impossibilité d'exprimer son vécu enferme l'individu dans une impossibilité à être – c'est le problème du « seul témoin » (Ginzburg, 1992), de celui qui est face à la solitude de son expérience. La parole reconquise, par exemple juridique, peut faire dans ces cas-là office de réparation.

Pour voir comment s'établit le passage entre ce sentiment négatif qu'est la souffrance et l'espace des significations, on peut proposer un léger déplacement du rôle des significations dans le processus du dépassement de la souffrance. L'étymologie nous rappelle que souffrir vient du latin du latin *sufferre*, de *ferre*, porter : souffrir, c'est sup-porter, endurer, c'est-à-dire à la fois faire face à l'événement de la souffrance, à son surgissement, et en même temps être là (« Stabat mater dolorosa/juxta crucem lacrimosa/dum pendebat filius»..), c'est à dire, aussi, résister. C'est-à-dire qu'il y a de la résistance, derrière la confrontation : résistance et douleur sont intimement mêlées dans la souffrance.

En fait, et c'est là le lien, le sens, c'est ce qui permet de résister, de tenir. Il n'est pas sûr que la production de sens annihile la souffrance, il est peut-être illusoire de penser qu'elle l'efface, mais il est permis d'imaginer qu'elle aide à résister, à « être là contre », à se dresser face, à perdurer. La signification nouvelle s'oppose ainsi à l'histoire traumatisante, dans une opposition « sens contre sens ».

Dans l'espace des significations une barrière est construite, mais elle n'efface ni les séquelles physiques ni la violence vécue : on peut dire que, peut-être, elle réduit celle à venir.

Mais il y a plus, et on peut probablement prolonger cette dimension psychique vers des aspects sociaux. Il est très banal de constater que nous bannissons la souffrance et ses signes. Nous enterrons les morts presque en cachette, les dais monumentaux qu'affectionnait le XIX° siècle et que l'on mettait aux portes des maisons ou des immeubles ne font plus partie du paysage courant de nos vies citadines. De même, quand nous regardons d'effroyables documentaires sur les « gueules cassées » de 1914-1918, ces visages défigurés par les éclats d'obus, les bombes incendiaires ou les baïonnettes, on est confronté à des souffrances corporelles qui n'ont plus vraiment cours dans les pays occidentaux, au point même que l'on se demande comment aujourd'hui des individus soumis à de telles agressions physiques vivraient, ou si elles survivraient. On a le sentiment que l'idéal croissant d'un individu corrigé et amélioré en permanence (dans son allure, son physique et ses habitudes) réduit le spectre de ce que nous serions prêt à accepter. Peut-on faire l'hypothèse que cette souffrance disparaît de notre paysage ou de notre quotidien parce qu'elle nous terrifie ? Mais la souffrance, la peur de la mort sont ou étaient traditionnellement terrifiants, surtout à des époques révolues où la religion laissait une empreinte plus grande sur les esprits. Pourrait-on dire alors, en élargissant le propos, que cette souffrance n'a plus pour nous de sens social non plus, au delà du sens psychique ?

La souffrance chez F. Nietzsche : une dimension consubstantielle de la vie.

On peut retrouver cette perte de sens si on considère la notion de « volonté », à partir de Schopenhauer et Nietzsche. C'est ici la question de la souffrance comme événement sans but positif possible, sans finalité désirable, qui est en jeu. Souffrir ainsi « n'a pas de sens », ce n'est pas un destin, c'est de l'ordre de l'absurde : l'absence de sens se fait ici par rapport à un projet, elle se déploie au cours basculement vers le futur, dans une distorsion de l'avenir prévu.

La souffrance accompagne Nietzsche tout au long de sa vie, et on la retrouve tout au long de son œuvre. Cette souffrance a des facettes multiples, elle renvoie autant à la souffrance du corps malade (nombreux témoignages de souffrances physiologiques dans l'œuvre) qu'à la souffrance de la solitude sociale, magnifiée en splendide isolement, et privée (malgré des élans pour Lou Andréas Salomé). C'est donc à une vision panoptique de la souffrance que l'on a affaire ici.

Dans ses premiers ouvrages (où pourtant il souffre encore peu, tant psychiquement que moralement) l'affirmation est posée de la dimension consubstantielle de la souffrance. Elle est du côté de l'émotion, de la passion, et donc du côté « dionysiaque » : il oppose « l'excès démesuré de la nature, en plaisir, souffrance et connaissance (...) chant démoniaque du peuple» de Dionysos, à « la psalmodie de l'artiste apollinien, au son languissant de la harpe » (F. Nietzsche, [1872], *La naissance de la tragédie*, p. 46). D'un côté l'élan dionysiaque, au risque de la souffrance, de l'autre l'ennui apollinien : la souffrance dispose ainsi d'une dimension positive, celle des sensations et des pensées qu'elle permet.

La souffrance n'est pas uniquement du côté de l'exaltation dionysiaque, elle engage la connaissance parce qu'elle source de hauteur, de distanciation, et le regard est rendu plus acéré par l'expérience de la souffrance. Elle est donc à la fois isolement, mais aussi possibilité d'un surcroît de lucidité : « celui qui souffre profondément, enfermé en quelque sorte dans sa souffrance, jette un regard glacial au-dehors, sur les choses : tous ces petits enchantements mensongers où se meuvent généralement les choses, lorsque le regard de l'homme bien-portant s'y arrête » (F. Nietzsche, [1881], *Aurore* p. 1036). Cette distance a ainsi des avantages : elle « n'est pas sans valeur pour la connaissance » (id.) puisqu'elle permet à la fois « clairvoyance » et « désillusions » (id.).

Pour autant, la souffrance n'a aucune valeur morale, et il récuse tout l'héritage de la tradition religieuse qui fait de la souffrance « vertu » : il attribue cette idée de valeur de la « jouissance volontaire » à la « jouissance de la cruauté » des « hommes en état de guerre (...) les âmes vigoureuses, vindicatives, haineuses, perfides, soupçonneuses, prêtes au pire, endurcies par les privations et la morale » (F. Nietzsche, [1881], *Aurore*, p. 981). La souffrance n'a pas de sens a priori, pas de nécessité (il reprend probablement cette idée chez Schopenhauer), c'est juste un fait du destin, et de facto une potentialité qui s'offre, certainement pas un quelconque prix à payer pour des exactions anciennes ou la rupture abusive et humaine d'un contrat initial.

Vouloir le sens

Mais peut-on toujours produire du sens ? N'est-il pas illusoire de lancer contre le bloc chu, brut, de l'absurde, le bélier des significations ? Un auteur nietzschéen actuel, Alexandre Jollien, nous donne des éléments de réponse à partir de la philosophie ancienne : « Répétons-le ! La souffrance ne grandit pas, c'est ce qu'on en fait qui peut grandir l'individu. Nul besoin de souffrir pour s'épanouir, nul besoin de connaître l'isolement pour apprécier la présence de l'autre. Par un jeu de mot (*ta pathemata mathemata* : ce qui fait souffrir nous enseigne), les grecs ont tenté de forger une attitude (...) à opposer aux tourments, à ce qui blesse et détruit. (...) Ainsi face au scandale et surtout à l'absurdité de ce qui fait mal, les anciens convient à tout mettre en œuvre pour rendre fructueux le moment douloureux. Il ne s'agit pas de courir à la recherche du danger, ni de se vautrer dans la souffrance, mais celle-ci s'imposant d'en profiter ! » (A., Jollien, 2002, p. 48). La souffrance n'a d'autre sens que de pouvoir, éventuellement, déboucher sur de la connaissance.

Contrairement à la souffrance, qui renvoie à quelque chose d'autre, que ce soit à un état sans souffrance, à un passé regretté ou un avenir plein d'espoir, la joie ne veut qu'elle-même, elle est à elle-même son propre horizon d'achèvement et de désir : « Je veux des héritiers, ainsi parle tout ce qui souffre, je veux des enfants, je ne me veux pas moi – Mais la joie ne veut ni héritiers ni enfants – la joie se veut elle-même, elle veut l'éternité, le retour des choses, tout ce qui se ressemble éternellement » (F. Nietzsche, Zarathoustra, p. 541). Ce retournement de la volonté sur soi, qui caractérise la joie, est aussi le point nodal de cette relation au sens.

« Vouloir libère », dit Nietzsche dans une formule qui est probablement une des plus belles de son œuvre. C'est peut-être ici qu'est la clé de la rédemption de la souffrance : en amont de la production de sens, il y a ce désir, cette volonté de signification, qui retient le sujet souffrant aux rivages des vivants, l'empêche de s'abandonner à la pente effrayante ou enivrante de l'enfermement mortifère ou de l'absence de communication. « Vivre, c'est repousser quelque chose qui veut mourir », mais pour que ce rejet soit efficace, il y faut du désir. On pourrait dire de la vie cette phrase de Valéry inscrite au fronton d'un musée : « ami n'entre pas sans désir... ».

Références bibliographiques

Agamben, G., *Quel que resta di Auschwitz,* 1998, trad. fr. *Ce qui reste d'Auschwitz,* 1999, Paris, Payot & Rivages.

Barus-Michel, J., *Souffrance, sens et croyance - L'effet thérapeutique,* 2004, Toulouse, Erès.

Friedlander, S., ed., *Probing the limits of representation - Nazism and the final solution*, 1992, Cambridge, Mas., Harvard University Press.

Ginzburg, C., "Just one witness", in S. Friedlander, ed., *Probing the limits of representation - Nazism and the final solution*, 1992, Cambridge, Mas., Harvard University Press.

Jollien, A., *Le métier d'homme*, 2002, Paris, Seuil.

Nietzsche, F., *Œuvres*, 1993, Paris, Robert Laffont, 2T.

La moquerie : forme de communication dans les groupes de jeunes au Brésil

Teresa Cristina Carreteiro
Professeure en Psychologie de l'Universidade Federal Fluminense, Pesquisadora do CNPq, Psychanalyste de l'EBEP (Espaço Brasileiro de Estudos Psicanalíticos)

Ce texte exposera *la logique de la moquerie* qui se développe dans la jeunesse en proie à une forte déqualification sociale au Brésil.

Le terme exclusion sociale doit toujours être décliné au pluriel. Nous savons qu'il y a plusieurs sortes d'exclusion et qu'il est important de considérer la culture où elles se produisent, de les penser en rapport avec les supports sociaux et communautaires disponibles, ainsi qu'avec les contraintes sociales.

Quelle que soit l'exclusion elle touchera toujours les sujets dans leur expérience subjective. L'exclusion est liée à la reconnaissance. Si être reconnu permet a tout sujet d'avoir une place dans le regard de l'autre, cette place lorsqu'elle est affectée par une non-reconnaissance amène le sujet à se sentir, au dire de J. Barus-Michel (2004), « lésé dans ses droits et sa dignité ». Cet auteur avance également l'idée suivant laquelle l'existence lorsqu'elle est construite sur l'exclusion engendre « des traumatismes continus ». « Les souffrances issues des parcours d'exclusion provoquent des blessures symboliques et des humiliations liées à l'estime de soi » (2004 : 62). Les réactions à ces blessures sont très différentes selon le sexe, l'âge, l'époque et la société. Nous nous intéresserons à une réaction spécifique de la jeunesse issue des catégories les plus basses de la société brésilienne qui souffre d'un déficit de capital citoyen.

Les résultats d'une recherche récente sur la Jeunesse brésilienne « Retratos da Juventude Brasileira » (Portraits de la jeunesse brésilienne) (Abramo, H. et Branco, P : 2005), ont pu montrer qu'une grande partie de la population jeune est dans une situation de forte vulnérabilité. Il y a un manque de travail, de loisirs et de perspectives d'avenir. Ces jeunes ont une représentation de leur vie comme étant exposée de manière permanente aux risques, à la violence, au chômage et au trafic de drogue. Ces signes sont à l'origine, à nos yeux de souffrances, où l'humiliation et les sentiments de honte qui prévalent forment le socle d'une reconnaissance négative. Axel Honneth (2000) à ce propos avance que les sociétés ne sont considérées comme des entités légitimes que lorsqu'elles créent des conditions pour faciliter la reconnaissance des citoyens. Au Brésil on observe que les catégories pauvres urbaines sont stigmatisées comme potentiellement dangereuses ; ce sont les jeunes du sexe masculin qui souffrent d'avantage de cette stigmatisation

Néanmoins la jeunesse sur laquelle nous portons notre attention invente plusieurs sortes de mécanismes pour ne pas se laisser submerger par cette forme de reconnaissance négative. Au contraire, elle réagit aux mécanismes de disqualification sociale par un type de lien qui associe l'humour et la moquerie, et qui se nomme en portugais *zoação*. C'est un mot en argot qui n'existe pas encore dans le dictionnaire. Seul existe le verbe qui est a son origine : « zoar » qui signifie se moquer. Nous couperons le mot zoação en deux parties : *ZO- AÇÃO*. La première se réfère à la zoologie et nous conduit à penser que la moquerie qu'on élucidera dans ce texte fonctionne comme un bruit constant, un bruit railleur. La deuxième partie du mot signifie l'action (ação, en portugais). Elle relève de ce qu'on peut nommer *la logique de l'action* qui fait appel à une certaine compulsion à agir[1]. La zoação est pratiquée par quelqu'un (ou par un groupe) qui prend toujours une personne comme objet de moquerie. Cette action provoque des rires de la part du public. Généralement il existe un consentement de la part de celui qui est l'objet des blagues, étant donné qu'il peut, à un autre moment, jouer le rôle de moqueur. Habituellement dans les groupes de jeunes, il existe une flexibilité de

---

[1] Lorsque j'ai presenté cet exposé au colloque en hommage à J. Barus-Michel plusieurs personnes sont venues me parler de la ressemblance existante entre ce phénomène et celui qui peut se passer en France. Etant donné que je ne l'ai pas étudié dans le contexte français je ne peux pas me prononcer. Je remercie David Faure de me faire connaitre les verbes pour désigner ce processus en France: se vanner ou se tailler.

rôles. La moquerie (zoação) dans circonstances plusieurs se révèle être le moteur du fonctionnement groupal. C'est ce phénomène que nous allons analyser.

Le lieu d'analyse : les groupes de paroles

Ces groupes ont constitué un des axes méthodologiques de plusieurs interventions que nous avons réalisé auprès des jeunes dans les localités d'Acari, favelas de Rio de Janeiro. L'hypothèse de départ était que les adolescents pouvaient discuter collectivement des sujets qui les concernaient et que ce type de travail était en mesure de susciter en eux des changements grâce à la réflexion engagée sur leurs expériences et sur les similitudes et les différences que celles-ci comportaient. Ainsi ils parlaient de l'ambiance dans laquelle ils vivaient, des familles, des groupes de pairs, des écoles, des activités licites et illicites auxquelles ils participaient. Ces groupes étaient menés au sein des institutions existantes à Acari. C'étaient des institutions religieuses, relevant du culte catholique qui proposait des formations élémentaires aux jeunes.

Néanmoins le phénomène analysé n'est pas uniquement une caractéristique des groupes cités ci-dessus, il est présent également dans d'autres situations[1]. Nous constatons que la « zoação » fonctionne comme une forme de sociabilité groupale empêchant qu'un sujet de discussion puisse être développé ou qu'une thématique soit approfondie. C'est la moquerie qui doit toujours être la première. Ainsi les aspects physiques ou les attitudes des membres du groupe sont particulièrement visés. Il existe donc dans ces groupes une forme de *violence permise*. Chaque groupe va créer ses limites de tolérance, en exposant ce qu'on peut appeler une *éthique de la zoação*, qui fait partie d'un *code implicite* de ce qui est possible d'exprimer et de ce qui est interdit. Celui qui se moque sait qu'au moment où il se conduit ainsi il exerce une supériorité par rapport à la personne qui est l'objet des moqueries. Le but est toujours de faire rire et de mettre en scène des petits divertissements. Le dépositaire des moqueries peut ressentir de la honte, mais il doit pouvoir participer sans se fâcher en transférant sur d'autres les moqueries subies. Il se crée une espèce de

---

[1] Voir à ce propos Carreteiro, T.C. e Ude, W. (2007).

jeu tendu, mais ludique où chaque personne sera toujours attentive aux autres pour dénoncer la moindre action divergente et la dévoiler au groupe grâce à la moquerie. Dans cet univers se forge une *surveillance constante* où le regard est toujours éveillé, où l'on voit et l'on est vu en permanence. Chaque sujet sait qu'il sera toujours l'objet de l'attention des autres et qu'il en fera tout autant quand il en aura la possibilité.

Quelques éléments d'analyse du phénomène « zo-ação »

Comment pouvoir comprendre ces attitudes de zoação lorsqu'elles se constituent comme forme de communication habituelle dans certains groupes de jeunes ?

Nous savons que la moquerie est un phénomène très répandu chez les jeunes, néanmoins ce qui a attiré notre attention est l'intensité de cette forme de communication parmi certains groupes. On revient ici à l'hypothèse de Jacqueline Barus-Michel (*op. cit* : 59) concernant la souffrance . Celle-ci est considérée comme l'incapacité à donner du sens, de fournir des représentations satisfaisant au besoin de compréhension.

La question qu'on peut se poser par rapport au phénomène analysé est de se demander si ces jeunes ne construisent pas un mécanisme qui nie en permanence la non-reconnaissance sociale dont ils sont l'objet et les situations qui l'accompagnent. Il est nécessaire ici de prendre en compte les représentations qui leur sont associées. Il sont perçus socialement comme participants à ce qu'on nomme les catégories dangereuses, car dans leur grande majorité ils sont pauvres, peu scolarisés, sans emplois fixes. Ainsi ils accumulent les attributs dangereux, aux yeux d'un certain imaginaire social. Cet imaginaire ignore les conditions matérielles de production de l'exclusion, mais, par contre, il met en avant des traits qui peuvent signaler le danger ou la menace sociale. La méconnaissance sociale contribue à que ces jeunes soient soupçonnés de faire du mal, de détruire, de favoriser la déliaison sociale. Ces jeunes sentent qu'ils font partie de la catégorie des êtres inutiles. Ils se sentent très peu inclus dans la société et se perçoivent comme des individus jetables et peuvent être remplacés avantageusement par d'autres, considérés comme plus dignes et plus nécessaires à la société. Robert Castel (1995) dans « Les Métamorphoses de la Question Sociale », a étudié les individus que souffrent de formes extrêmes de vulnérabilité du lien social, il a désigné ces individus sous le terme « d'inutiles au monde » ou « d'extra numéraires ». L'auteur estime qu'il n'existe pas pour ces personnes des zones d'inclusion sociale qui soient porteuses de sens ou qui aident à la construction du sentiment de participer à l'organisation sociale.Nous pensons que les sociabilités pour ces individus se bâtissent sur de l'instabilité, ce sont des « sociabilités flottantes ».

Ces jeunes socialisés dans la culture de la non-reconnaissance, s'appuient sur la moquerie comme une forme de maintien de leur subjectivité.Si on examine l'humiliation sociale, on sait d'après les études de Vincent de Gaulejac (1996) que ce sentiment n'est jamais exprimé collectivement, les sujets la vivent dans le plus profond de leurs psychismes et l'expriment rarement en groupe. Notre hypothèse est que la moquerie est une construction groupale qui se produit comme une défense élaborée socialement qui ne permet pas de prendre en compte le sentiment d'inutilité sociale ou de honte suite aux humiliations.

La moquerie est en définitive très proche de l'humiliation, car elle crée en permanence de petites humiliations, et ceux qui les subissent réagissent en les détournant vers d'autres. Mais ces humiliations doivent, dans le cadre de la moquerie, engendrer des réponses différentes de celles qui sont vécues dans le contexte social global, où ils ne peuvent pas réagir. Nous pensons que la moquerie est une façon de pouvoir transformer le non-sens de la souffrance dans une forme de rapport, qui constitue presque un rituel communicationnel. Celui-ci contiendrait les éléments du dépassement des humiliations souffertes sur la scène de la société globale.

Pour essayer d'esquisser quelques éléments de réponse à cette question nous pensons à la part de l'humour qui se trouve dans la moquerie. Le psychanalyste Daniel Kuperman (2005 :22) citant Peter Gay, affirme que l'humour montre une profonde ambiguïté car il peut en même temps mettre en avant la vie et la mort. Nous estimons que dans la perspective vitale, l'humour du groupe représente une façon de se révolter contre la souffrance sociale, car les situations créées dans les groupes permettent, le plus souvent, aux sujets de réagir par d'autres formes de moquerie. L'humour comprendrait la possibilité de dégagement de la souffrance. Il produirait des situations difficiles tout en maintenant de la distance avec elles. L'humour aiderait à dépasser les souffrances par le JEU de la moquerie. Le sujet la construit dans un cadre ludique. Ainsi le sujet, objet de moquerie, peut supporter le narcissisme blessé avec bienveillance, car celle-ci s'installe comme un jeu collectif. (Kelh : 2005 : 62). L'humour ici renforce une créativité qui se bat contre ce qui peut dépasser la moquerie, car une pensée libre sera toujours rejetée par une pression groupale qui veut empêcher toute expression de liberté. La créativité est davantage canalisée vers un mouvement de conformité à l'éthique groupale. L'imaginaire est bloqué sur l'élément dominant qu'est la moquerie. Cet imaginaire contribue à faire qu'une sorte de bruit moqueur subsiste toujours ne permettant pas des éléments d'interrogation sur le sens des actions du groupe, sur ce qu'elles représentent, et sur les liens qu'elles entretiennent avec le contexte social plus général. Ces questions ne peuvent pas voir le jour. Ne serait-ce pas le versant mortifère que révèle ce mouvement blagueur ? En lui imposant un sens à priori on perd la possibilité de s'interroger sur la complexité des voies qui aident à construire du sens et à donner de l'épaisseur à l'analyse des conduites groupales.

Néanmoins on ne peut pas nier la perspective de vie qui irrigue la zoação. Il faut donc tenir toujours compte de l'aspect ambigu de ce phénomène.

L'intervention dans les groupes de jeunes

La question qu'on se pose est de savoir comment il est possible d'aller au delà de la zoação. Il est vrai qu'une réponse unique n'existe pas, car toute forme d'intervention doit tenir compte des groupes en situation. Prendre au sérieux la zoação signifie ne pas la nier, mais tel qu'on l'a montré, essayer de comprendre son sens ou les sens qui lui sont attachés.

Le psychosociologue doit pouvoir travailler avec des formes d'intervention qui ne se rabattent pas uniquement sur la parole, car la zoação s'appuie sur une ***logique de l'action****, qui a pour* *caractéristique la réaction dans l'immédiat à un acte subi. Cette logique se situe aux antipodes de la recherche du sens, qui valorise la parole et les mots justes. Dans cette perspective un travail qui s'édifie sur le symbolique et sur la recherche du sens peut, à notre point de vu, être très violent pour les jeunes, car il nie les forme de construction subjective de ceux-ci, étant donné que ces jeunes se construisent comme sujets en affirmant leurs actions , leurs modes moqueurs d'être qui ont pour eux valeur de capital de vie.*

La proposition que nous faisons est d'appuyer notre lecture des phénomènes sur la psychanalyse et sur la psychosociologie en les articulant avec d'autres champs de savoir, tel que le suggère notre méthode de recherche-action et en outre d'intervenir en utilisant des objets intermédiaires, qui créent des médiations relevant de l'art , de la musique, du sport entre autres.Ces interventions doivent ainsi pouvoir constituer des médiations susceptibles de permettre à d'autres formes d'expériences d'émerger.

Bibliographie

Abramo, H. Branco, P. (2005), *Retratos da Juventude Brasileira* , São Paulo, Fundação Perseu Abramo.

Barus-Michel, J (2004), *Souffrance, Sens et Croyance*, Paris, Ed. Erès.

Carreteiro, T. C., Ude, W (2007) « *Juventude e Virilidade: a construção social de um etos guerreiro* ». *In Pulsional, Revista de Psicnálise*, Ed Escuta, vol. 191, pp. 63-73.

Castel, R. (1995) *Les métamorphoses de la question sociale*, Fayard, Paris.

Gaulejac de, V. (1996) *Les sources de la Honte*, Paris, Desclée de Brouwer

Honneth, A. (2000), *La lutte pour la reconnaissance*. Paris , Ed. du Cerf.

Kelh, M. R. (2005) In Kuperman, **D** , Slavutzky, A. (org) *Seria Trágico se não fosse cômico*, Rio de janeiro, Civilização Brasiliera.

Kuperman, D , Slavutzky, A. (2005), (org) *Seria Trágico se não fosse cômico*, Rio de Janeiro, Civilização Brasiliera.

De la souffrance au mal-être

Vincent de Gaulejac
Professeur, Université Paris Diderot-Paris 7

Je dois confier que j'éprouve aujourd'hui un relatif agacement lorsque j'entends parler de « souffrance sociale ». En effet, cette expression est aujourd'hui « mise à toutes les sauces » et je pense qu'il convient de se défier des discours compassionnels à ce propos. De quoi parle-t-on exactement lorsque l'on évoque cette notion ?

Paul Ricœur, dans son ouvrage « Soi-même comme un autre » (1990), définit la souffrance non pas uniquement par la douleur physique ou mentale, mais par la diminution, voire la destruction de la capacité d'agir, du pouvoir faire, ressenti comme atteinte à l'intégrité de soi. La souffrance est une impuissance à dire, à faire, à raconter, à s'estimer[1]. Mais, dans cette impuissance, il ne distingue pas ce qui relève de l'empêchement « objectif » et ce qui relève de l'empêchement subjectif. Le premier concerne les interdits, les contraintes, la répression sociale, l'absence de moyens d'action, l'ensemble des conditions concrètes qui déterminent les possibilités et les impossibilités d'agir. Le second concerne les inhibitions, les conflits internes, qu'ils soient psychologiques ou psychopathologiques, les capacités et des incapacités « internes » du sujet. Pour autant, l'identification entre ce qui est de l'ordre de l'empêchement objectif et ce qui relève de l'empêchement subjectif est souvent délicat.

La sociologie clinique s'est donné pour tâche de « détricoter » de manière analytique les différents registres entre l'objectif et le subjectif, le social et le psychique, l'intériorité et l'extériorité. En ce qui concerne la question de la souffrance on oppose la souffrance psychique et la souffrance sociale, sans que l'une et l'autre soient

---

[1] Yves Clot, citant Ricoeur, résume son propos en ces termes : *« C'est un empêchement... là où la souffrance est un sentiment de vie contrariée, la santé est le sentiment de vie retrouvée »* (Revue Education Permanente N° 146, P. 47).

clairement définies, comme s'il y avait une évidence dans cette distinction. S'agit-il de répertorier des symptômes, de distinguer la nature de la souffrance, son « essence », ou d'en cerner l'origine? Pour clarifier ce point il semble pertinent, par exemple, de distinguer les souffrances d'origine intrapsychique et les souffrances d'origine sociale. Mais si les causes peuvent être identifiées, l'éprouvé de la souffrance conduit à interroger les influences réciproques entre ces différents registres (Gaulejac, 1987).

La question de la souffrance a longtemps été le domaine réservé de la médecine et de la religion. Aux médecins la souffrance du corps, aux prêtres celle de l'âme. Pour C. Dejours[1], la souffrance psychique au travail naît lorsque le rapport entre le désir de l'individu et l'organisation du travail est bloqué. La souffrance est la conséquence de l'état de tension entre « la bonne santé mentale » et la maladie mentale ou en d'autres termes, entre le « bien être » et le « mal être ». La souffrance est *« le résultat d'un combat des gens, ou du sujet, contre les différentes perturbations qui pourraient les faire basculer dans la décompensation »*[2]. La cause essentielle de la souffrance dans l'univers du travail réside, dans le décalage entre l'organisation prescrite — par la direction, le bureau des méthodes, les ingénieurs en organisation — et l'organisation réelle. Ces écarts mettent les individus en tension. La souffrance engendrée par ces tensions a deux aspects : soit elle peut se négocier à travers un système de règles et on peut alors parler de souffrance créatrice; soit elle ne peut pas s'inscrire dans une logique de reconnaissance et d'organisation du travail et elle se retourne contre les sujets. C'est alors une souffrance pathogène dans la mesure où elle peut déstabiliser les individus dans leur économie psychique, voire leur santé.

Le mal être apparaît lorsque le désir du sujet ne peut plus se réaliser socialement, lorsque l'individu ne peut pas, ou ne peut plus, être ce qu'il voudrait être. C'est le cas lorsqu'il est contraint d'occuper une place sociale qui l'invalide, le disqualifie, l'instrumentalise ou le déconsidère. La notion de « bien être » conjugue une dimension

[1] Dejours C., *Souffrance et plaisir dans le travail.*, AOCIP, Paris, 1987.

[2] Dejours C., in *«Questions et méthodes d'évaluation interdisciplinaire des politiques publiques : la question de la souffrance »*, CAESAR, Université Paris X, Paris, janvier 1992

subjective (« se sentir bien ») et une dimension objective (avoir un certain confort matériel, une certaine aisance financière ...) La souffrance sociale est un « mal d'être » provoqué par une situation caractérisée à la fois par l'absence de confort matériel et l'absence de reconnaissance. D'un côté des conditions de vie précaires, difficiles, instables, pénibles ... et de l'autre une vulnérabilité identitaire, une dévalorisation narcissique, une image invalidée de soi-même.

Ce « mal être » peut également concerner des personnes dont les conditions de vie réelles sont en décalage par rapport aux conditions de vie prescrites par la société, la famille et/ou par les normes et les idéaux qu'elles ont intériorisées. Lorsque la rupture entre « ce que JE vis » et « ce que JE voudrais vivre » est trop profonde, le sujet se trouve comme déchiré de l'intérieur. Il est traversé par une contradiction entre l'objectivité de sa position et ses aspirations profondes. Ce conflit provoque une souffrance qui peut avoir des aspects positifs et négatifs. Si elle pousse l'individu à « s'en sortir », à se mobiliser pour améliorer ses conditions de vie et lutter contre l'invalidation dont il est l'objet, on pourra parler de souffrance créatrice. Si à l'inverse elle inhibe les capacités du sujet, on pourra parler de souffrance destructrice. L'une est facteur d'ambition, l'autre de désespérance. L'une pousse à la lutte et à la révolte, l'autre à la résignation et à la passivité.

Dans « La misère du monde » (1993), P. Bourdieu s'interroge également sur la souffrance sociale dont il donne une définition proche de la nôtre. Cette souffrance concerne des gens qui sont mal dans leur peau parce qu'ils sont mal dans leur position : « étant soumis aux tensions et aux double-binds inscrits dans les lieux sociaux habités par des contraintes ou des exigences contradictoires, ils ne peuvent livrer ce qu'ils ont de plus personnel sans dévoiler du même coup la vérité la plus profonde d'une position sociale, qui agit sur eux et en eux, mais aussi sur tous ceux qui la partagent avec eux ... C'est le cas de ceux qui éprouvent la violence de l'institution à travers des réussites menant à l'échec, des conflits de devoirs ou des divisions de l'image de soi liées par exemple à des contradictions entre la définition idéale et la définition réelle de leur position et de leur fonction »[1]. La souffrance provoquée par les contradictions, les incohérences, les paradoxes institutionnels produit des « victimes structurelles ». C'est « la violence inerte de l'ordre des choses, celle qui est inscrite dans les mécanismes terriblement implacables du marché de l'emploi, du marché scolaire, du racisme ... (qui) frappe comme une fatalité, tous ceux qui sont rassemblés dans les lieux de la relégation sociale, où les misères de chacun sont redoublées par toutes les misères nées de la cohabitation de tous les misérables (et qui produit) le désespoir de soi »[2].

Comment être différent de ses semblables ? telle est la contradiction majeure que doivent gérer tous ceux dont la position objective est différente de leur position espérée, et cette contradiction est d'autant plus conflictuelle que les normes sociales tendent à dévaloriser la première et que l'individu n'a pas les moyens d'occuper la seconde. Celui-ci est donc confronté au choix douloureux entre la résignation qui conduit au désespoir ou la révolte qui peut conduire à la délinquance ou l'autodestruction[3].

Nous abordons là un aspect central de la souffrance sociale : c'est la souffrance produite par les contradictions sociales qui traversent un individu dans une position donnée. Ces « double binds » sociaux engendrent un conflit qui est intériorisé à partir du moment où l'individu n'a pas les moyens de « sortir » de cette position. Il est donc confronté à un conflit interne dont la genèse est externe. Ce conflit provoque une souffrance d'ordre psychique qui ne peut être atténuée que par un changement dans la situation sociale.

La souffrance sociale peut avoir de multiples causes que l'on pourrait regrouper autour des quatre pôles domination, répression, exploitation, exclusion. Les causes objectives sont multiples. Par exemple la souffrance liée à la pauvreté et à l'exclusion recouvre des situations objectives hétérogènes alors que les répercussions subjectives sont très proches, du moins dans le registre des sentiments

---

[1] Bourdieu P. « *Introduction à la socio-analyse* », Actes de la recherche en sciences sociales, n° 90, décembre 1991, p.3.

[2] Bourdieu P. « *L'ordre des choses* », Actes de la recherche en sciences sociales, op. cit. p.9

[3] Cf. Gaulejac (V. de), « *Se révolter ou se détruire* », Revue Autrement, n°22, 1979.

: honte, envie, colère, sentiment d'injustice, confrontation au mépris et à l'humiliation, haine de classe, frustration et résignation, constituent un nœud sociopsychique, un amalgame de sentiments, d'affects, d'émotions qui envahissent le sujet.

Victoria[1] dans son récit de vie raconte : « *Pour mes parents, la pauvreté c'était de mourir de faim. Pour moi, c'est de ne pouvoir satisfaire mes besoins* ». Son père, fils d'ouvriers agricoles, a dû quitter sa famille à huit ans pour ne pas mourir de faim. Il s'agissait d'une nécessité de survie. Pour Victoria le manque est d'une autre nature, elle n'a jamais été privée de nourriture, mais elle ne mangeait pas ce qu'elle souhaitait. Pour elle la pauvreté est associée à ce jour d'hiver où, pour aller à l'école, elle a dû mettre les chaussures de sa mère qui étaient bien trop grandes pour elle, faute de pouvoir utiliser les galoches qu'elle portait d'habitude, dans lesquelles elle était pieds nus. « *Je crois que c'est la seule fois dans mon existence où j'ai eu très honte ... On a rigolé de moi ... Je crois que j'ai pleuré.* » Entre la nécessité pour le père de Victoria de quitter sa famille à huit ans pour ne pas mourir de faim et la honte de Victoria face aux moqueries dont elle est l'objet parce que ses parents ne peuvent lui payer des chaussures convenables, la souffrance n'est pas de même nature.

On ne peut bien évidemment mesurer l'intensité de la souffrance, mais on peut distinguer différentes formes selon la nature du manque. Si la pauvreté c'est le manque, celui-ci ne peut être considéré comme équivalent selon qu'il concerne les besoins élémentaires, vitaux, primaires, « objectifs », ou selon qu'il est de l'ordre du désir, de l'envie, de l'image, de la subjectivité. C'est pour cela qu'il convient de distinguer:

- la souffrance liée à la faim, au froid, à des conditions de vie pénibles physiquement dégradantes;

- la souffrance liée à la privation, au dénuement, à l'impossibilité de satisfaire des besoins considérés comme élémentaires, vu les normes sociales du milieu environnant;

---

1 Cf. « Les bottines de Victoria », in La lutte des places, Paris, Desclée de Brouwer (1994).

- la souffrance liée à la déchéance, à la stigmatisation et aux violences humiliantes que l'individu peut subir du fait de sa situation socio-économique.

Dans la réalité, ces différents types de souffrance peuvent se combiner. Mais elles se distinguent selon leur caractère plus ou moins objectif ou subjectif. La souffrance est d'abord l'impossibilité de satisfaire des besoins élémentaires comme se nourrir, se loger, s'habiller, se soigner. Elle s'inscrit dans le corps : avoir faim, ne pas pouvoir se laver, avoir froid, porter toujours le même vêtement, dormir dans la crasse, avoir les dents qui noircissent et qui tombent, la peau qui s'abîme du fait de la malnutrition, les multiples blessures qui suppurent et qu'on ne peut soigner ... Elles débouchent rapidement sur des maladies diverses : mal de gorge, bronchites chroniques, rhumes, ulcères, vieillissement prématuré. Cette souffrance physique est liée à des conditions de vie qui provoquent un épuisement moral et intellectuel. Consacrer ses journées à trouver de quoi manger, un lieu pour dormir lorsqu'on est sans domicile fixe, à régler les multiples problèmes de la vie quotidienne ... ne laisse pas beaucoup de temps pour autre chose. L'énergie est consacrée à la survie quotidienne ... Il ne reste pas de disponibilité pour s'occuper d'autre chose, pas de moyen pour économiser et encore moins pour « investir » donc pour changer de vie afin de « s'en sortir ».

Chaque petit détail de la vie quotidienne devient un problème quand on n'a pas « les moyens » de les résoudre. On se mobilise alors pour supporter et compenser les multiples problèmes et frustrations que le manque engendre. L'insatisfaction de ne pouvoir jamais céder à une envie matérielle, de devoir compter sous après sous, de lutter pour éviter la dégradation physique, la saleté, la maladie et conserver un minimum de dignité, est une souffrance certes subjective, mais dont les fondements objectifs sont bien réels.

Annie Ernaux a bien exprimé ces rapports étroits entre l'objectivité et la subjectivité : « L'émotion, c'est subjectif ... Mais le souvenir de mon père montant dans un wagon de première avec un billet de seconde et sa peur d'être remis à sa place ... Mon souvenir de cette scène est l'expression de l'humiliation liée à la position sociale de mon père : mon souvenir subjectif contient quelque chose d'objectif qui est cette réalité sociale[1] :

- un souvenir d'enfance, c'est subjectif ;
- la scène qui évoque une situation réelle vécue par elle et son père est à la fois objective et subjective ;
- la peur de son père d'être « remis à sa place » est subjective, tout comme la honte de sa fille de le voir ainsi ;
- la position sociale de son père, c'est objectif.

C'est ce croisement d'éléments de réalité et de vécu qui caractérise la souffrance. Le terme de souffrance sociale est sans doute utile aujourd'hui pour désigner des liens entre les violences sociales (injustice, pauvreté, chômage, exploitation, pression du travail, exclusion...) et ses effets sur ceux qui les vivent. Mais il est ambiguë. Ce n'est pas la société qui souffre mais des individus. La souffrance renvoie au vécu d'individus et de groupes qui expriment un mal être. Par contre, on peut, et l'on doit, s'intéresser à l'origine sociale de ces souffrances individuelles et collectives et donc aux violences, visibles et invisibles qui les génèrent.

Bibliographie

Aubert N. (2004) (sous la direction de...) *L'individu hypermoderne.* Paris : Erès.

Bourdieu P. (1993) *La misère du monde.* Paris : Seuil.

Castel R. (1995) *Les métamorphoses de la question sociale.* Paris : Fayard.

Castel R. (2003) *L'insécurité sociale.* Paris : Seuil.

Castel R. (2004) *La face cachée de l'individu hypermoderne : l'individu par défaut. In* : Aubert N. (2004) (sous la direction de...) L'individu hypermoderne. Paris : Erès.

Clot Y. (1995) *Le travail sans l'homme.* Paris : la découverte.

[1] Propos recueillis lors d'un débat organisé par le L.C.S. et des enseignants du lycée de Creil qui avaient fait travailler leurs élèves sur le livre d'A. Ernaux, La place, NRF, Gallimard, 1983.

Dejours C. (1998.) *Souffrance en France. La banalisation de l'injustice sociale.* Paris : Seuil.

Dubet F. (2002) *Le déclin de l'institution.* Paris : Seuil.

Gaulejac V. de (1987) *La Névrose de classe.* Paris : Hommes et groupes.

Gaulejac V. de; Taboada-Léonetti I. (1994) *La lutte des places.* Paris : Desclée de Brower.

Gaulejac V. de (1996) *Les sources de la honte.* Paris : Desclée de Brower.

Gaulejac V de. (2005) *La société malade de sa gestion.* Paris : Seuil.

Gaulejac V de, Hanique F., Roche P. (2007) *La sociologie clinique, enjeux théoriques et méthodologiques*, Toulouse, Érès.

Ehrenberg A. (1998) *La fatigue d'être soi.* Paris : Odile Jacob.

Ernaux A., *La place.* Paris : NRF, Gallimard, 1983.

Hirigoyen M.F. (1998) *Le harcèlement moral. La violence perverse au quotidien.* Paris : Syros.

Ion J. *et al.* (2005) *Travail social et souffrance psychique.* Paris : Dunod.

Ricoeur P. (1990) *Soi même comme un autre.* Paris, Seuil.

Strohl H ; Lazarus A. (1995) *Une souffrance qu'on ne peut plus cacher.* Ville, santé mentale, exclusion et précarité. Rapport DIV-DIRMI.

Soulé M. H. (éd.) (2007) *La souffrance sociale.* Fribour : Academic Press/Éditions Saint-Paul.

L'imaginaire d'une équipe de psychologues sur la souffrance des femmes victimes de violences domestiques

Tania Aiello-Vaisberg
Professeure, Pontifícia Universidade Católica de Campinas – Brésil

Cet article présente la première phase d'une intervention psychosociologique, auprès d'une équipe de psychologues, demandée par la directrice d'une institution vouée à la protection et à la prise en charge des soins des femmes victimes de violence domestique. Pour répondre à cette demande, nous avons décidé de faire une recherche sur "l'imaginaire collectif" développé par des psychologues envers les femmes. Le travail a débuté par la réalisation de quinze entretiens individuels, pendant lesquelles nous avons employé le Procédé de Dessins-Histoires Thématique, une stratégie transitionnelle qui consiste dans la demande d'un dessin et d'une histoire sur un thème, qui, dans le cas présent, est celui d'une femme victime de violence domestique. Ensuite, les psychologues ont été invités à participer à une séance groupale, dans le but de discuter l'ensemble des productions graphiques et verbales. L'équipe est arrivée à se rendre compte qu'elle pensait aux patients de façon très négative, et les jugeait comme des figures passives et résistantes. La difficulté, qui n'est pas rare, de rompre le lien avec l'agresseur produit des sentiments contre-transférentiels très forts, qui mènent les professionnels à se sentir maltraités et agressés, ce qui a été beaucoup discuté pendant la séance. Devant la perception de leurs dégâts émotionnels, les psychologues sont même arrivés à faire une demande dans le sens de la création d'un espace de groupe continu, pour l'élaboration réflexive de l'expérience de la prise en charge de ces patientes, ce qui a produit des changements fort intéressants. Cette clinique sera discutée à la lumière des contributions théoriques de Barus-Michel et Giust-Desprairies.

Il semble que la pratique de l'agression physique de la femme est très ancienne dans la société occidentale. Cependant, ce tableau devient problématique, du point de vue social, depuis le siècle XIX, quand la figure de la victime gagne une visibilité chaque fois plus grande dans l'espace public (Wieviorka, 2005). De cette façon, nous pensons ne pas nous tromper si nous disons que ce phénomène obtient une plus grande attention seulement après l'émergence des mouvements sociaux de défense des droits de la femme. Cependant on peut constater, en examinant la littérature qui est abondante en ce sujet, que rarement les auteurs, psychologues ou sociologues, prennent en compte le faire que la violence contre la femme est une forme particulière de souffrance humaine (Barus-Michel, 2001).

« Les mouvements de femmes, féministes ou non, rendent de plus en plus difficile le maintien confiné des violences qu'elles subissent dans la sphère de l'espace privé, les installant de plus en plus dans l'espace public, faisant du viol, notamment, un crime majeur, y compris, plus récemment, s'il s'agit du viol conjugal, luttant pour liquider la honte qui stigmatise le fait d'avoir été victime, et qui paralyse l'action. Si les luttes pour l'émancipation des femmes ne datent pas du XXe siècle, par contre, la mobilisation contre les violences qu'elles subissent, viols, violences conjugales ou familiales, inceste, a pris son envol dans la foulée de 1968, suscitant dans de nombreux pays des modifications des lois et du droit » (Wieviorka, 2005, p.85).

Si le phénomène est vraiment répandu dans tout le monde (Daligand,2006), la question acquiert, au Brésil, une coloration singulière. La violence domestique arrive, souvent, dans des contextes de forte précarité sociale, marqués par des inégalités sociales et économiques sévères, qui sont à l'origine d'une importante souffrance émotionnelle. Cette souffrance peut être exprimée de plusieurs façons, y compris par le passage à l'acte violent. Les femmes semblent être, encore, les victimes préférentielles. Cependant leur comportement a changé: au lieu de souffrir silencieusement, elles cherchent, maintenant, du secours, au poste de police, dans les églises évangéliques et dans les cliniques de psychologie.

Dès le début des années soixante-dix, le prestige des psychologues augmente, au Brésil, aux yeux de la population. Peut-être quelques traces culturelles, relatives à la valorisation de la proximité affective entre les personnes, expliquent la représentation de la psychothérapie comme un mélange entre la connaissance scientifique du professionnel et l'installation d'une relation d'amitié, ce qui plait beaucoup à un très grand nombre des brésiliens. L'insertion croissante dans des services de santé publique, ou dans des organisations non gouvernementales dédiées à la prise en charge des plus pauvres, a permis que ces professionnels deviennent connus non seulement de la classe moyenne, mais aussi des plus pauvres. Dans ce contexte, les victimes de la violence domestique ont commencé à faire partie d'un très grand nombre de personnes qui pensent trouver dans la psychothérapie une possibilité de solution de leurs difficultés à vivre.

Il est vrai que la formation des psychologues, dans les cours universitaires, ne les a pas bien préparés à cette pratique, mais ça ne les a empêchés de recevoir cette demande, même s'il faut faire beaucoup d'efforts. On sait bien que toute la clinique psychologique est un champ délicat, au fur et à mesure qu'elle implique une très grande proximité avec des expériences de souffrance. De toute façon, il n'est pas possible de nier que le travail avec des victimes de violence domestique pose des difficultés singulières. Nous avons observé que, devant ce type de plainte, le psychologue, émotionnellement mobilisé, finit par osciller entre se plonger dans les tristes histoires racontées, se laissant traverser par la souffrance de la patiente, ou se défendre par la voie de l'éloignement intellectualisé. Les deux réactions indiquent, toutefois, que les psychologues sont très affectés du point de vue contre-transférentiel (Winnicott, 1947)

On doit souligner un aspect très important, qui n'est pas souvent clairement perçu: les vécus contre-transférentiels sont, même pour le psychologue qui a reçu une très bonne formation, une source de malaise et de souffrance, lesquels peuvent, dans de nombreux cas, impliquer la qualité de la pratique et porter préjudice aux patients. Nous nous déplaçons, alors, dans un champ très distinct de ce qui caractérise la cure du patient névrotique dont les symptômes sont toujours interprétables. Ici, au contraire, les psychologues sont fortement touchés par l'expression très concrète de la souffrance émotionnelle des patients victimes de violence domestique. Il existe une similitude de cette situation avec celle vécue devant des patients atteints de graves maladies somatiques, une fois que dans les deux cas il ne s'agit seulement d'envisager la vie phantasmatique mais, bien sûr, la réalité. (Aiello-Vaisberg, Vitalli, Giorgio et Ambrósio,2003).

Quand la pratique psychologique n'est pas limitée aux névrotiques, les psychologues deviennent, comme d'autres catégories professionnelles du champ de la santé publique, victimes du travail pénible. Face à cette situation nouvelle, la réalisation de recherches peut être pensée comme une manière d'engendrer des connaissances dont le professionnel et sa patiente bénéficieront.La recherche, que nous allons présenter tout de suite, est la première phase d'une intervention psychosociologique, par le biais psychanalytique, que nous sommes en train de faire dans une institution privée dont l'objectif est la prise en charge des femmes pauvres victimes de violence domestique. Le noyau de cette intervention est la réalisation de sessions groupales mensuelles, qui sont conçues, d'après une inspiration winnicottienne, comme une aire potentielle de jeux à plusieurs (Sirota, 2003), dans laquelle pourront participer tous les psychologues de cette institution, s'ils le veulent. La première phase de ce travail, qui est l'objet de cette communication, a eu une finalité diagnostique, en même temps qu'elle a facilité notre arrivée sur le terrain. Ce que nous avons trouvé est un matériel très intéressant, qui pourra servir aussi comme source de réflexions importantes sur la situation concrète des psychologues et de leurs patientes.

La Recherche Diagnostique

Dès que nous avons commencé la visite de l'institution, nous avons perçu que les psychologues étaient parfois très affectés, du point de vue émotionnel, par les tristes histoires racontées par leurs patientes, tandis que, dans d'autres moments, ils se montraient, par défense, froids et éloignés des femmes. Il est évident que ces deux types de réaction posent des questions importantes dans la pratique clinique, laquelle demande, comme nous le savons, que le psychologue soit capable d'être émotionnellement « présent et vivant » de façon maximum impliquée. Il peut être intéressant de se souvenir ici de quelques mots de Winnicott (1962), pour penser la démarche psychothérapeutique :

> *« In doing psycho-analysis I aim at: keeping alive, keeping well, keeping awake. I aim at being myself and behaving myself. »*

Il s'agit, comme on peut le percevoir, de recourir à une troisième position, qui puisse permettre d'échapper à l'angoisse et à la rigidité des défenses, par le développement d'une capacité de « vivre », de façon courageuse et authentique, la douleur et l'émotion. Nous sommes bien conscients que l'amélioration des conditions de travail de ces professionnels est une tâche difficile à faire, qui demandera la création d'espaces intermédiaires de parole permettant de favoriser l'intégration, face à la souffrance, entre l'émotionnel et la pensée (Winnicott,1962). Vivre la profession comme une activité qui peut récompenser, dans le sens large du terme, et non comme une ménace au bien-être émotionnel, serait un gain personnel important pour le psychologue. Ce serait aussi bénéfique pour les patients, la qualité de la clinique étant indubitablement améliorée.

Il faut souligner que nous avons réalisé un diagnostic de l'imaginaire des psychologues, qui n'a pas eté considéré comme une individualité isolée, mais en qualité d'éléments constituants d'une subjectivité collective. On a, ainsi, utilisé le concept d'imaginaire collectif, tel qu'il a eté développé par Giust-Desprairies (2003). À notre avis, l'imaginaire collectif permet une vision capable d'articuler de façon rigoureuse, des dimensions subjectives et sociales:

> *« L'imaginaire collectif est un système d'interprétations destiné à produire du sens. Sens que le groupe donne à la réalité pour, en même temps, se signifier lui-même dans la mesure où la perception de la réalité est simultanément une perception d'existence. Il garantit aussi une certaine stabilité de l'objet collectif d'investissement groupal, et, ce faisant, il acquiert un statut d'objectivité. Il est un référent nécessaire au point de se confondre avec la réalité elle-même. L'institutionnalisation de l'illusion partagée donne le sentiment d'une certaine maîtrise » (Giust-Desprairies, 2003, pg.121)*

Ainsi, bien que nous ayons fait des entretiens individuels, notre but a été, tout le temps, la captation d'un phénomène collectif, qui peut être considéré comme un champ, un milieu ou « un lieu où vivent les gens » (Winnicott, 1971). Dans ce lieu intersubjectif, l'imaginaire collectif, en tant que processus, « signe l'existence d'une vie psychique dans l'organisation, en prenant sa source dans la capacité humaine à faire surgir des représentations » (Giust-Desprairies, 2003)

L'usage des cadres transitionnels, inspirés de la pensée winnicottienne, est justifié dans des contextes cliniques et pédagogiques. Ils peuvent être caractérisés par l'utilisation des médiations ludiques, qui facilitent la communication émotionnelle et la prise de dimensions inconscientes (Aiello-Vaisberg et Machado, 2005). Plusieurs médiations ludiques peuvent être utilisées. Pourtant, depuis notre expérience précédente de recherche, et aussi pour des raisons pragmatiques, nous avons choisi le Procédé de Dessins-Histoires Thématique. Ce Procédé consiste dans la demande d'un dessin sur un thème – dans notre cas, le dessin d'une femme victime de violence domestique — et de l'invention d'une histoire sur la figure dessinée (Aiello-Vaisberg, 1999). Finie la tâche, nous ouvrons un espace de parole, pendant lequel le psychologue pourrait se mettre à l'aise pour se manifester comme il le voudrait. Nous adoptons une visée théorique selon laquelle la production de savoir dans les sciences humaines a lieu dans un champ d'intersubjectivité, de façon à ce que nous ne considérons pas le Procédé de Dessins-Histoires Thématique comme un test psychologique, mais comme un recours qui peut favoriser l'expression subjective.

Les psychologues, les patientes et la théorie

La totalité des psychologues qui travaillent dans l'institution, quinze professionnels, treize femmes et deux hommes, ont participé aux entretiens. L'ensemble du matériel clinique obtenu a permis la perception d'un tableau très intéressant, configurant une situation de haine dans le contre-transfert (Winnicott, 1947), qui est mal occulté sous une compassion évidente. Alors, le psychologue construit un discours plaintif et accusateur contre la femme, qui est rendue responsable par le fait d'être victime d'agressions conjugales. Ils arrivent même à sentir qu'il sont agressés et offensés quand les femmes ne sont pas capables, malgré leur désir, de couper les liens avec leurs maris.

Il est intéressant de souligner que souvent les psychologues parlent de la présence d'un « potentiel sain » chez la femme, mais ils finissent par utiliser cette notion pour construire une théorie volontariste, selon laquelle, si elles le voulaient, elles pourraient surmonter les difficultés, en comptant sur le soutien de l'institution. Ainsi, l'idée de l'existence d'un potentiel est invoquée de façon très douteuse, au fur et à mesure qu'elle est utilisée pour justifier des attentes des psychologues. Il semble, dans un premier temps, qu'il s'agit de la reconnaissance d'une qualité, mais ce qui arrive vraiment est une manoeuvre inconsciente par laquelle la femme est convertie en complice du mari agresseur, si elle ne rompt pas immédiatement la liaison conjugale.

Les sentiments hostiles, produits par l'entretien du lien conjugal, sont organisés, par les psychologues, sous la forme de questionnement sur les types relatifs aux gains secondaires éventuels. Sans le percevoir, ces professionnels, parmi lesquels beaucoup travaillent selon l'orientation psychanalytique, sont en train de souscrire une vision qui pense l'être humain comme rationnel et pas "affectable". Alors, les patientes ne seraient pas capables de se comporter de façon normale, pour tomber dans une position de jouissance perverse de la propre souffrance, en raison des tendances masochistes.

La question du masochisme est très complexe et mérite un examen attentif. Nous savons qu'il s'agit d'un concept théorique, forgé dans le but d'expliquer quelques phénomènes liés à la quête de la douleur physique et de l'humiliation morale. En différenciant trois formes de masochisme, l'érogène, le moral et le féminin, Freud (1924) arrive à soutenir que ce dernier serait « l'expression de l'essence féminine ». Bien que présent dans l'homme, il correspondrait, selon la théorie de la bissexualité, à la manifestation de la dimension féminine de son être. On est, alors, très proche d'admettre que la sexualité féminine est une modalité de perversion masochiste.

Les psychologues, que nous avons écoutés, n'ont pas présenté, de manière nette, une théorie universelle selon laquelle on peut dire que toutes les femmes sont vraiment masochistes. Pourtant, ils semblent croire que les certaines femmes, plus exactement celles qui, une fois battues, ne décident immédiatement pas le divorce, sont masochistes. Il y a, alors, un «progrès», vis-à-vis la théorie freudienne du masochisme féminin, qui n'est plus vue comme essentielle, mais comme un trait pathologique qui n'est pas porté par toutes les femmes. Mais, d'autre part, il y a, certainement, un manque de respect par rapport aux patientes qui ne se comportent pas selon les patrons que les professionnels jugent raisonnables. Ce tableau se complète par une observation intéressante: tandis que beaucoup d'hypothèses sur les motivations des femmes sont faites, on voit que l'acte violent et la motivation de l'agresseur sont oubliés, comme s'il s'agissait des questions dépourvues d'importance. On arrive à la situation bizarre où être battue semble plus morbide que être agresseur.

D'autre part, il faut souligner que la façon par laquelle les psychologues étaient attachés à leur théorie du masochisme des patientes, nous a montré qu'ils n'étaient pas en train de penser scientifiquement sur l'expérience clinique, mais, plutôt, réagissaient comme adhérents d'une croyance en quête de sens (Barus-Michel 2004).

En considérant la question de la souffrance et de la recherche de sens dans le contexte de la maladie physique, Barus-Michel (2003) a bien étudié le phénomène de l'adhésion aux sciences parallèles, aux pratiques paranormales et aux religions. Cependant, nous avons observé un autre phénomène, qui est la transformation d'une théorie en objet de croyance par des professionnels qui se sentent frustrés dans leur travail. Ainsi, on constate l'émergence des «comportements croyants» qui ne sont pas liés aux pensées irrationnelles, mais qui ont une configuration presque délirante. Comme le montre bien le savoir psychopathologique, on peut délirer de deux manières: ou bien en croyant en quelque chose impossible, ou bien croyant qu'il est vraie quelque chose possible qui n'est pas arrivée. Dans d'autres termes, le lien délirant avec l'objet dépend, de façon primaire, de la qualité de la relation et pas de l'objet lui-même. Analogiquement, on peut considérer qu'une théorie, pas irrationnelle en soi-même, puisse être utilisée de façon croyante, presque délirante.

Pour finir, disons que, malgré le désir de faire un travail clinique « suffisamment bon », qui laisse place à la solidarité et à la compassion, le contre-transfert est dominé par la haine de la femme, dont la résistance blesse le psychologue. Ce sentiment n'est pas élaboré comme contre-transfert mais, au contraire, justifié défensivement par l'adhésion croyante à la théorie du masochisme féminin. On est, alors, face à une situation dans lesquelles des effets cliniques positifs sont improbables. Cette recherche montre la souffrance émotionnelle des professionnels et leur réaction croyante qui suit, dans des lignes générales, par son extraordinaire persistance, le délire, bien que partagé, en suscitant des réflexions sur la qualité de la psychothérapie de ces femmes.

Bibliographie

Aiello-Vaisberg,T.M.J., Vitalli, L.M., Giorgio,S. et Ambrósio,F.F. *Art-thérapie, clinique winnicottienne et troubles neurologiques sévères.* Paris, Bulletin de Psychologie, 56 (6), 468, 491-794, 2003.

Aiello-Vaisberg, T.M.J. e Machado, M.C.L. *Transicionnalité et enseignement de psychopathologie : réflexions sur les « cours pratiques » à partir de Winnicott.* Le Coq Héron. Paris, 180, 146-153, 2005.

Aiello-Vaisberg, T.M.J. (1999a). *Encontro com a loucura: Transicionalidade e Ensino de Psicopatologia.* Tese de Livre-Docência não publicada. Instituto de Psicologia, USP, São Paulo.

Barus-Michel, J. *Souffrance, trajets, recours. Dimensions psychosociales de la souffrance humaine.* Bulletin de Psychologie, 54(2),117-127.

Barus-Michel, J. *Souffrance, sens et croyance.* Paris, Eres,2004.

Bleger, J. (1963/1984). *Psicologia da conduta.* Porto Alegre: Artes Médicas.

Dalligand, L. (2006) *Violences conjugales.* Paris, Albin Michel.

Freud, S. (1924) *El problema econômico del masoquismo.* Traduccion de Luis Lopez-Ballesteros y de Torres. Obras Completas. Madrid, Biblioteca Nueva, 1948.

Giust-Desprairies, F. *L'imaginaire collectif.* Paris, Eres, 2003.

Sirota, A. Figures de la perversion sociale. Paris, EDK, 2003.

Wieviorka, M. *La violence*. Paris, Pluriel, 2005.

Winnicott, D.W. (1947) *La haine dans le contre-transfert. De la pédiatrie à la psychanalyse*. Traduction Jeannine Kalmanovitch. Paris, Payot, 1969.

Winnicott, D.W. (1962) *The aims of psycho-analytical treatment. In The maturational process and the facilitating environement*. London, Karnac, 2005.

Winnicott, D.W. (1971) *La consultation thérapeutique et l'enfant*. Traduction Jeannine Kalmanovitch. Paris, Gallimard, 1979.

Winnicott, D.W. (1971) *Playing and Reality*. London, Tavistock/ Routledge, 1991.

CHAPITRE 5

Psychique et social :
La question de l'inconscient

Adresse

Michel Armellino
Psychologue clinicien

Chère Jacqueline, il y a deux grandes périodes dans notre rencontre : celle où j'ai été ton étudiant et celle, toujours actuelle, où tu m'as invité à partager avec toi l'enseignement, la recherche, la pratique de l'analyse de groupe, la formation, etc.

De la première, je retiens deux souvenirs : la très gentille lettre que tu m'as écrite à l'occasion de la naissance de ma première fille, Camille, « si bien née » et, ce qui fut un moment fondateur pour moi, une sorte de viatique, une très précieuse démarche pour les nombreuses situations où je me suis trouvé, avec toi et d'autres, en situation d'analyste/animateur de groupe. Dans les années 70, les étudiants en psychologie de Sciences Humaines Cliniques devaient se frotter à l'épreuve de la dynamique de groupe. Je cherchais avec quelques autres « pirates » à écumer le signifiant sinon les quatre mers. Nous avions épuisé déjà trois ou quatre maîtres de conférences, et non des moindres, mais quand nous te vîmes arriver, nous sûmes immédiatement que nous avions affaire à forte partie. Dès lors, nos abordages tombèrent à l'eau et nos paroles prirent d'autres directions. Un jour (quel souvenir !) je découvris, lors d'une séance, que toi, cet être auquel j'attribuais toute puissance, phallus and co, cette analyste, ô combien redoutée était une femme. Je n'en revenais pas de ma découverte et je t'ai dit, après quelques hésitations, et pour une fois simplement : « vous êtes une femme ». Silence, sidération , on aurait entendu une puce avaler sa salive. Et toi, avec un rien de gravité, tu as ponctué : « ce qui est mort de moi peut vivre de nous ». Ce jour-là, j'ai su et senti ce qu'était une interprétation en situation de groupe. Tu t'adressais aux participants en même temps qu'à moi. Au groupe, ce que tu disais venait poser un repère et, dans sa forme ramassée où chaque mot comptait, ouvrait à une sorte de déploiement du sens, appelant d'autres significations et associations. Je pensais aux mots de Tosquelles : « ce qu'il faut noter, c'est la séquence (geste), la coupure (geste) ».

Chapeau, l'Artiste.

L'autre période est celle du partage d'expériences, de co-animation, d'élaboration de projets, de recherches. J'ai eu la chance d'être pressenti par toi comme apte à enseigner, animer, participer à une recherche et tu m'as invité à rejoindre un groupe de psychosociologues dont tu faisais partie, l'APSI (Association de Psychosociologie Institutionnelle), puis l'IGI (Individus Groupes Institutions). J'ai été pendant de longues années un de tes chargés de cours, et nous avons travaillé sur de nombreux chantiers dont nous assurions la conception puis l'animation : séminaires de préparation à la retraite, formation de formateurs de formateurs.

La recherche avec toi pouvait être une fête, un banquet où chacun apportait ses expériences, ses pratiques, ses lectures, interrogations et réflexion. Pendant des années notre groupe de recherche au laboratoire de psychologie clinique fut un des moments les plus stimulants et précieux de ma pratique, permettant les « importations » et les « exportations » : j'arrivais avec des bribes de questions, des ébauches de problématique et je repartais avec un cadre d'hypothèses et des dispositifs d'analyse. J'en ai beaucoup profité et tu n'étais jamais avare de tes analyses. Mais cette fête avait aussi ses lendemains difficiles qui révélaient une épreuve : celle d'une inhibition parfois indépassable à l'écriture. Dans le groupe du laboratoire, tu apportais un angle de vue original, allant débusquer au plus loin l'élément signifiant de l'ensemble des faits. Là, on pouvait penser à ta passion pour l'Archéologie, à la fièvre, à l'excitation qui t'habitait sur un site de fouilles ; au lent travail pour dégager l'objet de sa gangue de terre. Un jour un étudiant dit, à la fin d'une session d'analyse de groupe, : « avec vous madame Barus, nous avons découvert que l'analyse n'était pas seulement une technique, c'est aussi un art ».

Je voudrais maintenant célébrer l'amie, car au fil de notre travail psychosociologique, nos vies se sont croisées et une amitié est née. Nous avons beaucoup ri ensemble, dans la pratique et en dehors, et nous avons aussi pleuré, les épreuves ne nous ont pas manqué. Grâce à toi, j'ai connu Françoise, Florence, Annie-Charlotte, Luc, François et tant d'autres. Grâce à toi, j'ai pu souvent éprouver que je faisais le plus beau métier du monde et surtout, qu'en groupe, une femme et un homme qui animent et analysent ensemble, créent une expérience inoubliable, essentielle. Tu tenais à cette présence, ce partage, cette parité.

Merci Jacqueline, Merci mon amie.

« A la rencontre du groupe »

Ophélia Avron
Psychanalyste, Membre de la Société
Psychanalytique de Paris

Comme beaucoup d'entre nous réunis ici, nous avons parcouru un long chemin ensemble, Jacqueline. Celui de la psychologie sociale à l'Université Paris VII, celui de l'amitié qui est venu tout naturellement le croiser.

Nous est donnée aujourd'hui l'occasion de vous dire publiquement ce que nous pensions peut être secrètement vous concernant. J'ai pour ma part toujours été impressionnée par la puissance et la facilité de votre écriture, par l'ampleur de vos points de vue (bien rendue aujourd'hui par Gilles Arnaud) et par votre dynamisme quasiment guerrier. Il était bien nécessaire au cours de ces sombres combats universitaires et vous avez souvent réussi. Vous nous donniez confiance.

Nos recherches ne se développaient pas sur les mêmes terrains d'exploration mais se faisaient des clins d'œil. Vu ma myopie natale, ce sont plutôt les mini-observations de la clinique thérapeutique groupale qui m'ont fascinée alors que vous prospectiez les situations institutionnelles et les problématiques des relations de pouvoir. Mais nous savons aussi que, dans leur complexité, l'infiniment grand et l'infiniment petit sont en correspondance. Je me souviens du numéro 4 des Cahiers de l'Institut des Psychologues Cliniciens de novembre 1986 ; il rendait compte d'un colloque que j'avais organisé avec vous, animatrice des débats, « l'institution et les processus inconscients ». Cette difficile et fondamentale question sur l'inconscient, sa dynamique, sa fonction « hors les murs » de l'intrapsychique était au cœur des débats. Qu'en dire aujourd'hui ? Avons-nous enrichi nos conceptions ? Où en sommes-nous ? En ce qui me concerne c'est encore ma question.

Vous connaissez mon propre parcours puisque vous avez rendu compte avec beaucoup d'empathie et de perspicacité de mon livre « La pensée scénique ». Si j'avais à poursuivre le dialogue avec vous, ce serait, en vue d'approfondir ma propre pensée, de confronter nos conceptions concernant ce que j'ai appelé « la pulsion d'inter-liaison » et ce que vous avez nommé « la pulsion sociale ».

Il me semble que l'une et l'autre nous reconnaissons l'importance des processus inconscients liés à la sexualité infantile, la puissance des représentations imagoïques prêtes à investir non seulement l'image de l'autre désiré mais toute situation relationnelle. Cependant l'une et l'autre nous sommes amenées à proposer d'autres processus, d'autres forces en jeu pour rendre compte de la complexité des rapports humains.

Votre démarche qui balaie le vaste champ du social, examiné notamment sous l'angle des relations de pouvoir, vous amène à démontrer que le lien social ne peut être considéré comme une réduction ou une simple extension de l'intrapsychique. Le modèle psycho-familial de la sexualité infantile est insuffisant à l'expliquer. Je ne saurais entrer dans les arcanes de votre débat mais vous arrivez, *in fine,* au postulat d'une tension pulsionnelle vers le semblable. Pulsion sociale qui ne se confond pas avec la pulsion sexuelle et qui avec elle définirait la nature même de l'homme, chacune ayant son propre développement.

C'est précisément sur ce point que je suis intéressée par votre recherche car j'ai été moi-même confrontée aux limites explicatives du modèle de la sexualité infantile, dans le champ restreint des groupes thérapeutiques.

Afin de pouvoir échanger à ce sujet, je me permets de rappeler succinctement les étapes de mon parcours.

1ère étape : les effets de présence.

Etape de lectures comparatives et d'observation participative. Ma pratique des groupes de thérapie s'est développée en parallèle avec la pratique de la cure psychanalytique classique. Formée à l'écoute des contenus inconscients qui brutalisent et divisent sans cesse les intentions conscientes et le sens, je n'avais aucune difficulté à retrouver en situation de petits groupes l'expression des désirs infantiles refoulés. Chacun les porte en soi, à jamais, quel que soit le contexte d'expression actuel. Je dirais même que ce constat clinique, pour qui a intériorisé cette expérience, est si évident, si prégnant, qu'il a plutôt un contre coup aveuglant à l'égard de l'observation d'autres éventualités. Il m'a fallu un long temps, la lecture des travaux de chercheurs intéressés par les phénomènes de groupe, l'impulsion décisive donnée par le livre de Bion traduit en 1965, « Recherche sur les petits groupes », que j'ai lu à cette époque, pour que mes propres réflexions se mettent en route.

Sans doute lié aux caractéristiques de ma propre sensibilité participative, très tôt mais sans pouvoir les situer dans un fonctionnement psychique général, j'ai détecté en moi et chez les autres membres du groupe ce que j'ai appelé d'emblée « les effets de présence » : mise-en-tension qui mobilise instantanément, à leur insu, les individus entre eux ; sorte de tension / attention qui oriente, rapproche, éloigne, créant un champ interactif fluctuant, silencieux, à peine perceptible. De cette dimension énergétique en devenir, il se dégage pour l'observateur attentif un certain sentiment participatif d'exister avec les autres et par les autres. Il me faut de suite signaler qu'il ne s'agit ni d'un sentiment précis, ni d'un sentiment forcément agréable. On est plutôt dans le registre d'une sorte de vitalité participative en alerte. On se sent activé, orienté, prêt à réagir de façon offensive ou défensive avant même que le discours en apporte la justification. C'est précisément cette activation réciproque, imprécise, fluctuante et puissante cependant qui a focalisé mes recherches. Mon souci était, non sans difficulté, de différencier ce sentiment confus d'exister avec les autres et par les autres, des affects de satisfaction / insatisfaction du désir sexué. Alors que celui-ci est lié aux traces mnésiques de l'excitation, à la représentation liée aux premières satisfactions de plaisir et qu'il cherche inconsciemment à s'imposer à l'autre investi d'attente, le sentiment d'exister avec autrui est le produit des effets de présence. Il ne peut advenir qu'à travers la genèse interactive qui s'opère entre les sujets.

Produit par une activité énergétique en interdépendance, il comporte l'imprévisibilité de l'apport externe qui peut devenir par-là même inquiétant et provoquer paradoxalement des aménagements défensifs en quête de prévisibilité. Je pouvais constater, combien, lors de leur première rencontre et ensuite à l'apparition des moindres changements, les patients que je recevais dans les groupes de psychodrame ou de parole, étaient aussitôt sur le qui-vive.

Dans ces groupes de thérapie ils sont 7, ils ont souvent fait déjà de longs parcours thérapeutiques. Ce sont des états-limites, terme commode pour exprimer la difficulté de les situer par rapport à la névrose et à la psychose. Pour se délivrer de cette tension-attention d'arrière-fond que j'essaie de cerner, certains se précipitent dans la parole, d'autres se mettent systématiquement en retrait. La répétition de ces conduites et les réactions qu'elles provoquent chez les autres, permettent une amorce de réflexion sur les dysfonctionnements de ces mises-en-liaison mutuelles en quête d'une prévisibilité sécurisante à travers l'immobilisation des réactions.

Ceux qui se mettent en retrait sont en réalité dans un état de surveillance angoissée, et ceux qu'ils croient éviter évaluent cette place apparemment vide. Ceux qui se plongent dans des récits souvent rodés, adressés — non adressés, s'enferment d'une autre façon dans leur bulle individuelle provoquant des chutes de tension et de brutales intrusions externes. Mon travail à ce niveau consiste à déstabiliser quelque peu les participants en les questionnant sur ce qui se passe ou en favorisant simplement les échanges en vue de faire entendre plus souplement l'existence de soi et des autres. Ces patients « états-limites » ont souvent de graves problèmes à ce niveau. L'expérience m'a montré qu'il faut savoir attendre et favoriser la restauration d'une certaine capacité d'écoute pour que soient reprises plus efficacement les problématiques infantiles qui leur sont souvent familières vu leur parcours analytique antérieur, mais qui peut prendre un aspect d'explication défensive quand la sécurité identitaire est menacée.

2e étape : rythmicité émotionnelle participative

Ces différentes observations m'ont amené à passer d'une désignation descriptive « effets de présence » à une compréhension processuelle et fonctionnelle de ces états énergétiques de base. Ce terme de rythmicité émotionnelle participative cherche à indiquer le mouvement interne/externe qui surgit par activation réciproque différenciée et les fonctions d'activation tenues de part et d'autre. C'est une façon indirecte de signaler qu'il ne s'agit pas dans ce cas de sommation d'affects ni du stade archaïque d'indifférenciation auquel on a si souvent recours. Ce processus constant est assuré par une différenciation et une dissymétrie de base des polarités énergétiques de la stimulation et de la réceptivité en appel inversé. Ce mouvement de liaison assure des états d'équilibre instable qui font aussitôt appel à de nouveaux équilibres pour maintenir, accentuer ou affaiblir le mouvement d'ensemble. Il ouvre la voie à une stratégie élémentaire de ce processus élaboratif de la stimulation et de la réceptivité source de lien. Expérimentation d'une forme d'interdépendance par un acte commun où sont évaluées obscurément les interventions nécessaires pour la mise en rapport des uns et des autres. Niveau d'une connaissance émotionnelle des rapports énergétiques nécessaires pour assurer l'inter-liaison psychique, naissance d'une proto-pensée dirait Bion, proto-pensée qui permettra l'ouverture aussi bien aux processus secondarisés de la solidarité et des finalités prises en commun qu'aux processus du pouvoir et de l'asservissement réciproque. Il y aurait beaucoup à dire sur ces processus de base toujours actifs, nécessaires aussi bien au sentiment d'identité qu'aux actions de solidarité ou d'emprise. L'aide à la subjectivation dans ce contexte de contrainte et d'écart est une aventure qui demande bien des réflexions de la part des thérapeutes et des psychosociologues.

. 3ème étape : La pulsion d'inter-liaison.

Restait pour moi, psychanalyste, d'essayer de confronter mon expérience et mes réflexions clinico-théoriques à la métapsychologie freudienne. Pour rester cohérente et enrichir ma connaissance des effets de la sexualité infantile, il m'a semblé possible d'articuler une vision du fonctionnement psychique à partir d'une double pulsionnalité en étayage et en conflit,

- d'une part, celle de la pulsion sexuelle avec sa force dynamique et représentative qui maintient continûment dans ses sous-sols inconscients la recherche inlassable de l'actualisation des désirs sexualités,

- d'autre part, celle de la pulsion d'inter-liaison qui assure les premiers liens rudimentaires du lien réciproque, fluctuants, toujours prêts à se déliter, mais porteurs d'une stratégie primitive pour assurer la permanence sécuritaire et dangereuse du vivre ensemble.

A ce niveau pulsionnel, des finalités différentes sont à la fois impératives et en opposition : recherche du plaisir individuel et recherche d'une communauté sécuritaire. Un difficile ajustement aura ainsi dès l'origine à trouver ses limitations respectives. Bien entendu les formes de socialisation acquises dans chaque groupe viendront soutenir ces fragiles tentatives, mais mon idée c'est que la tiercéisation est en germe dans cette nécessité rudimentaire de faire fonctionner ensemble des objectifs impérieux et contradictoires. Pour aller plus loin il me faudrait développer ici l'idée que toute forme de scénarisation, fantasmatique, rêvée ou accomplie représente l'innovation structurée et structurante de la rencontre des représentations sexuelles infantiles de chacun et de la dynamique énergétique mise en route entre tous les individus présents. Scénarisation en mouvance et en possible transformation avec des étayages ou des dominantes plus ou moins stables, des stratégies séductrices et des stratégies sécurisantes collectives à aménager.

Ouverture à discussion bien entendu.

Afin de continuer à creuser mon sillon (dans ce domaine, plus on creuse et plus on est amené à creuser car le fond toujours échappe...) mon créneau de recherche actuel porte sur la clarification des défenses spécifiques de la pulsion d'inter-liaison. Si le refoulement des représentations interdites de conscience représente la défense majeure de la pulsion sexuelle, je pose la question de possibles défenses concernant la dynamique énergétique du lien inter-psychique. Ce ne sont pas les représentations qui sont ici en jeu, mais l'énergie interpulsive créatrice du lien. Pour cela, j'examine en particulier les dysfonctionnements des mouvements d'appels inversés de la stimulation et de la réceptivité. Il y a là souvent des clivages. Les pathologies psychotiques, narcissiques organisent leurs défenses dans ces formes de clivage qui coupent le lien avec l'appel rythmique extérieur et risquent l'immobilisation des polarités complémentaires de part et d'autre. D'un côté agit le sur-stimulant par exemple, de l'autre côté le réceptif passif . Cela peut entraîner des collages à la fois rassurants et dévitalisants. Dans la réalité clinique, les multiples formes scéniques regroupent les différentes expressions pulsionnelles et leurs défenses, d'où la difficulté de l'observation. Ce sont les dominantes dues au dysfonctionnement qui sont paradoxalement nos guides.

Ce rapide survol me donne à moi-même le vertige, quand je sais combien la clinique est lente, difficile, combien il faut être prudent et rester en continuelle recherche, mais c'était l'exercice obligé d'aujourd'hui et je l'ai tenu.

Pour me rassurer Jacqueline, je me tourne vers vous pour renouveler mes questions puisque vous aussi vous avez été amenée à postuler ce que vous avez appelé la pulsion sociale. J'aimerais connaître mieux votre propre position. Qu'est-ce qui à partir de votre expérience des groupes institutionnels et des enjeux de pouvoir a amené la nécessité de considérer, au delà ou en deçà des figures familiales et des thématiques œdipiennes un sujet social non confondu avec le sujet sexué et enraciné dans le substrat énergétique pulsionnel qui met en mouvement les psychismes, substrat énergétique défini par vous comme « un transport énergétique et émotionnel, une sorte de corporéité affective ». Et qu'entendez-vous plus précisément par l'attrait du semblable ?

Vous devinez ma curiosité et mon intérêt. J'aimerais entendre les développements de votre proposition si ce n'est aujourd'hui, vu les multiples rendez-vous de parole qui vous sont adressés, un jour de prochaine rencontre, par avance je vous remercie.

L'art du modelage psychosocial
ou
« Les leçons d'une potière bien peu jalouse »

Gilles Arnaud
Professeur de psychosociologie
des organisations au Groupe ESC Toulouse

« « Tout art impose une forme à une matière. Mais parmi les arts de la civilisation, la poterie est probablement celui où le passage s'accomplit de la façon la plus directe, avec le moins d'étapes intermédiaires entre la matière première et le produit, sorti déjà formé des mains de l'artisan avant d'être soumis à la cuisson. »[1] *L'œuvre du potier est comparée à celle du démiurge dans de très nombreuses civilisations, remarque Lévi-Strauss : « (...) tout démiurge manifeste un tempérament jaloux ». Cette contrainte, exercée sur la matière, ainsi que le caractère extrêmement délicat des techniques de fabrication et de cuisson, engendrent autour de la poterie des attitudes et des rites d'exclusion dont la « jalousie » est l'équivalent narratif ».*

Marcel Hénaff

Introduction

Psychique et social : deux éléments fondamentaux que comme la terre et l'eau, Jacqueline a mille fois mêlé, puis modelés et travaillés en un même mouvement. A la manière de l'artisan-potier devant son tour, elle leur a donné forme(s) (avec le concept de « sujet social », par exemple). Et ce dont je voudrais témoigner ici, non sans un clin d'œil incident (mais nullement innocent) au célèbre essai de Claude

[1] Le même type de remarque me paraît s'appliquer à la psychosociologie dans le secteur des Sciences Humaines et Sociales.

Lévi-Strauss, *La potière jalouse*[1] (cité à l'occasion par Jacqueline elle-même[2]), c'est qu'elle s'y est justement employée en potière bien peu jalouse, tant de ses secrets de fabrication que des prérogatives de son magistère. Ainsi ses hypothèses, théorisations, inférences cliniques, ou encore intuitions, interrogations, positions subjectives quant aux modes d'intégration possible des logiques psychiques et sociales, ont-elles été sources d'enseignements précieux pour ma propre orientation psychosociologique (et pour celle de très nombreux collègues, comme ce colloque en fournit la preuve, s'il en était besoin). Ces enseignements, au-delà même des multiples apports conceptuels et méthodologiques de Jacqueline, peuvent selon moi se condenser autour de quatre propositions transversales qui, d'une façon ou d'une autre, mettent en jeu la question de l'inconscient. Elles constituent autant de « leçons » pour les chercheurs et les praticiens, qui dans nos disciplines sont si souvent les mêmes.

1ère leçon concernant l'alliance du psychique et du social :

Emulsionner sans amalgamer, en laissant de l'espace à l'espace…

Jacqueline l'a rappelé et étayé sans relâche :

« Faire de la psychologie sociale (…), c'est voir comment le psychologique et le social se suscitent réciproquement. Le psychologique en effet, désir et angoisse en butte à la réalité, provoque des structures qui sont à la fois de défense et d'action : destinées à soulager les émois et à faire aboutir les besoins. Le social, ces structures, éveillent à leur tour des imaginaires et des comportements, des représentations créant et transformant des émois, entraînant actions et interactions qui ne laissent pas d'alimenter le circuit »[3].

[1] La potière jalouse, Plon, Paris, 1985. Cet ouvrage propose, en effet, un mythe contre-oedipien parodique, par lequel il fait dériver l'essentiel de la psychologie humaine, non d'Œdipe roi de Sophocle comme Freud, mais d'une pièce de théâtre d'Eugène Labiche, Un chapeau de paille d'Italie.

[2] In (entre autres) *Le sujet social.* Etude de psychologie sociale clinique, Dunod, Paris, 1987, page 39.

[3] *Le sujet social, ibid,* page 193.

Ce à quoi nous invite par conséquent Jacqueline, c'est oser travailler aux différentes formes d'émulsion entre psychique et social. Mais – et c'est pour moi ce que je retiens presque de plus « fort » dans l'exemple qu'elle nous livre – elle ne se contente pas de s'y atteler avec bonheur ; elle incorpore les deux textures, en y introduisant du « jeu », du non recouvrable, une respiration interstitielle – un peu comme dans l'apologue du potier que commente précisément Lacan au détour de son séminaire sur l'Ethique (1959-60)[1] : l'artisan-potier crée ses objets (pots, vases, etc.) d'un mélange d'argile et d'eau, pétri autour d'un vide qui en est le principe génératif[2]. Analogiquement, tout se passe comme si Jacqueline, à partir de matériaux psychiques et sociaux, façonnait ses propres concepts (par exemple, celui – revisité – de politique[3]), en laissant, au centre de ses élaborations, un espace structurant à double titre.

D'une part, il s'agit d'un espace de liberté, de l'ordre du trou à combler[4], qui constitue un appel à la reprise de la réflexion par d'autres, pour la poursuivre, l'approfondir, voire la réfuter (pourquoi pas), ou pour en user cliniquement sur un terrain d'intervention, avec une possibilité de subjectivation pour le « repreneur ». Espace transitionnel, donc, qui fait de la contribution heuristique de Jacqueline à la psychosociologie, non une doctrine fermée, figée, contraignante dans son « application », mais une œuvre ouverte[5], vivante, appropriable.

D'autre part, cet espace apparaît aussi comme celui du manque impossible à satisfaire, de l'inachèvement, de l'inépuisable, du reliquat irréductible – manque auquel font écho, à divers niveaux, les notions de désir, de langage, mais aussi d'instituant, de crise, etc. Il est ainsi pour le moins frappant de constater combien Jacqueline

---

1 Jacques Lacan, *L'éthique de la psychanalyse*. Le Séminaire, livre VII, Le Seuil, Paris, 1986, pages 144-148.

2 Celui, « en creux » si j'ose dire, de pouvoir faire office de contenant comme le signifiant.

3 Voir le dernier ouvrage de Jacqueline : *Le politique entre les pulsions et la loi*, Erès, Ramonville, 2007.

4 Se reporter à la distinction entre trou et manque, telle que formalisée par exemple par Jacques Ardoino.

5 Ouverte au sens d'Umberto Eco, c'est-à-dire qui se prête à une grande variété de lectures sans être dénaturée ni pervertie.

maintient intacte la place « vide » du tiers (déterminante au cœur de sa pratique de régulation, notamment) jusque dans sa théorisation psychosociale, qui n'a aucunement vocation à se poser comme englobante ou – pire – pan-explicative. Autre façon d'énoncer qu'il ne sert à rien de chercher qui du psychique ou du social détient une quelconque et prétendue précédence ou préséance : non seulement parce que les deux dimensions se répondent circulairement et dialectiquement, mais aussi (surtout ?), nous démontre Jacqueline, parce qu'elles peuvent in fine être l'une comme l'autre renvoyées (dos à dos) à leur dette commune à ce manque proprement humain : c'est parce qu'il y a du manque qu'il y a *et* du sujet *et* du socius.

D'ailleurs, l'inconscient traverse bel et bien les deux registres, tout en n'ayant ni caractère privatif, ni dimension transcendantale. Encore une ligne de force que Jacqueline a développée et réaffirmée au fil de ses travaux, même les plus récents.

2ème leçon par rapport à l'approche psychanalytique :

Répudier sans cesse ses « routines », en particulier celles que l'on affectionne le plus…

Songeons à l'artisan-potier qui, loin de se reposer sur ses acquis, rejette les facilités de certaines « routines » (surtout les plus spontanées) – en tant que ces automatismes peuvent se révéler sclérosants pour la créativité – afin d'enrichir sa pratique et de trouver de nouveaux tournemains. Dans le même ordre d'idée, Jacqueline nous montre aussi l'exemple d'une volonté constante de ne pas sacrifier à la tentation d'un recours systématique, en l'état, à des notions et approches issues de disciplines familières et/ou reconnues – psychanalyse en tête – pour au contraire inventer et fabriquer ses propres « outils » : par exemple, le concept de « pulsion sociale ».

Ecoutons-la sur ce sujet :

> *« L'inconscient, certes toujours présent, joue le rôle de frein, d'engluement imaginaire dépouillant justement les relations de leur caractère social, mais il n'obère pas pour autant le registre social où hommes et femmes adultes jouent le jeu de l'association poussés par le besoin de reconnaissance et la nécessité d'une transformation collective de la réalité... La psychologie sociale ne peut donc se passer d'analyser les modes de conjonction de l'intrapsychique et de l'inter-psychique. Elle ne peut contourner ce que la psychanalyse révèle de l'inconscient, mais elle ne peut lui concéder la part entière à la connaissance de l'expérience sociale. C'est pourtant ce qu'ambitionne la psychanalyse. D'autre part donc la psychanalyse fonctionne comme une idéologie qui opère une psychologisation du politique... »*[1].

Les premières fois, il y a fort longtemps, que j'ai lu ce que Jacqueline pouvait écrire dans cette veine sur la théorie psychanalytique, que ce soit pour la critiquer ou simplement la « remettre à sa place », je me suis dit que la charge était rude et quelque peu injuste tout de même (car il me semblait que ses reproches devaient être adressés prioritairement à la psychologie plutôt qu'à la psychanalyse, nuance).

Mais, à la réflexion, si les coups portés ne manquaient pas de dureté, c'est vrai, j'ai fini par comprendre quelque chose, dont chacun (académique ou intervenant) pourrait faire son miel : à savoir que cette critique en règle – que Jacqueline me pardonne cette « interprétation » – paraît à la mesure de la passion qu'elle met effectivement dans son rapport à la psychanalyse. Or, toute passion, y compris intellectuelle, est potentiellement porteuse d'asservissement ou d'aveuglement. Ne peut-on considérer dans ces conditions que Jacqueline, en psychologue patentée et clinicienne avertie, n'a (eu) de cesse de se protéger contre les errements d'une éventuelle allégeance idéologique au corpus analytique ? En ce cas, sans doute a-t-elle bien

---

1 *Pouvoir : mythe et réalité,* Klincksieck, Paris, 1991, pages 319-324.

fait, si le totalitarisme explicatif précédemment évoqué se profile à l'horizon du « psychanalysme »[1].

Tel est donc l'enseignement que je retire de la démarche de Jacqueline à l'égard du risque d'hégémonie psychanalytique : il nous appartient d'apprendre à contester en premier, et qui plus est sévèrement, les approches qui nous sont « consubstantielles », c'est-à-dire auxquelles nous devons le plus, que nous préférons entre toutes ou que nous maîtrisons le mieux (la psychologie pour le psychologue, la sociologie pour le sociologue, etc.), avant de nous attaquer à des menaces plus exogènes. Pourquoi ce précepte d'hygiène théorique en forme d'autocritique ? Pour garder sa primauté et sa « fraîcheur » à l'expérience clinique, faire en sorte qu'elle ne soit pas immédiatement encodée, puis réduite et neutralisée dans un paradigme absorbant, donner le premier et le dernier mot au « substrat » humain, se laisser surprendre et enseigner par lui, même si c'est au prix de l'inconfort épistémologique.

S'y ajoute emblématiquement, dans la démarche de Jacqueline, un goût prononcé pour les montages interdisciplinaires et, à la façon de l'artisan, pour le bricolage conceptuel (pour rester dans la métaphore céramique : de « briques » et de « brocs »), qui incite à faire glaise de tout choix, opéré en situation, au regard d'objectifs toujours réactualisés (comme si Jacqueline, à l'occasion de chacune de ses découvertes, ne cessait de repousser les limites de notre univers de représentations et d'en rapporter des composants jusqu'alors inconnus – sortes de pierres de lune ou de roches martiennes – pour en faire sa matière première et en extraire de nouveaux objets). Il en résulte une forme atopique/atypique de liberté de pensée, voire d'insoumission institutionnelle, ainsi qu'une irrévérence de ton qui devrait faire plus d'émules.

---

1 Dénoncé salutairement il y a 35 ans par Robert Castel (*Le psychanalysme. L'ordre psychanalytique et le pouvoir*, Maspéro, Paris, 1973). Mais les temps ont bien changé !

3ème leçon à propos de la mobilisation de la singularité subjective dans la recherche :

Ne pas céder sur son désir de faire corps avec son œuvre…

L'acte créateur de l'artisan-potier, surtout lorsque celui-ci se mue en artiste, s'origine d'une motion désirante qui le « dépasse » (au double sens d'« aller plus loin » et de « demeurer une énigme »). Contre elle il n'a nullement à se défendre, bien au contraire, puisqu'elle l'inspire en s'incarnant dans l'œuvre qu'il réalise : « faire et en faisant se faire », pourrait-on en conclure. De la même manière, toute activité de recherche procède aussi du désir inconscient d'un chercheur qui méconnaît qu'il « cherche », pour fuir et masquer la vérité qui le cause en tant que sujet (en la recouvrant donc par une autre) ; autrement dit qu'il se cherche en réalité lui-même, tel que l'indique Jacqueline dans son article intitulé *« Le chercheur, premier objet de la recherche »*[1].

Là encore, comme chez le créateur qui pétrit et sculpte sa pâte argileuse, il importe que le chercheur maintienne vivace ce désir de faire corps avec son œuvre, en l'occurrence scientifique. Mais il y a plus, car dans la sphère clinique en particulier, il lui revient également, rompant avec l'opacité de l'élan démiurgique, de se reconnaître comme étant effectivement cet objet primitif de sa recherche, c'est-à-dire de passer par soi, afin de pouvoir aller vers l'autre, objet épistémique, désormais second sans être secondaire.

Jacqueline précise :

> *« Le chercheur en sciences humaines devrait être le plus averti de sa propre inclusion dans la recherche. Mais le refoulement préside à la recherche en même temps que la curiosité passionnée qui en est le signe inversé… Le chercheur veut savoir sans se reconnaître. Son objet doit être différent, étranger, décidément ce qu'il n'est pas, ne peut pas être. Et même cette différence est destinée à le protéger, comme si à être médecin on se garantissait d'être jamais malade. Mais il n'atteindra de la différence que s'il s'y reconnaît… On peut se demander si toute rigueur de la recherche ne se garantit d'abord dans un*

---

[1] In Bulletin de psychologie, n°377, tome XXXIX, pages 801-804.

examen du refoulement, à savoir du chemin d'évitement qui a conduit le chercheur à énoncer son désir dans les termes de ses hypothèses et sous les espèces de son objet... Pour atteindre la différence, l'autre, l'étranger qu'il prétend chercher il faut que le chercheur passe par la reconnaissance de ce qu'il est dans sa recherche : analyse de l'implication, du transfert (celui du chercheur) »[1].

Celles et ceux qui la connaissent le savent bien : Jacqueline, que ce soit à l'université, en contexte clinique ou dans ses activités associatives, n'est elle-même pas économe de son désir. Dans tous ces secteurs, elle se situe en cela à mes yeux nettement du côté de l'instituant, non de l'institué (d'où le paradoxe d'un « colloque hommage », d'ailleurs). En matière de recherche, elle nous rend tout particulièrement attentifs à la richesse du retour sur investissement subjectif (si je puis m'exprimer en ces termes « spéculatifs ») : lorsque l'on est chercheur dans le champ psychosocial, nous montre-t-elle, il ne faut surtout pas en rabattre sur son désir (avec l'espoir plus ou moins secret que cette amputation le rendrait plus facile à contrôler), mais au contraire miser, parier sur lui, se mettre en jeu personnellement (avec sa singularité, son inconscient...), pour pouvoir d'abord exister, puis se reconnaître et enfin s'effacer devant l'autre. Parcours initiatique s'il en est...

4ème et dernière leçon dans le registre de la transmission et du transfert :

Préférer les rapports de compagnonnage aux relations maître-apprentis...

Dans son approche pédagogique et relationnelle comme dans sa démarche d'intervention, Jacqueline ne se pose pas en modèle canonique, alors que le lui permettraient pourtant la qualité de ses travaux et la spécificité de sa « marque de fabrique » : pour tout dire, son autorité intellectuelle (même si cette expression pompeuse ne lui sied guère). Où l'on retrouve, sous diverses métamorphoses, la position exigeante – mais ô combien stimulante – du clinicien, qu'elle a continûment explicitée et pratiquée.

---

[1] Ibid (note 12), page 803.

« *Le clinicien*, insiste-t-elle, en effet (entre autres aspects), *ne se prétend pas détenteur d'un savoir ou de recettes susceptibles d'être appliquées. Il n'est pas un administrateur de signifiants qui, charisme aidant, et suivant les modes, emporte plus ou moins durablement des convictions* »[1].

D'égale à égal avec ses interlocuteurs (étudiants, confrères, correspondants, commanditaires, « clients », etc.), la voici plutôt qui interpelle, interroge, suscite la réflexion et les échanges pour « progresser » dans une vision, un processus d'élucidation, etc.[2] En artisan psychosociologue au sein d'une communauté multiforme, Jacqueline tient donc plus du « compagnon » que du « maître d'apprentissage ». Y compris dans sa propension à « faire lien » dans un réseau (de formation permanente, de soutien, etc.), ici psychosociologique, à l'instar des promoteurs du compagnonnage : un lien qui tracte et n'entrave pas.

Mais ce n'est pas tout, comme elle le précise encore :

> « *Pour le clinicien, le travail du sens, c'est non seulement aider à des articulations libératrices, éclairer des inductions inconscientes, mais aussi démasquer les significations toutes faites dans quoi le sujet social s'aliène à son insu* »[3].

C'est ainsi, dans cette perspective, que Jacqueline, que ce soit par ses travaux ou dans la rencontre directe, incite également tout un chacun à déserter les Ikéas du prêt-à-meubler psychosocial, pour enfin « s'autoriser de soi-même » à penser et créer en son nom propre. Ce qui requiert paradoxalement (mais seulement en apparence) de commencer par reconnaître ouvertement sa dette à l'égard de ses pairs/pères (dans son cas, à différents degrés et sans aucune hiérarchie, envers Gérard Mendel, Eugène Enriquez, Max Pagès, Jacques Ardoino, André Lévy, Didier Anzieu, ou encore le courant

---

1 *« Clinique et sens »*, in Vocabulaire de psychosociologie. Références et positions, Erès, Ramonville, 2003, page 322.

2 J'ai pu en faire personnellement l'expérience dans un dialogue très récent que j'ai eu avec elle sur la notion de « pulsion de travail » qu'un ami psychanalyste et coach, Roland Guinchard, et moi-même nous efforçons de conceptualiser (« A l'écoute du désir de travail », in Le travail au cœur de la GRH, ANACT, à paraître, 2008).

3 *Ibid* (note 14).

institutionnaliste), puis à intégrer et transfigurer ces influences dans une œuvre personnelle.

Mieux, par sa façon d'échapper constamment à la place de « sujet supposé savoir » que nous entendons lui attribuer dans le transfert, j'irai même jusqu'à dire qu'elle suscite en retour quelque chose de l'ordre du sujet énonciateur en nous... et opère en cela peut-être comme analyste de notre discipline.

Conclusion

Telles sont donc les quatre « leçons » de notre potière bien peu jalouse que j'ai souhaité vous présenter. Elles n'ont rien de didactique, bien qu'on eût pu y repérer quatre discours, en référence au séminaire de Lacan sur l'Envers (social) de la psychanalyse (1969-70)[1] : les discours du maître, de l'universitaire, de l'hystérique et de l'analyste. Disons ici, en prenant le risque de la simplification, que le discours du maître et de l'universitaire renvoient à ce qui se véhicule de l'intentionnalité du savoir. Pour le maître, l'intentionnalité attendue serait d'apporter ce qui manque pour que « ça marche ». C'est, par exemple, la position la plus ordinaire des consultants. Dans le discours de l'universitaire, il s'agirait plutôt de « savoir tout sur tout », en nourrissant la théorie du moindre élément qui se présente. Quant aux discours de l'ordre du désir, ils renvoient à la question de la vérité : « celle qui est derrière ce que je montre » pour l'hystérique, celle qui est présente et méconnue – vérité du désir, exposée à être ignorée et devant être nommée – pour l'analyste[2]. Chacun peut alors s'amuser au jeu des correspondances avec les quatre leçons précédentes. Mais Jacqueline y fait en différents endroits « tourner » plusieurs discours lacaniens à la fois, tantôt en subvertissant ou déboutant les discours du maître et de l'universitaire, tantôt en assumant ou préservant les discours de l'hystérique et de l'analyste. Ce n'est pas là le moindre de ses charmes.

---

1 Jacques Lacan, *L'envers de la psychanalyse*. Le Séminaire, livre XVII, Le Seuil, Paris, 1991.

2 Voir Gilles Arnaud et Roland Guinchard, *« Du travail du désir de l'analyse... à l'analyse du désir de travail »*, Document de travail, 2006.

La clinique ou la connaissance éprouvée

Florence Giust-Desprairies
Professeure, Université Paris Diderot-Paris 7

Gilles Arnaud a emprunté l'image de la potière jalouse à Lévi-Strauss, image que ce dernier reprenait non sans humour, d'une comédie de Labiche. Rappelons que dans son texte Lévi-Strauss propose un mythe contre-œdipien parodique, par lequel il fait dériver l'essentiel de la psychologie humaine d'une pièce de théâtre d'Eugène Labiche, *Un chapeau de paille d'Italie*. Avec cette contre explication parodique, il entendait contester ce qui lui paraissait abusif dans l'entreprise freudienne : fonder une psychologie sur une pièce de théâtre antique.

Jacqueline Barus-Michel ferraille également parfois avec Freud, mais je ne crois pas qu'elle lui récuserait la valeur universelle de la tragédie. Plus que la comédie, c'est davantage la tragédie qui m'a retenue ou plutôt *le tragique*, dans sa position réflexive et sa pensée.

Je vais, dans la première partie de mon texte, m'adresser à toi Jacqueline directement, car, dans ce moment d'hommage, je reste attachée à la valeur d'une parole qui te soit adressée et non seulement dite. Ensuite je proposerai quelques réflexions sur la question de l'intrication du psychique et du social.

L'incontournable affrontement au tragique de l'existence

Personne ne présentifie avec autant de force, pour moi, cette image utilisée cette fois par Castoriadis, pour caractériser la tragédie humaine :

« L'homme doit affronter debout l'abîme », c'est-à-dire, affronter les limites de toutes significations établies, le non sens qui pénètre tout sens.

Jacqueline, tu croises le fer contre les constructions idéologiques, religieuses, toutes croyances comme réponses à l'incapacité des humains d'accepter le chaos et de l'accepter comme chaos, comme fausses reconnaissances de l'abîme. Je voudrais souligner cette nécessité, chez toi, d'une confrontation au chaos, au choc de l'intrication, avec cette impérieuse exigence de garder le déséquilibre d'un questionnement toujours sur le vif, d'un être à soi, aux autres, au monde toujours se suscitant, dans ses contradictions, ses paradoxes.

C'est de ce lieu là, me semble-t-il, de cette incontournable obligation de l'homme à affronter le tragique de l'existence qui impose la nécessité du sens, que tu pars.

Tu te passionnes pour ce sujet, être de langage, née dans le langage, sujet de l'énonciation qui se développe, se constitue et se reconnaît à travers les représentations qu'il se donne de lui-même et de son environnement. Un sujet posé comme « producteur de sens », s'efforçant de trouver unité et continuité à travers le sens qu'il donne à son expérience faite d'éléments contradictoires et disparates dont la souffrance tient à cette difficulté ou impossibilité précisément à faire du sens.

Ainsi le sujet qui t'occupe ne se promène pas dans des allées ombragées ; il est tenu par *cette fureur* de produire du sens, caractéristique de cette tension qui le constitue d'être à la fois *baigné* dans le sens et *hanté* par lui.

Comment ne pas reconnaître là le héros tragique ?

Au-delà, ce qui t'intéresse ce sont les liens qui unissent les membres de la cité, liens internes et externes, paroles vivantes et persuasives qui se démultiplient, s'échangent et s'entrecroisent dans les collectifs et qui aboutissent à cet autre logos celui de *sujet social,* puisant son dynamisme comme se détériorant dans les divergences de positions, de représentations et dans l'attractivité générée par le choc des altérités irréductibles.

La nécessité vitale du sens

Tu te passionnes pour ces fabrications représentatives, individuelles et collectives, pour affronter ce réel comme obstacle, qui frappe à la porte intérieure. La clinique est ce travail de compréhension dans l'expérience partagée et réfléchie liant la pensée et l'expérience. Une clinique qui, pour toi, ne consiste pas seulement à prendre en compte le sujet par le recours à la psychanalyse, mais celui-ci en tant qu'il vit du et par le sens dans une réintégration des chaînes signifiantes socialement instituées. Ainsi tu ne t'intéresses pas tant aux fantasmes qu'aux imaginaires qui se partagent et aux représentations qui s'empruntent, obéissant comme les métaphores, à des principes d'association codés symboliquement.

J'ai eu la chance d'être pour toi une compagne de pensée, interlocutrice privilégiée de l'intranquillité de ton questionnement, poussée dans mes retranchements :

- Ne rien laisser de côté, explorer, fouiller, dénicher, ne répondre à une question que pour en débusquer une autre.

Je me suis sentie, parfois, bousculée, mais j'ai compris qu'avec toi on n'allait pas à la connaissance par la preuve, mais par l'épreuve. Tu m'as confortée dans l'idée qu'on n'approchait pas la complexité par les cadres identitaires d'une pensée disciplinaire.

J'ai eu ce privilège d'avoir un accès plus intime à la vitalité de ton intelligence, à la richesse de ta culture. J'ai eu le plaisir de penser avec toi, de découvrir des processus, de lever de nouvelles significations, de desserrer l'étau de la méconnaissance. Car ce frayage obstiné de proximité avec le tragique de l'existence, s'il occasionne tes tourmentes, il active chez toi une grande vitalité, un appétit de vivre, de découvrir, de lier, de relier, d'investiguer, de montrer, de démontrer, de convaincre.

L'impossibilité d'échapper au politique

Tutoyer le chaos te donne une sensibilité particulière, émotionnelle et esthétique aux constructions, aux œuvres humaines.

Je me souviens... Un voyage au mois de mai en Grèce. Tu conduis ; nous arrivons à Delphes : ce que je ne savais pas c'est que nous arrivions chez toi, dans ta géographie intérieure. De même à Epidore où nous courrons dans le stade après une longue séance au théâtre où nous déclamons Œdipe Roi. Nous nous retrouvons aussi naturellement, comme si tu retrouvais un chemin d'enfance, par des routes rocailleuses qui n'ont pas de secret pour toi, au carrefour de Thèbes en s'étonnant presque de ne pas y surprendre Œdipe et Laïos.

Le théâtre antique métaphorise notre condition humaine, la question du tragique du vivre ensemble qui réside dans l'impossibilité d'échapper au politique.

C'est en littéraire, en archéologue, en helléniste, en ethnologue, en anthropologue que tu te passionnes pour les processus de subjectivation comme enjeux de l'invention du politique. La tragédie donne à voir comment une maturité politique repose sur un processus d'approfondissement de la connaissance de soi ou la redécouverte de sa propre altérité, mène à la fois à accepter celle d'autrui et à percevoir l'appartenance à une finitude commune.

Et si Œdipe était un des pères de la psychologie sociale clinique ? lançais-tu un jour. Tout chercheur essaie de se créer dans la recherche. Pour atteindre la différence, il lui faut passer par la reconnaissance de ce qu'il est ; apprendre à trouver malgré lui, contre lui. Œdipe se sacrifie pour la restauration de Thèbes. L'engagement clinique est pour toi de même nature que l'engagement politique que tu vois tous deux comme avatars symboliques de la pulsion.

De l'intrication du psychique et du social

Prendre pour objet *l'expérience du sujet en situation sociale* nous met à la croisée des chemins dont on sait que le risque est à la mesure du questionnement.

La psychologie sociale clinique centre donc son intérêt sur le lien social tel qu'il se donne à lire dans des unités collectives, groupes institués, équipes de travail, et s'intéresse à un niveau spécifique de déploiement des rapports humains, celui de la praxis, du faire avec l'autre, du faire ensemble.

Il s'agit de saisir, dans une perspective dynamique, le sujet dans sa relation aux autres, éprouvant des rapports sociaux. C'est une psychologie dans la mesure où elle part du sujet : son objet est en effet l'élucidation des processus selon lesquels le sujet est engagé ou s'engage dans une dynamique sociale codée et structurée, et de mettre en lumière les significations de cet engagement dans des variations conjoncturelles. Un sujet désirant, idéalisant, souffrant, se questionnant, refoulant, en demande d'expression, de réalisation, de reconnaissance. Un sujet pris entre des contraintes sociales et l'intimité de ses représentations, de ses conduites, de ses usages, de ses humeurs chaque fois singulières.

Ainsi l'objet épistémique n'est pas tant la dynamique sociale, et ce que le sujet en reflète, que les modes, selon lesquels, le sujet produit, rencontre, subit cette dynamique sociale ; intègre, découvre, construit, habite les données sociales (histoire, culture, normes, valeurs, milieux...). L'analyse du sujet social, individu isolé ou associé, reste la clef méthodologique pour atteindre cette relation.

D'un côté, sont convoqués les référentiels psychanalytiques pour approcher ce qui contribue à la constitution des liens, objets et modalités d'investissement, identification, idéalisation, sublimation, méconnaissance etc..., pour regarder l'efficience subjective de la construction sociale.

D'un autre, des référentiels pluriels sociologiques, ethnologiques, anthropologiques, historiques pour approcher les situations sociales, contexte polymorphe de facteurs, de logiques, de structures, de systèmes.

Mais ces construits psychiques et sociaux, saisis dans une approche clinique, sont pensés en termes de dynamique, de processus c'est-à-dire en termes de rapport de tensions et de conflits mais aussi, et c'est un point pour moi central, en terme de potentialité et de rencontre. La potentialité caractérise l'état d'équilibre instable et non prévisible de l'assemblage. La rencontre indique que les sujets se construisent en fonction d'un ensemble de facteurs internes soumis à des facteurs externes qui signent les avatars de leur histoire individuelle et collective.

Pour nous, qui nous réclamons d'une psychologie sociale clinique, il ne s'agit pas tant de faire l'inventaire des composantes de la situation que de saisir quelque chose du lieu de cette dynamique conflictuelle et de son caractère instable et provisoire, entre institué et instituant. Les construits sociaux sont analysés du lieu même de leur intériorisation par un ou des sujets pour en dégager leur potentiel de significations.

Et pour rester dans le registre du tragique, je propose de voir la psychologie sociale clinique comme fondée sur une épistémologie du débordement.

Une épistémologie du débordement

Pour se représenter la complexité des processus sociaux, il faut se représenter, comment se produit la singularité et comment cette singularité est enracinée dans une expérience qui ne peut être réduite à la seule intériorisation des conditions objectives des contraintes sociales. Il nous faut ainsi déborder la sociologie pour laquelle les dispositions individuelles ne sont qu'une variante structurée d'un ensemble des autres constructions individuelles.

Mais s'il nous faut déborder la sociologie, il nous faut aussi déborder la psychanalyse qui propose du social sa propre anthropologie. La réalité sociale n'est envisagée que par son envers, par le travail imaginaire qu'elle sous-tend, l'objet qu'elle exclut. Le social n'est considéré que comme symptôme, (ordonnancement de la réalité collective instituée par la civilisation sous la pression de la nécessité de la vie collective, au détriment de la satisfaction pulsionnelle), la socialité ne s'appréhende que dans le rapport intersubjectif à l'autre, registre fondamental du social mais qui ne s'y réduit pas.

Du côté des approches sociologiques, il nous faut « déborder » l'établissement des continuités entre les caractéristiques dominantes des organisations et celles des individus qui les produisent ou les composent. Il convient de se garder de poser une permanence dans les construits psychiques, en négligeant la possibilité de leur discontinuité. Le *risque* sociologique : que le psychisme soit découpé en processus en tant que tels incorporés comme constituants dans des systèmes organisationnels, au prix de la dissolution de leur centre spécifique d'autonomisation. Car La cohérence subjective dont le sujet est la source, sujet divisé en tension, se distingue de la cohésion nécessaire à un système.

Du côté des approches psychanalytiques, il nous faut être attentif à la façon dont le sujet soutient, dans la conflictualité, à la fois sa continuité psychique et l'investissement des formes sociales, continuité et discontinuité s'éprouvent entre conflit intérieur et forme sociale de l'ordre et du désordre. Pour revenir sur la notion de potentialité, les vicissitudes du lien social offrent autant d'occasions de renouvellement des repères identificatoires qu'elles en assurent leur fixation. Si le sujet est « condamné à investir » (comme le souligne Piera Aulagnier, 1975), on repère bien dans l'espace clinique comment les objets internes enclenchent une dynamique avec les offres ou les impositions sociales qui en retour les modifient, permettant ressourcement ou effondrement. Dans cette confrontation interne/externe, l'objet ne se perd pas tant qu'il se détruit, disparaît, se refuse. Et retrouver l'objet c'est surtout l'inventer, le réinventer car les formes sociales ne sont pas seulement de simples substitutions d'une forme rudimentaire des objets initiaux. Dans une approche psychosociale, la question de la perte, par exemple, intéresse non seulement les processus de deuil ou de renoncement mais aussi l'enjeu d'un accès à des objets renouvelés. La perte n'est pas un accident de l'objet, elle touche à son principe, celui de sa constitution qui dépend aussi des constructions sociales.

Faute de prendre au sérieux les significations sociales qu'apportent en chacun la mobilisation et l'immobilisation, c'est une dimension du réel qu'on dresse contre l'autre. A ne pas repérer la pluralité de ces processus où se jouent à la fois ce qui est offert et refusé, ce qui est saisi ou pas par le sujet, dans une conflictualité inhérente, on sacralise une des dimensions au lieu de tenir la complexité. A forcer sur l'antagonisme comme le font les académismes universitaires, on fétichise l'opposition en se cantonnant à créditer une opposition trop simple ou trop directe entre la causalité sociale et la causalité psychique.

L'exigence contraignante de la clinique

Mais à la croisée des chemins nous guette un autre risque, celui d'une démarche cumulative des références. Je suggère que c'est l'exigence contraignante de la clinique qui régule, qui borde cette approche plurielle en ses contours, en lui désignant ses propres limites. La clinique inscrit, en effet, le chercheur dans une relation à son objet qui passe par une relation à un sujet ou des sujets. Son objet ne peut être atteint que dans cette relation contrôlée qu'il entretient avec ce sujet, dans l'analyse de la demande, du dispositif, du cadre et des effets occasionnés ou recherchés.

« le dispositif est-ce par quoi le chercheur s'oblige »

Ce qui se joue pour le clinicien c'est, non pas la pluralité des registres, mais à chaque fois ce qui de ces registres fait appel dans la parole qui est tenue et sollicite l'analyse. C'est la complexité de l'agencement psychosocial saisi dans le vif du processus.

Le sens se construit, surgit dans cette rencontre entre des subjectivités dans l'espace clinique. Ainsi, parce qu'elle est accès à cette altérité qui se dérobe à toute saisie directe, empirique ou conceptuelle, la clinique introduit à une co-présence conflictuelle des référentiels, sollicités par la réflexion en situation chaque fois spécifique et qui, dans le meilleur des cas, ouvre à d'autres chemins, fraye d'autres voies.

Mais pour cela il faut aussi admettre que la sorcière s'en mêle…

que toute connaissance a pour contrepartie une ignorance, " *un reste* " qui doit être dans l'oubli pour qu'un savoir soit rendu possible.

Il faut admettre, pour reprendre les mots d'Henri Michaux (1963), que « tout n'est pas avantage pour le chercheur. Plus il trouve, moins il a de temps pour connaître sa nouvelle ignorance »

D'un fantasme à l'autre à l'interdit anthropophagique

ou pourquoi, il ne sert à rien de manger autrui, à moins que, comme le personnage d'Ernest, d'un livre de Roy Lewis, l'on ne finisse par manger son père[1]

André Sirota
Professeur de Psychopathologie sociale à l'Université Paris X

Dans un bel amphithéâtre de l'ESCP à Paris, les 7 et 8 décembre 2007, était organisée une manifestation destinée à dire à Jacqueline Barus-Michel le plaisir d'être en relation avec elle, l'intérêt intellectuel découvert et pris à la rencontrer, à l'écouter, à la lire ou à travailler avec elle. Ou à voyager avec Jacqueline Barus-Michel (JBM par la suite), comme j'ai eu l'occasion de le faire vers l'ancienne Europe commençant à entrer dans la nouvelle, pour venir la recréer avec nous ; en Roumanie, par exemple, afin de mieux faire connaître la psychosociologie clinique, une exception française.

La difficulté a été grande de lui parler personnellement en même temps qu'à tous ceux rassemblés ces jours-là. Pour qui parlait-on ? À qui devions-nous nous adresser ? La difficulté était de dire, devant tout le monde, ce que l'on dit seulement en aparté, à un seul, à une seule, à mi-mot, affectueusement, amicalement. Jacqueline Barus-Michel devait tous nous entendre, les unes et les uns après les autres, puis après, en bouquet final, nous rendre quelque chose à son tour et

---

[1] Lewis, R. (1990). Pourquoi j'ai mangé mon père. Pocket, 1998. Ernest est un fils qui finira par manger son père. C'est un pithécanthrope d'une famille préhistorique. Il est subjugué par l'imagination créatrice et inépuisable de son père, Édouard, un pithécanthrope qui fait bouger le monde. Mais, un tel père devient bien encombrant pour un tel fils. Un livre plein de situations drôles qui provoquent le rire qui fait du bien, un rire très communicatif et qui foit en même temps réfléchir.

se montrer bonne psychosociologue puisque nous devions ressentir qu'elle nous avait bien saisis en nous écoutant, et peut-être aussi nous traduire à sa manière quelque chose de l'identité et de l'appartenance au CIRFIP. Bref, comme nous étions dans une difficulté partagée avec tous ceux qui sont venus, ce fut pas sans émotion, mais légèrement plus aisé que je ne l'avais pressenti.

Regardons quelques années en arrière

Un jour, après un appel téléphonique, c'est chez elle à Charenton sur Seine dans le Val-de-Marne, que j'ai rencontré Jacqueline Barus-Michel. À Charenton sur Seine dans le neuf quatre moi qui vient d'Aubervilliers dans le neuf au cube. Nous ne nous connaissions pas.

Je ne sais plus exactement en quelle année c'était. Rétrospectivement cette rencontre initiale est comme une évidence, je veux dire que je m'étonne de n'avoir pas eu l'occasion de la rencontrer plus tôt.

Sans doute était-ce en 1992 ou tout début 1993. Depuis, certaines des années ont compté double, celles où Jacqueline après Jean Maisonneuve m'a accompagné pour mettre en forme des travaux préparées en vue de soutenir une thèse de doctorat d'état en Lettres et Sciences Humaines qui, finalement, a eu pour intitulé : *Le travail d'analyse en groupe institué Liaison, déliaison et figures perverses*. Je cite le titre en entier, parce qu'il est le résultat d'une co-élaboration et dit quelque chose de nos intérêts communs, même si nous ne portons pas tout à fait le même intérêt à l'endroit de ces figures.

Quand Jean Maisonneuve a cessé d'être professeur émérite à l'Université Paris X Nanterre — appelée depuis peu Université Paris Ouest Nanterre La Défense — j'ai dû me trouver une nouvelle tutelle. J'ai pris contact avec Jacqueline pour lui demander de m'accompagner dans l'achèvement d'une thèse d'état à laquelle je me suis tardivement consacré. Jusqu'en 1988-1989 en effet, je me suis voué à mille autres choses, et aux responsabilités collectives, et, bien entendu, à élever mes cinq enfants.

Lors de cette première rencontre, j'avais cinquante ans passés. Pour un premier rendez-vous — de travail — c'était un âge avancé et bien particulier, dont les émotions sont complexes et difficiles à éclairer.

J'ai appelé JBM au téléphone, au numéro que m'avait donné Jean Dubost, et nous sommes convenus d'une date pour discuter.

Pour préparer cette entrevue, j'ai envoyé à Jacqueline Barus-Michel un manuscrit de cinquante pages. Il contenait l'un des noyaux de la thèse : les attaques perverses ordinaires sur la scène sociale des groupes de formation psychosociologique. Une attaque y était mise en récit à partir d'une situation sociale clinique suivie d'élaborations théoriques. Un remaniement de ce texte a donné lieu à un article publié dans la revue de psychothérapie psychanalytique de groupe.

Cette publication m'a donné l'occasion de parler de façon approfondie avec Ophélia Avron qui est ici dans cette même Table ronde. Ophélia Avron m'a aidé à préciser qu'un énoncé rigoureusement descriptif — produit par l'analyste — d'un phénomène d'attaque contre les liens dans un groupe peut produire plusieurs effets heureux, quand l'analyste trouve les mots pour le dire et le moment propice. En nommant avec des mots ce qui est confusément ressenti, il donne à ces ressentis une forme symbolique qui reconnaît l'existence de l'attaque et éclaire les éprouvés qu'elle génère en chacun, ce qui fait effet d'interprétation, effet de sens, tout en ayant une fonction d'étayage et d'interposition protectrice, et tout en équipant les participants. Ce qui leur permet de trouver en eux les ressources pour réagir et neutraliser un attaquant plus ou moins *grand pervers de société...*[1]

Nous nous sommes rencontrés. Nous avons parlé un bon moment. Une collaboration et une amitié sont nées au même instant. J'ai soutenu la thèse 5 à 6 ans plus tard et les cinquante pages sont devenues 1400, dont la moitié environ sont des récits de situations sociales cliniques, c'est-à-dire des reconstructions longuement travaillées à en devenir des fictions. Ces fictions éclairent ***la réalité*** des processus groupaux et de scénarios individuels d'entrée en groupe, sinon en relation, à l'œuvre dans les groupes. Elles en rendent compte

[1] Sirota, A. (1995). *Agressions perverses dans les groupes de formation et leur endiguement, Pulsion agressive et groupe*, Revue de psychothérapie psychanalytique de groupe. Toulouse, Eres, N° 24, Automne 1995, p. 157-169.

bien plus que la réalité immédiatement ressentie n'en donne à apercevoir dans l'instant à chacun, quand chacun est sous l'effet des émotions et processus de groupe et des télescopages entre une scène sociale externe actuelle et une trace d'une scène ancienne fantasmatisée, transfigurée en groupe interne.

Avec Jacqueline Barus-Michel, je partage d'être ou d'avoir été identifié à l'Université comme appartenant à la Psychologie sociale. Je pense à la psychologie sociale que Jean Maisonneuve qualifiait avec insistance de discipline carrefour. Je crois que nous sommes quelques-uns à être restés dans le carrefour, ouvert à bien des vents, et que la psychologie sociale en est partie, emportée par la bourrasque soufflée de ses nouveaux leaders. Dans les années dix-neuf cent quatre-vingt-dix en effet, entraînant avec eux des collègues qui auraient préféré rester avec nous dans le carrefour, ces nouveaux leaders, voulant atteindre le sommet de la scientificité supérieure — c'est-à-dire incontestable, indiscutable parce que « falsifiable » selon Popper — en ont fait une discipline enfin parfaitement formatée, mais beaucoup moins risquée.

Dans l'un des lieux de ce carrefour, se tiennent les psychosociologues cliniciens, dont ceux qui réfèrent leurs travaux à la psychanalyse. Par les psychanalystes, ils sont rarement regardés avec beaucoup d'intérêt, bien que Freud ait écrit que toute psychologie est sociale. Quand des psychanalystes citent cette phrase, c'est généralement pour écraser aussitôt le sous dans la psyché, ou le renvoyer dans le monde de la réalité bien externe à la psyché et non pour attirer l'attention sur l'impact majeur du sous dans la construction même de l'appareil psychique et sur son fonctionnement interne, par exemple, pour comprendre l'une des sources aux modalités et mécanismes de défense adoptés par un sujet. C'est pourquoi, la controverse est toujours vive. Tout se passe comme si nombre de psychanalystes voulaient extirper une scorie ex territoriale à la psyché psychanalytique : le sujet social. Quant aux psychologues sociaux, bien entendu, c'est généralement le sujet inconscient dont ils veulent faire abstraction, même quand ils en reconnaissent volontiers l'existence.

Ne parlons pas des psychologies qui abusent du terme même de psychologie puisqu'elles vont parfois jusqu'à évacuer tout ce dont ce signifiant est porteur. Les psychologies les plus hypermodernes n'hésitent pas à faire de l'être humain un animal neuro-comportemental dépsychisé pour ne pas dire écervelé. Ces collègues conçoivent-ils au fond d'eux-mêmes plusieurs genres humains ? Dans quelle catégorie du genre humain se rangent-ils eux-mêmes ?

Bref, il ne fait généralement pas bon vivre quand on se réfère de la psychanalyse parmi les psychologues sociaux, ou quand on parle des mondes sociaux ou externes et du socius dans la psyché parmi les psychanalystes, à l'université plus qu'ailleurs. Et ceci malgré Winnicott. Mais il est vrai que le psychanalyste qui a préfacé le livre phare de bien des groupalistes, ***Jeu et réalité, l'espace potentiel***, a écrit qu'il se demandait si Winnicott était psychanalyste. Dans cet ouvrage, nous trouvons bien des étayages pour penser aux espaces intermédiaires toujours à aménager et co-construire avec nos interlocuteurs du moment, pour qu'un espace commun se façonne avec eux et que le Je de chacun en présence de plus d'un autre se donne du jeu et s'exprime. C'est bien ce que nous tentons de faire en ce moment : notre espace commun aujourd'hui, c'est Jacqueline. Qu'est-ce que l'espace potentiel commun ? C'est l'amour de la mère ! Autrement dit, c'est l'amour partagé pour celle qui nous soutient et nous aime !

Certainement, le psychosociologue orienté par la psychanalyse est-il voué à rester en exil, à distance de différents bords, à moins qu'il ne soit accueilli ailleurs, sur une autre terre, une terre d'asile ouverte — à ne pas confondre avec une terre promise — je pense à l'équipe de sociologie clinique et à Vincent de Gaulejac. Comme il n'en a pas encore l'âge, Vincent de Gaulejac saura attendre un peu pour les hommages qui lui sont déjà dus. En attendant, qu'il soit ici remercié, et la sociologie au travers lui.

Peut-on écrire et penser que lorsque Jacqueline Barus-Michel a fait valoir ses droits à la retraite alors qu'elle était professeur dans l'UFR des Sciences Humaines Cliniques de Paris7 Denis Diderot, cette UFR a perdu en vitalité ? C'est probable. Des observations que l'on peut faire en plusieurs endroits et du fait de courants divergents et même antagoniques, dans cet univers parfois impitoyable de la psychologie à l'université, ce qui se passe pourrait bien aboutir à la dessécher, et à la faire disparaître. Je n'en développerai pas ici le faisceau des raisons.

Comme j'ai pris ma part des responsabilités collectives durant de longues années, dans plusieurs espaces politiques pour la psychologie, afin d'y intervenir pour soutenir sinon toujours préserver la pluralité des paradigmes et parvenir à y faire respecter la courtoisie, j'ai la sérénité du devoir accompli.

Bien sûr, depuis mon entrée à l'université en 1970, je n'ai pas cessé de participer à la formation des étudiants en psychologie, en mettant en œuvre des démarches de formation à contre courant des climats dominants. Je me suis appuyé dans cette œuvre sur ce que m'ont donné la psychosociologie clinique d'un côté et la psychanalyse groupale de l'autre, et sur ce que j'ai appris de mon expérience de la conduite de groupes de formation continue et de collectifs de travail.

Dans ces pratiques, j'ai mis à l'épreuve bien des hypothèses et permis à de nombreux groupes de travailler et de neutraliser plus d'une fois en leur sein les dérives perverses.

Certes, parfois la destructivité est la plus forte. Dans ces occurrences, je conseille aux protagonistes encore en bonne santé psychique, d'avoir le courage de renoncer et de partir plutôt que de continuer, par leur présence, à cautionner un fonctionnement pervers pervertissant et sociopathique.

Dans ces circonstances où l'on intervient dans des groupes qui vivent des crises plus ou moins difficiles, l'humour est utile, sinon indispensable, à ne pas confondre avec la dérision. En matière d'humour, Jacqueline Barus-Michel est une référence.

Venons-en à l'intitulé de cette table ronde, ici et maintenant :

Psychique et social, la question de l'inconscient

Cet intitulé fait appel et pousse à évoquer quelques élaborations et réflexions théorico-cliniques majeures issues de la pratique de la psychosociologie clinique.

C'est une façon de porter ici, sur une scène plus large, une discussion antérieurement amorcée et de reprendre ainsi un débat laissé suspendu, car malheureusement, ne préparant pas de nouvelle thèse d'état depuis 1997, nous parlons moins souvent ensemble !

Rappelons tout d'abord que pour pouvoir être en relation intersubjective les uns avec les autres, et participer de rapports sociaux et d'actions en commun, il faut d'abord être séparés.

Pour que des individus puissent entrer et rester en relation, coexister, cohabiter, agir de concert, il faut de la société, il faut du groupe. Il faut une organisation sociale reliante et en même temps différenciatrice, se maintenant constamment à distance de deux bords, deux gouffres : dans l'un personne ne peut ni ne veut reconnaître le différent de l'autre et précipite dans la dédifférenciation, dans l'autre, personne où ne peut ou ne veut reconnaître le semblable dans l'autre ce qui fait éprouver tout autre comme étrange et comme figure de l'hostile où un affect des temps de guerre domine : « c'est lui ou c'est moi ». Dans cet univers, il n'y a pas de place pour deux, pas de place pour plus d'un.

C'est pourquoi pour que les liens sociaux, dans leurs différentes dimensions, adviennent et se déploient, soient garantis, des constructions symboliques sont nécessaires, c'est-à-dire aussi du groupe et des principes ou lois de différenciation et de séparation. Ces lois ne tombent pas du ciel, ne poussent pas sur les arbres, elles résultent d'obligations volontaires et conventionnelles que l'on se donne.

En premier, c'est du corps de la mère dont il faut apprendre à se séparer. Pour y parvenir, il faut renoncer aux bénéfices d'un vécu fantasmatique d'exclusivité initiale, à l'unisson narcissique avec la mère, et bien sûr, à la séduction narcissique immodérée et immodérément prolongée. De ces premières séparations, de ces premières pertes du paradis perdu et de leurs élaborations et réélaborations successives dépendent le destin de toutes les épreuves ultérieures de séparation, de toutes les petites morts qui jalonnent notre vie.

Ce sont des interdits intangibles qui sous-tendent quelque part les sociétés de droit. Ces interdits permettent de se reconnaître à la fois comme semblables mais pas trop, et donc comme différents mais pas en tout, comme proches et comme séparés, ce qui garantit à la fois l'altérité et l'ipséité et les conditions de possibilité d'être ce que l'on est grâce aux autres parce que l'on est capable d'entrer et d'être en relation avec les autres et de retirer de la confrontation et de la rencontre avec un autre et plusieurs autres en même temps rassemblés, un éprouvé complexe fait de communauté et d'étrangeté et de continuer ainsi à être à la fois rassuré et heureusement inquiété.

Tout ceci pour en arriver au point de discussion que je poursuis avec Jacqueline Barus-Michel. Il tourne autour, si je puis dire, de l'interdit anthropophagique. Face aux deux interdits fondamentaux que sont l'interdit de l'inceste et l'interdit de tuer autrui, JBM insiste plutôt sur un troisième, l'interdit anthropophagique. En 1987[1], elle écrit notamment :

« (...) Ce n'est pas la sexualité qui est au cœur du social mais *la praxis*. L'individu se fonde dans son désir à travers les avatars de la sexualité et dans le triangle qu'il forme avec ses parents. Le groupe n'en finit pas de se forger dans la *praxis*. *Ananké* plutôt *qu'Eros*. Les acteurs sociaux se fondent comme partenaires au regard d'une loi inaugurale qui est *l'interdit anthropophagique*, l'interdit de tuer et de consommer son semblable, qui astreint, devant la nécessité de l'action, à suspendre le conflit, à en reporter la violence dans l'action justement et sans doute sur ce qui n'est pas semblable, ce qui est différent, étranger et, à partir de là, forcément ennemi.

« Aussi mythiques qu'ils soient, les frères issus de la horde primitive ont dû, avant de passer à l'acte, se reconnaître frères, à parité dans la misère, prendre langue, ordonner leur projet. Ils ont suspendu l'hostilité qui les aurait « naturellement » jetés les uns contre les autres. C'est à ce moment, si l'on reste dans le mythe freudien, qu'ils ont fondé la première communauté, que le social est apparu. Il y a déjà échange, contrat, projet, et rien n'a pu être sans cette mise à distance, cet espace commun où, au lieu de coups, des signes ont été échangés.

---

[1] Barus-Michel, J. (1987). *Le sujet social*. Paris : Dunod, p.195.

« C'est ce que l'on peut appeler *l'interdit anthropophagique* : il préserve ceux qui se destinent à une *praxis* commune et s'admettent comme semblables. Dans le mythe freudien, c'est plus tard que se révèle l'interdit de l'inceste comme conséquence du meurtre, de l'identification et de la culpabilité, le social non reconnu de la première séquence se trouvant ainsi remodelé selon le schéma œdipien et familial où le père sera figure incontournable.

« Interdit anthropophagique et interdit de l'inceste ne sont pas assimilables, ce ne sont pas les deux versions d'une même loi, bien qu'elles se trouvent souvent superposées au point que l'une puisse se substituer à l'autre. Leur analyse et leur distinction ne sont pas sans importance et sans conséquence. »

Il y a là matière pour une discussion théorico-clinique. Au cours de mon expérience clinique, tant individuelle que groupale et institutionnelle, surgit parfois du matériel sur ces questions qui suscitent des chaînes associatives. Je me demande qu'en dire. Selon le choix que l'on va faire, notre dire ne sera pas le même et son influence éventuelle sur l'évolution des chaînes associatives et les réélaborations de nos interlocuteurs ne sera pas la même. Sa fécondité pourra être nulle ou au contraire très riche, selon que l'interprétation soulignera l'incestuel, l'anthropophagie ou le désir de tuer autrui.

Alors, dans un groupe où les participants en parlant touchent manifestement ou indirectement — et à leur insu — à ces registres souvent mêlés, que peut-on en dire pour que chacun puisse réélaborer et partir à la conquête de son espace psychique possible et ainsi parvenir, par son travail culturel à augmenter son territoire psychique (Zalztman, 2007)[1], et les espaces intersubjectifs et trans-subjectifs potentiels communs ? Quelles sont les voies de l'élaboration qui permettent au Je d'avenir en même temps que le Nous, l'un s'étayant l'autre ?

Suffit-il de ne pas se pomper mutuellement l'air, de ne pas se croquer la moelle, de ne pas se phagocyter, e ne pas prendre la tête de l'autre et de laisser une place à l'autre dans sa propre psyché ? Pour s'étayer, il suffit d'être ni trop loin, ni trop proche. C'est simple. Pas si simple. Etre suffisamment proche pour pouvoir se connaître et se

[1] Zaltzman, N. (2007). *L'esprit du mal.* Paris, Édition de l'Olivier.

reconnaître comme suffisamment semblable et différent comme le souligne Jacqueline Barus-Michel, et autonome, réciproquement, c'est ce qui nous permet, dans les meilleurs des cas, de nous tenir à la verticale, à la fois seul et avec les autres, grâce à la bonne distance-proximité des autres.

Sœurs et Frères humains, Parents et Enfants de tous les pays, qui que vous soyez, où que vous soyez, ne vous mangez pas les uns les autres, c'est ce à quoi nous invite Jacqueline Barus-Michel. Car si vous vous dévorez, en croyant vous appropriez l'objet par cette voie orale, contrairement à ce que vous fantasmez, vous ne récupérerez pas une poussière de l'objet. Vous ne ferez que dépouiller autrui de toute qualité, éventuellement, avalant le bébé avec l'eau du bain, vous ferez tout disparaître. L'objet vous échappera. Si vous voulez contenir l'objet, vous en constituer, il ne s'agit pas de « l'avoir » dérobé et de le tenir en recèle, il vous faut travailler à vous équiper psychiquement et culturellement pour le contenir en vous transformant avec et en le transformant sans le détruire, tant pour vous que pour les autres. Ne contient pas l'objet celui qui le vole ou le détruit pour que l'autre ne l'ait pas.

Jacqueline Barus-Michel a fait de l'interdit anthropophagique et de son efficace le principe premier. C'est cet interdit qui garantit le lien social, la condition humaine, la condition de l'action en commun. C'est lui qui donne accès à la possibilité de savoir rendre et reconnaître à chacun sa part dans la réalisation d'une action productrice d'un objet nouveau et socialement utile et dans la création même des conditions sociales de coopération qui ont permis cette réalisation.

Selon mon expérience clinique, ces deux interdits, celui d'incester et de manger autrui, avec le troisième, l'interdit de tuer, ne sont que les différentes figures du même, car ils viennent faire front à une même pulsionnalité inconsciente de lutte contre sa propre mortalité ; un désir inconscient pousse à se régénérer, à renouveler la vie en soi en prenant celle des autres, notamment des plus jeunes. C'est pourquoi, incester, tuer ou manger autrui ne font qu'un, sous trois figures du même.

Dans mon expérience clinique des groupes, selon les associations individuelles et groupales, cet interdit de base — quand il est respecté — fait que société et lien social il peut y avoir. Dans cette occurrence, j'observe qu'il peut prendre différentes figures visibles, en correspondance avec trois manifestations du même désir et c'est en m'appuyant sur cette théorisation que j'ai pu intervenir à l'occasion en produisant un énoncé interprétatif ayant une bonne efficacité symbolique.

Si il y a désir, et s'il y a interdit, c'est qu'il y a un fantasme qui sous-tend ce désir. Et, comme nous le savons, quand il y a un conflit impossible à contenir psychiquement entre désir et interdit, il y a fabrication d'une défense qui fait symptôme et sert de rempart à l'émergence à la conscience de l'éprouvé de ce conflit et la reconnaissance de ses éléments.

Quel est le fantasme qui sous-tend ce désir mêlé où se s'enchevêtrent l'anthropophagie, l'inceste et le meurtre de l'autre et justifie la nécessité de cet interdit ? Sans doute sommes-nous en présence du fantasme d'immortalité ou de la régénérescence perpétuelle, celui de l'omnipotence toujours plus grande grâce à et l'absorption des qualités d'autrui dans sa mort, celui de la jouissance illimitée, celui de l'exclusivité, ce qui nécessite de rester toujours et à tout jamais sans rival. Autrement dit, dans ce fantasme, si c'est lui qui commande, il y a nécessité pour rester soi-même en vie, de se régénérer régulièrement en s'appropriant la vitalité et la jeunesse de l'autre et toutes ses qualités grâce à sa mort ou au moins son hypercontrôle, en le vampirisant, en le spoliant et le dépouillant de son enfance, de ses potentialités, de sa singularité. Il s'agit pour ces tueurs de rester à jamais sans rival vis-à-vis de l'objet. Les associations que j'ai entendues dans nombre de situations de groupe, dans des équipes institutionnelles en particulier, me conduisent à cette manière de voir et me guident pour pousser au travail d'interprétation, pour questionner ce qui fait lien et le défait, lien interhumain, lien social et ce qui fait que les membres des équipes institutionnelles passent parfois plus de temps à mal se réparer narcissiquement qu'à travailler.

Cette inefficacité fréquente vient de plusieurs causes et notamment de la force de la résistance de l'être humain à se penser comme sujet social (Barus-Michel, 1987)[1], dont le destin, dans les sociétés actuelles est de remanier et d'inventer avec les autres de la société, c'est-à-dire les nouvelles formes sociales nécessaires à son existence et son activité, s'il veut continuer à vivre et à créer individuellement et avec les autres inséparablement. Cette inefficacité trouve ses racines dans une figure de Narcisse en chacun. Ce narcissisme s'aperçoit, par exemple, chez l'individu complaisant avec lui-même qui estime donner toujours plus qu'il ne reçoit. Il peut en devenir incapable de reconnaître et se représenter tout ce qui lui provient des autres, de ses prédécesseurs et contemporains et déjà de ses successeurs. Il s'est convaincu qu'il ne doit rien à personne, qu'il s'est auto-engendré (Castoriadis-Aulagnier, 1975)[2]. S'il en est ainsi, c'est pour partie parce que les pouvoirs politiques dans la société ou ses institutions, quoi qu'ils proclament, trouvent intérêt à cette culture qui clive le sujet psychique du sujet social et le fait aveugle de sa dette sociale. Or, pour fabriquer un être humain, il faut un père, une mère et de la société (Godelier, 2007)[3], une trame socio-historique où les uns et les autres sont inscrits et s'inscrivent.

Dans la culture dominante dans laquelle nous baignons, la culture hypermoderne, Il y a une sorte d'accord tacite entre le citoyen de base ou sujet individuel et l'instance politique et les lieux de production et de diffusion du discours public pour maintenir dans l'individu un état de conscience aliéné, laissant impensé en lui le sujet social, en déniant l'existence, voir en la méprisant. Cela préserve l'autonomie relative du pouvoir politique et l'illusion d'autonomie du sujet individuel. Celui-ci reste d'autant plus aliéné aux emprises de l'instance sociale et politique, qu'il se conçoit imaginairement libre de son environnement, et qu'il dénie en lui le sujet social inconscient qui le constitue, psychiquement et socialement. Si la culture ambiante est efficace, c'est qu'elle est elle-même dépendante du sujet inconscient, de ses fantasmes.

---

1 Barus-Michel, J. (1987). *Le sujet social.* Paris : Dunod.

2 Castoriadis-Aulagnier, P. (1975). *La violence de l'interprétation.* Paris : PUF.

3 Godelier, M. (2007). *Au fondement des sociétés humaines. Ce que nous apprend l'anthropologie.* Paris, Albin Michel.

La théorie de l'unicité de la place sociale enviable

L'hypothèse que je soutiens est que tout se passe comme si, dans le fantasme inconscient qui, à son insu, sert de carte d'état-major et de guide à l'individu — pour se conduire dans les groupes sociaux où il se place et se déplace — il n'y avait qu'une seule instance intéressante et dans celle-ci une seule et unique place sociale enviable. C'est ainsi que sont anticipés les groupes ou les organisations externes, ce qui empêche l'individu de les percevoir comme ils sont. Puisque, entre la réalité externe actuelle et l'individu vient s'interposer un fantasme inconscient qui lui fait voir l'actuel au travers de l'écran de l'inactuel d'une réalité interne, d'un groupe interne. Selon ce fantasme — dont j'ai proposé l'hypothèse (Sirota, 2003)[1] — il n'y a qu'une seule et unique place intéressante pour celui qui se conçoit comme un être d'une nature d'exception, sans prendre la distance nécessaire avec cette revendication infantile. Cette conception de soi à l'âge adulte procède d'une hypertrophie narcissique ou du moi chez celui qui — enfant — n'a pas été assez aimé pour ce qu'il était en devenir. L'expérience du groupe, anticipée comme lieu de réalisation hallucinatoire du désir (Anzieu, 1975)[2] excite ce fantasme. Ainsi, celui qui se rêve installé dans cette place unique, qui doit naturellement lui revenir, à lui et à lui seul, s'imagine assigné à jouir de situations extrêmes, d'un assujettissement suprême de tous les autres réifiés, tous mis ensemble en un, et à son seul service

Faute de pouvoir être heureux en relation, il semble bien que certains d'entre nous ne sont capables de vivre et de jouir qu'aux dépens d'autrui, en détruisant l'objet, ou en se l'appropriant fantasmatiquement. Ainsi, croient-ils et cherchent-ils à faire accréditer l'idée qu'ils ont une propriété supérieure, *quelque chose,* que les autres n'ont pas. Pour les individus concernés et que nous rencontrons parfois dans les groupes et les institutions, ce mode d'être au monde et en relation est une forme de défense contre le lien et contre ce à quoi ils n'ont pas accès. En luttant contre le lien, en détruisant ou appauvrissant l'objet, ces sujets privent autrui de ce à quoi ils n'ont pas accès eux-mêmes : leur humanité ou le plaisir partagé d'être en

---

1 Sirota, A. (2003). *Figures de la perversion sociale.* Paris, EDK.

2 Anzieu, D. (1975). *Le groupe et l'inconscient.* Paris : Dunod.

relation. Pris dans cette aspiration jamais satisfaite, ils se condamnent à rester dans une lutte à la vie et à la mort, afin que personne d'autre qu'eux n'occupe cette place centrale, s'ils ne peuvent eux-mêmes y accéder. Pour eux, mieux vaut l'objet détruit que fructifiant grâce aux autres et aux coopérations des autres. Séduire, aveugler, croquer, incester, annihiler autrui, jouir du dépouillement des autres et des institutions, de leur stérilisation, de leur chute, leur procure au moins un ersatz de vie. Plus le nombre des victimes est grand, plus l'effondrement est immense, plus le plus de jouissance est assuré.

L'emprise inconsciente de ce fantasme sociétal de l'unicité de la place sociale enviable (Sirota, 2003) constitue le socle des entraves psychiques et fantasmatiques à l'accès à la logique de la responsabilité partagée, à la capacité de mutualité, à la coopération (Sirota, 2005)[1], à la capacité de rêverie, au travail coopératif et, bien entendu, à toute vie de relation. Pour servir ce fantasme, le sujet que j'appelle le pervers-type de société ne recule devant aucun stratagème, devant aucune extrémité, aucune limite.

Mais, peut-être chaque auteur insiste-t-il, chaque auteur insiste-t-elle sur une figure privilégiant un interdit sur les trois ou les trois interdits emboîtés, parce que cette théorisation est celle qui est la plus opérante pour lui ou pour elle dans sa pratique pour faire tiers, en fonction de sa propre porosité aux différentes dimensions à l'œuvre dans un processus groupal. Ce choix est peut-être celui qui lui permet — à lui, à elle — de tirer autrui et un groupe du côté de la sublimation et de faire efficacement face à son désir inconscient et aux ruses auxquelles il a recours pour leurrer le Moi qui le contient, plus ou moins bien, lors de chaque nouvelle épreuve d'une rencontre avec un autre et en groupe qui réactive le fantastique espoir d'une jouissance enfin inégalée.

---

1 Sirota, A. (2005). »Le renoncement narcissique auquel le travail en équipe oblige est-il possible ? », L'Interprofessionnalité en Gérontologie. Travailler ensemble : des théories aux pratiques, direction, D. Manière, M. Aubert, F. Mourey et S. Outata. Ramonville Saint-Agne : érès, p. 81-96.

Pour continuer à réfléchir au *Psychique et au social, ainsi qu'à la question de l'inconscient,* revenons à Freud.

Chacun connaît cette pensée de Freud que nous a léguée et que trouvons écrite dans La vie sexuelle, dans son chapitre intitulé *pour introduire le narcissisme*, et que nous citons souvent. Il écrit : « *L'individu,..., mène une double existence: en tant qu'il est à lui-même sa propre fin, et en tant que maillon d'une chaîne à laquelle il est assujetti contre sa volonté ou du moins sans l'intervention de celle-ci.* » (Sigmund Freud, 1914)[1]

Je propose de développer cette idée.

Nous sommes assignés à notre insu par notre place dans la succession des générations, dans l'intergénérationnel dans notre propre famille, par les effets sur notre psyché des désirs croisés de nos parents à notre endroit dont les messages transitent par les communications familiales explicites et par les transmissions psychiques inconsciente et les legs inconscients.

Selon Freud, l'individu est à la fois porteur de son projet intime constructif et original à advenir et maillon d'une chaîne généalogique qui se trame dans les transmissions psychiques ou les legs familiaux auxquels il est assujetti indépendamment de sa volonté. Et c'est dans la mesure où il parvient à concilier ces deux sources auxquelles se nourrit le processus de subjectivation, que l'individu se construit, de ce qu'il est de ses ascendants et du roman familial singulier et de ce dont il est porteur lui-même en tant que nouvel être humain procréé, et donc entièrement nouveau et original, biologiquement et psychiquement.

Je propose une nouvelle hypothèse complémentaire inspirée de celle de Freud et avec laquelle, je crois Jacqueline Barus-Michel serait d'accord.

En même temps que l'individu mène la double existence dépeinte par Freud, il en mène une autre intriquée à celle-ci : il mène une autre double existence en tant qu'il est porteur de son projet intime et autonome de sujet social potentiel à advenir auquel il va

[1] Freud, S. (1914). *Pour introduire le narcissisme*, in La vie sexuelle. Paris : PUF, 1969, p. 85.

donner corps et forme grâce à ses rencontres et ses confrontations successives et altérantes avec les autres, ses contemporains, il est donc coauteur actif ou passif de ce qui advient dans les groupes actuels et pour lui dedans ; en même temps, il y intervient en étant guidé en tant que maillon d'une chaîne co-générationnelle propre aux groupes sociaux-historiques emboîtés auxquels il est assujetti indépendamment de sa volonté.

Cette double place qui se construit dans le moment présent et dans tous les moments présents successifs, au carrefour de l'intergénérationnel et du cogénérationnel, de l'histoire de famille et de l'histoire sociale, inscrit le sujet individuel dans le lien, le groupe et le socius. Cette double place, quand le sujet l'occupe en la reconnaissant, fait de lui un sujet majeur c'est-à-dire pensant.

A la recherche d'un supposé savoir

Jacqueline Barus-Michel

A la recherche d'un supposé savoir

Jacqueline Barus-Michel
Professeure émérite, Université Paris Diderot-Paris 7

J'ai toujours dit (que Freud me pardonne !) que la reconnaissance qui mêle le psychique et le social était aussi fondamentale que la sexualité : elle fait exister, c'est une seconde naissance au sein des autres, pendu, nourri à la mamelle sociale.

Etre reconnu par ceux qu'on aime, qu'on admire, qui comptent et sur lesquels on compte, les *socii*, les compagnons et même les rivaux est justement, selon le titre de ce colloque, une expérience subjective en situation sociale !

Mais, comme je veux contenir jusqu'à la fin le trop plein de subjectivité, je vais d'abord vous dire les idées que j'avais rameutées en prévision de ce jour et celles qui me sont venues à vous écouter. Je vais essayer d'acquitter une part de ma dette singulièrement grossie par tout ce que vous m'avez donné depuis hier...

Rien n'a de sens, je veux dire la réalité n'a pas de sens, elle ne veut rien dire, rien nous dire ; c'est nous qui lui en donnons, elle n'a de sens que celui que nous y mettons et dieu sait ! on s'y met depuis des lustres (religions, philosophies, idéologies, théories, politiques). Une vraie cacophonie, on ne s'entend plus, on se dispute, on s'étripe, on se massacre, tout cela pour dire « *c'est comme ça et ça doit être comme ça, c'est nous qui savons* ». Comme il n'y a pas un vrai sens, c'est parti pour durer. C'est pourquoi interviennent la psychologie sociale ou la sociologie cliniques, si vous préférez la psychosociologie : elles essaient, à mon sens, de comprendre ce qui se passe là, ce dont il est question en dessous, pour voir si on peut aider à réguler ça.

Aujourd'hui j'ai une occasion unique de récapituler du sens pour mon propre compte avec un auditoire forcément complaisant, hommage oblige.

Le sens auquel chacun de nous s'occupe, qu'il l'emprunte ou le sécrète, c'est non seulement un projet sur la réalité, la sienne et celle des autres et des choses, qui les fait être pour soi et par rapport à soi, à défaut d'être en soi, mais c'est aussi une récapitulation et une appropriation du temps : « *voilà, j'ai fait ça, j'ai dit ça, pensé ça, compris ça, enseigné ça, je suis là-dedans...* »

Mais ici, récapituler, cela ferait bilan, ce serait clore et m'empêcherait de m'inscrire dans le futur, or, j'ai grande envie d'en être encore, dans le présent et aussi dans un futur, le vôtre, qui serait aussi le mien.

Alors, au lieu de faire la conférence conclusive, de tirer un trait sur moi-même en quelque sorte, je vais bavarder, muser sinon vous amuser, sauter d'une idée à l'autre pour rester là ce matin, parmi vous, façon de prolonger au risque de vous lasser, je sais bien...

Vous m'avez tous provoquée à cela par l'intensité de vos contributions. J'avoue que je ne m'attendais pas à ce qu'on s'attache avec tant de sérieux à ce que j'ai dit ou écrit. J'ai tout reçu comme un témoignage de vos amitiés et même de vos affections (je me demande si je les ai bien méritées), autant que de vos redoutables intelligences et non moins redoutables stocks de culture.

> *J'avais intitulé cette prestation « A la recherche d'un supposé savoir », un peu à la hâte et pour me donner du temps grâce à son flou lacanien, encore que je ne m'en réclame pas vraiment, sauf pour quelques notions, il est vrai d'importance.*

Un supposé savoir donc, ou le savoir supposé d'une vérité perdue ou à découvrir, la possibilité d'embrasser incestueusement le monde, la recherche des origines (*l'Origine du monde* devrait rester cachée comme on sait, mais on ne cherche que ça, et la sienne du même coup). Un savoir supposé possible, accessible mais jamais atteint : voir ce que l'homme ne saurait voir, savoir ce qu'il ne saurait connaître, le fruit défendu de la connaissance ; une soif de science (épistémophilie), qui est : se retourner sournoisement vers là d'où l'on vient en feignant de chercher par-devant, au-delà de soi. De toute façon, nous ne voulons pas savoir tout en prétendant chercher, c'est ce qu'on appelle le refoulement. En réalité, bien souvent on musarde, on ne ramasse que des petits cailloux (je parle des géologues). Ce sont les physiciens à vue longue et ambition infinie qui avouent vouloir passer au-delà du *big bang*, voir, savoir, toujours plus avant, par exemple en conciliant les quantas et la relativité.

Les autres, les mous des sciences molles, cherchent au-dedans d'eux et autour d'eux, en soulevant les paroles, ou dans les miroirs des regards, dans les rêves, les souvenirs, mais ce sont des puits sans fond. Jamais le savoir n'est acquis. Les mystères de la subjectivité échappent, ceux qui font notre singularité comme ceux qui font notre spécificité humaine, ce sont des supposés fluctuants. Le supposé savoir est très supposé, incertain, il se réinvente, se construit, se déconstruit sans cesse. Chez nous, les cliniciens, ceux qui savent sont ceux qui ne savent pas qu'ils savent, nous essayons de suivre les contours, les lignes de fuite et les voies d'accès à ces significations jacentes ou sous-jacentes, à notre intention, et celles des autres.

Est-ce que les sciences humaines, qui plus est cliniques (expériences, relations, situations), avancent, comme on peut le dire des sciences dures ? Est-ce qu'elles cernent un savoir acquis pour y en ajouter un autre ? Non. Elles ne vont pas de découverte en découverte vers une vérité. Elles relèvent des significations, données, reçues, vécues, mal ou bien, complexes, refoulées, contradictoires, conflictuelles et mouvantes.

Hypothèses théories, propositions, on suit des processus sans jamais espérer prouver. Plusieurs interprétations sont possibles en même temps. Et une interprétation sur ce qui a pu se passer n'autorise aucune prédiction. On ne prédit pas l'Histoire ni ne dit la vérité d'un sujet.

Pour passer à la pratique, il faut éthique garder, qui pose des valeurs telles que expression, autonomie, justice, solidarité, reconnaissance, réciprocité, coopération, liberté (?), il faut suivre les manœuvres croisées des désirs, des imaginaires, des pouvoirs, des contraintes pour aider psychologiquement, socialement les sujets à s'en dégager (ce qu'on appelle thérapie, intervention).

Et cela, en sachant que le chercheur, comme les sujets dans les situations qu'ils vivent, seront toujours débordés par la réalité des déterminants multiples, des contradictions et des effets pervers, qu'il faudra toujours recommencer à explorer les significations, leurs fabrications, leurs destinées, les nouvelles constructions possibles, toujours interroger des critères, les fins poursuivies...

En sciences humaines, on interroge l'expérience, ses significations, ses intentions, ses représentations, ses émotions, ses ressentis, les modes d'échange, de solidarité, de dispositions sociales, les règles, valeurs et les fins. Expérience dont la dynamique change

— en fonction des circonstances dont certaines relèvent du hasard, c'est-à-dire de la rencontre non prévue de systèmes étrangers l'un à l'autre (la chute du pot de fleur sur le promeneur).
— en fonction des univers culturels, des idéologies, des jeux de pouvoir.
— en fonction des poussées désirantes des uns et des autres.

Comment suivre ces processus, en restituer quelque chose ? En prenant appui sur les références et connaissances (bons auteurs), les expériences et résonances (implication, contre-transfert), enfin sur la confrontation à la situation : la mise à l'épreuve des indications et interprétations. Il s'agit d'une épreuve de pertinence : est pertinent ce qui sonne juste pour qui est en disposition de l'entendre et à partir de quoi il peut procéder pour son compte, aller de l'avant dans son discours et son acte. Nous retrouvons le « supposé savoir », ceux qui en détiennent la clef sont ceux qui en font l'épreuve, non pour le garder pour eux, mais pour gagner de la mobilité.

En sciences humaines, l'épreuve se substitue à la preuve. On observe les indices d'une récupération des capacités associatives, et coopératives.

Les hommes sont le seul objet doué d'imaginaire et de langage, d'une pensée qui peut se prendre elle-même pour objet, des *sapiens sapiens*, donc libres de s'abstraire par la pensée de l'immédiat et de transformer la réalité. Les autres objets de science ne sont pas des êtres libres. L'homme est déterminé, certes, mais il est au carrefour et aboutissement de déterminations multiples et contradictoires (hasard, nécessité et construction) dans lesquelles il fait des choix grâce à cette sortie du temps et de la réalité que lui permet d'opérer l'imaginaire :

les images mentales, le jeu avec elles, leur projection dans l'idéal, leur mise en commun pour édifier de nouvelles réalités.

Les sciences humaines, psycho, socio (psychosocio) entre autres, analysent ces expériences qui sont des créations (pas seulement subies : produites), les analysent à l'intention du sujet « je » ou du collectif « nous », pour aider à l'appropriation symbolique et à la praxis qui peut s'en suivre : autant que faire se peut, pour que ça ait sens pour le sujet, avec les autres, entre les autres, sans qu'ils se bouffent comme des cannibales, sans faire du non sens pour chacun et pour les autres, sans engendrer de la souffrance (avec le moins de souffrance possible).

On touche *la question de la souffrance*, cette perte du sens (reçu, tissé), impossibilité, endogène ou exogène, de la représentation, cette irruption de l'absurde (deuil), cette désarticulation organique (douleur) qui empêche de penser son corps, cette rupture ou défaillance du support culturel et social. La souffrance n'a pas de sens en soi, mais on est libre de lui en donner et même d'en faire une jouissance comme Masoch, ou encore comme certains mystiques.

Le psychosociologue, lui, aide à retricoter du sens en suivant les processus, en ramassant les éléments pour que les sujets les ré-assemblent.

Le savoir étant toujours supposé, ce que l'on peut espérer dégager, je l'ai déjà dit, ce sont les itinéraires des significations, de leur méconnaissance ou de leur absence qui font souffrance.

Parce que c'est à la souffrance que l'on s'intéresse toujours et d'abord (sous toutes ses formes : déviance, crise, anomie, dysfonctionnement, difficulté à changer... *Souffrance en France* et partout ailleurs). Les cliniciens s'intéressent aux pathologies pour, dit-on, comprendre le normal, ou, depuis qu'on sait que le normal n'est qu'une abstraction, comprendre les aléas et leurs causes, dénoncer les abus, pour prévenir les distorsions, intervenir afin de favoriser une reprise de cours harmonieux... bref pour essayer d'éduquer, soigner, gouverner, bien que Freud nous averti de leur impossibilité. Et pourquoi pas inventer de l'idéal ? On voit que la tentation normalisatrice, idéologique ou militante guette les sciences humaines, dans ses pratiques les plus humbles (éducatives) comme dans ses recherches les plus objectives (génétiques).

Mais alors les cliniciens, psychosociologues, en sont-ils réduits à retrouver les lambeaux de sens perdu pour les restituer aux sujets et les laisser aller se battre ailleurs, dans de nouvelles situations ? N'ont-ils aucune proposition que la reconstitution interminable, à l'image d'une analyse interminable pour le névrosé ? Est-ce la rançon de la liberté et de la construction du sens de devoir toujours recommencer, non comme Pénélope, pour qui c'était une stratégie en rapport avec une situation qui pouvait avoir une fin, mais comme Sisyphe qui n'a comme consolation que sa conscience et son orgueil ?

Je voudrais revenir un peu sur le lien et aussi sur le je/nous (Rimbaud, qui a dit « je est un autre », est tombé malade puis mort d'une infection du genou ! ce qui fait réfléchir les amis de Lacan !). Sans doute y a-t-il toutes sortes de liens, mais, il y a, je crois, une nécessité à faire et être avec les autres, une poussée, un besoin incoercible du lien (la *reliance* de M. Bolle de Bal) et, à l'inverse, une intolérance aux autres qui peut pousser à tous les extrêmes. Le lien est contenant et enfer comme dit André Lévy.

Ce que j'ai appelé le sujet social, c'est ce « nous », consubstantiel de la difficulté et de l'irrépressible de l'être et du faire ensemble. Il est fait d'appartenance, d'identification à des objets communs, de référence et de reconnaissance diffuses gonflées par l'imaginaire, épinglées par des symboles.

Le « Nous » correspond à l'expression collective d'une identité solidaire dans un ensemble symbolique et imaginairement organique. Il est toujours confisqué. Repris par l'individu, il est, soit l'expression d'une identification subjective (*nous les parisiens*), soit celle de l'appropriation autoritaire d'un ensemble dans une perspective de pouvoir (nous de majesté). Ces différentes acceptions manifestent la double dimension de reconnaissance réciproque et d'irréductible conflictualité qui hante le lien social dans les ensembles qu'il constitue, que différentes formes de pouvoir (autocratique / démocratique) tantôt accusent tantôt régulent. Ce « nous » est la réponse solidaire, immédiate, face à la réalité, au manque (camarades), mais résurgente aussi face à un arbitraire (révolutionnaire). Au sein du sujet social, le sujet-individu, « je », persévère, qui se veut libre et singulier, absolu dans son désir. Sujet qui ne cesse de dépendre du regard des autres, de leur entourement. Dualité source de malaise et de conflits.

L'identité, personnelle et sociale, liée à l'image de soi peut être fragilisée, déstabilisée et conduire à chercher compensation dans la jouissance et la violence pulsionnelles, chercher appui dans les intégrismes. Dans les intégrismes religieux ou idéologiques, les violents, les terroristes trouvent une argumentation légitimante. Quel est le critère d'une légitimation légitime ?

Ce qui met en lumière cet essentiel pour l'existence sociale qu'est « la face », l'inverse de l'humiliation, la fierté d'être soi au regard de l'autre, noyau narcissique vital, lié à la reconnaissance comme semblable. Le manque de respect néantise et déclenche la violence.

Pour parler de la question de l'inconscient : il est organique, psychique et social. Les trois se contaminent, s'interpénètrent.

Si le social se définit par les interactions solidaires stables ou organisées, la sociobiologie montre que chez les animaux, la survie et la reproduction expliquent l'organisation sociale, les relations d'aide et de coopération.

Ce qui pousse l'humain dans les formes et dynamiques du social, c'est la visée (préconsciente plus que consciente) de domination de la réalité, sa transformation et sa recréation pour les besoins, certes, mais aussi pour la jouissance et la puissance (inconscientes et niées). Imaginer, savoir, pouvoir constituent ensemble une troisième et puissante finalité, de l'ordre du social, liée à la liberté procurée par les fonctions mentales : le développement de l'imaginaire et la communication complexe avec les autres à travers le symbolique.

L'inconscient social est constitué par les pulsions sociales de tous les membres, il traîne une forte ambivalence, puissance solidaire / violence aveugle, manifeste dans divers moments de l'histoire des sociétés et des groupes, quand la soumission dépressive ou l'amour du chef ne la musellent pas.

Qu'est-ce qui pousse là ? Eros ? Thanatos ? Quelles sont les traces du Réel, comment le prendre en compte ? Réel complexe où jouent mêlées les obscures menées du désir et du pouvoir, deux façons d'être et de jouir, enjeux pour lesquels les humains s'affrontent à mort et s'embrassent à vie. Ce que Lacan appelle le Réel, qui n'est pas la réalité de tous les jours ni sur laquelle on bute (notre éternel obstacle, la mort dont il est même le contraire), mais ce qu'il en est en vérité qui ne peut pas se dire, mais insiste : l'« en-réalité » psychique. Cet « en-réalité » est aussi social, une insistance à pouvoir avec. Qui peut porter à tous les excès de fraternité et de cruauté.

Vous aurez compris que les contradictions, les ambivalences, les paradoxes, et effets pervers, sont ce qui insiste et pose le plus question. Permanence des conflits, divergences des aspirations individuelles et sociales, enchaînement fatal entre connaître, exploiter et détruire... le Réel encore ?

La nature spécifique de l'homme est de fabriquer son histoire, de donner du sens à son destin avec des ingrédients hétérogènes : ses propres ambivalences, les angoisses et les imaginaires qui obstruent sa vision, des déterminismes qu'il lui faut repérer, des pesanteurs de la réalité, les effets pervers de ses choix, les divergences d'orientation.

C'est l'homme qui est le créateur du monde, qui y inscrit, y dispose ses œuvres. Son regard est déjà représentation et création. Mais en disposant et en transformant il perpètre aussi des massacres, il détruit les autres, il détruit ses œuvres, il se détruit lui-même, dans un mouvement conjugué de création et de destruction, Eros et Thanatos, qui habite les individus comme les groupes.

Déjà, il y a la grande envie de bouffer de l'autre parce qu'on l'aime et parce qu'on le hait.

Il ne sort pas du conflit qui naît de la mise en contradiction d'intérêts, de projets, de désirs, de représentations, d'appartenances, d'attributions, d'attachements...

La résolution des contradictions et des dysfonctionnements qui en résultent n'est que provisoire puisque d'autres contradictions naîtront forcément au fur et à mesure des rapports et relations.

Le conflit n'est pas une maladie dont on guérit, c'est la condition de la vie en société, de la relation à l'autre et de la vie psychique.

Le seul moyen de sortir des paradoxes, c'est de fixer des valeurs qui fassent loi, mais les valeurs sont relatives à qui les fixe, individu ou sociétés. L'universalité ne passe pas bien, même en ce qui concerne les droits de l'homme, que dire de celles du vivant !

On retombe sur le problème de la régulation, qui devient un problème politique (comment gérer les rapports sociaux), que dis-je ? de stratégie géopolitique ! Et là on sent bien que les déterminants sont aussi démographiques , économiques, climatiques... attisant la rage de survie, de reconnaissance, de domination, de jouissance, déclenchant ces haines, rivalités, revendications, ces violences, et aussi des solidarités (des ONG, jusqu'à celle de l'Arche de Zoé !), inscrites non seulement dans les individus et les groupes, mais dans l'espèce. Quelle régulation y voit-on sinon dans les balancements de l'ambivalence et de l'histoire, entre libération des pulsions et reprises de la pensée, retours au symbolique ? Ces balancements sont sans loi, circonstanciels ? Qu'est-ce qui fait loi dans l'histoire ?

Il reste cela : que nous sommes des animaux politiques qui parlent, c'est-à-dire qui symbolisent, pensent, imaginent, reconstruisent ce qu'ils défont, essaient d'une autre manière. Camus disait, il y a de l'orgueil à être Sisyphe, et je le crois...

Dans une encyclique de novembre 2007, le pape Benoît XVI à son tour, souligne les échecs des idéologies toutes référées à l'idée de progrès, politique, économique, ou scientifique (il en cite quelques prophètes Marx, Adorno, Bacon) qui ont montré la destruction au sein de leur prétention d'humanisation. Dans le contexte théologique où il se situe, Ratzinger insiste sur les contradictions inhérentes à la nature humaine : « *... l'homme demeure l'homme, la liberté demeure la liberté, même pour faire le Mal* ». « *Le progrès offre de nouvelles possibilités pour faire le bien, mais des possibilités abyssales de mal* » écrit-il. Pour le chef de l'Eglise, ce ne sont pas les hommes qui peuvent donner réponse aux injustices que représentent la souffrance, la cruauté et la mort des innocents. L'homme, dit-il, ne peut « *se créer lui-même sa propre justice* ». Pour lui, la justice est suspendue à l'espérance en Dieu, en qui seul se trouvent réponse et garantie, le Jugement dernier étant « *l'image décisive de l'espérance.* »

C'est bien de renvoyer la tentative de résolution des injustices au Jugement dernier, on peut aussi penser que c'est le devoir que s'assigne l'homme de répondre sans relâche au défi de ses propres contradictions, à celui des injustices et des souffrances qui en sont les effets. C'est la grandeur de l'homme de se doter d'une éthique et de dessiner les contours du sacré qu'il défend contre lui-même.

Il doit inventer constamment son être et son faire ensemble. Si la justice est une valeur (ou la liberté, la solidarité), il lui faut en chercher continûment les critères et les modes de réalisation ... sans attendre le jugement dernier. C'est la façon d'être humain !

Au risque de la clinique. J'ai commencé à aborder cela en mentionnant cette impossibilité de pointer du doigt (désigner) un idéal à poursuivre et même atteindre pour des collectifs, un lieu (utopos) vers où les conduire, que la théorie aurait dessiné ou même éclairé. Ce qui condamne à se tenir en position d'assistant dans une démarche qui demeure celle du client et qui le laisse dans les démêlés renouvelés des conflits et des contradictions internes et externes.

L'intervention ne peut pas être un traitement, elle est une régulation du conflit, en situation, au mieux des intérêts et des représentations qu'en ont les partenaires. Elle vaut dans une situation donnée. Encore que l'habitude d'utiliser des modes de régulation puisse s'acquérir. Mais les unités sociales ne sont pas stables dans la durée ni dans leurs composantes, ni dans leurs situations, objectifs, moyens ni références, donc cet acquis devient rapidement obsolète.

De même, toutes les conditions changeant en permanence, on ne peut penser à des recettes (de management) applicables de façon permanente.

Si un sujet peut avoir gagné à l'analyse une meilleure aisance ou liberté intérieure, un collectif aux configurations variables, aux prises avec des situations et inductions elles-mêmes variantes, n'a pas les mêmes chances de capitaliser un savoir être et faire ensemble. Dès lors, quelle prise les psychosociologues, chercheurs ou praticiens peuvent-ils se vanter d'avoir sur le social, que ce soit les relations, les groupes, les organisations, les sociétés ou les phénomènes socio-politiques ? Ils sont juste en mesure d'entendre ce qu'est l'expérience d'une situation, d'en restituer les registres entrelacés aux acteurs pour que ceux-ci soient en mesure de les décoder et de les remanier, de les remettre en sens au mieux pour eux tous et pour chacun. C'est beaucoup, mais c'est circonscrit à une situation et toujours compromis par l'hétérogénéité et la mouvance du sujet social.

C'est une question : quelles répercussions effectives ont les théories des sciences sociales dans le champ social ? Quels changements dont elles laissent les traces ?

Certes il y a des effets de reprise de sens, de redémarrage symbolique, imaginaire et pratique pour le sujet social ou les individus qui ont entendu. C'est valable en psychothérapie, en psychanalyse, en psychosociologie dans les groupes et les collectifs, en micro et en méso (médio), mais en macro ? A l'échelle sociologique, en politique ? Or, quelle discipline à prétention scientifique peut faire l'impasse de la confrontation avec le champ de ses compétences ? L'observation et la description même subtilement analysées ne suffisent pas, on sait que leur prédictivité est très discutable. Il faudrait mettre à l'épreuve des pratiques en échelle réelle. Quelle pratique permettra quelle épreuve de pertinence ? Le communisme n'a pas fait la preuve des théories marxistes ! Le militantisme n'est pas la solution : on ne fabrique pas ce dont on fait l'hypothèse.

Question que je renvoie aux sociologues, mais les psychologues sociaux qui voient à juste titre les effets des processus psychiques inconscients dans les rapports sociaux et dans les phénomènes politiques (psycho-politique) se contentent-ils d'analyser l'histoire toujours dans l'après-coup ? C'est une question à laquelle nous (psycho et socio) ne saurions nous dérober, sous peine, comme dit Max Pagès, de rester dans des analyses amères, un « *pessimisme commode* » ou une pensée narcissique qui guette toujours le chercheur.

Une réponse serait que le traitement des conflits sociaux ne peut être que politique, laissé aux institutions de la République en faisant confiance à la démocratie, on en sait les dérives à travers langues de bois, manipulations, groupes d'intérêts, chantages, menaces... certes, l'inévitable imperfection de la démocratie, je dirai même son utopie qui n'empêche de la soutenir, faute de mieux. Il faut favoriser le débat, mais quelle est l'issue du débat ? Qui garantit que les jeux de pouvoir ne vont pas le fausser ? Où et qui est le psychosociologue pour société ? Serait-on ramené à l'espérance placée en un chef doté d'un moi fort ? Le surhomme dont parlait Freud ? Reste la presse, celle qui ose balancer les informations, user de provocations, ouvrir à des débats d'idées (où les penseurs de tous bords ont à intervenir). Cette presse joue le rôle d'instituant et de tiers. Les psycho-sociologues y sont-ils présents ? Quel est le retentissement des publications ? Les politiques ont-ils jamais paru inspirés par Alain Touraine (qui publie un livre avec Ségolène Royal) ou par Edgar Morin qui incitait à une « politique de civilisation » (expression rencontrée dans la bouche de Nicolas Sarkozy) ?

J'ai fait référence plusieurs fois à la jouissance. Je voudrais en parler un peu.

Quelques-uns connaissent déjà mon goût pour les libertins, mon intérêt pour Sade, qui je pense a su plonger le premier au cœur des entremêlements contradictoires et cruels d' Eros et de Thanatos, du plaisir et de la mort, du désir et du néant, de la liberté et de l'égoïsme, que Bataille, Blanchot, Lacan et bien d'autres ont repris. Mais aussi mon intérêt pour les mystiques jetés dans les oxymores des nuits éblouissantes d'une jouissance exaltée. J'essaie de débrouiller à ma façon l'énigme de cette acmé où viennent se confondre jusqu'à disparaître le moi et l'autre dans l'obscurité des corps, alors que demeurent penchées au-dessus d'eux les pesanteurs sociales et les fantasmagories des imaginaires dont, peut-être, ce qu'on nomme l'Amour.

La jouissance ? Un phénomène, une expérience individuelle, psychologique, organique, mais qui prend sa place dans le social bien obligé de faire avec, de l'organiser, la canaliser, en préconiser les voies et les formules.

On dira que la jouissance n'est pas un thème ni un objet de la psychologie sociale ou de la sociologie cliniques. Que l'on se détrompe, comme l'ont souligné à l'envi maints auteurs, Bataille et Foucault à sa suite, il n'y a pas de jouissance sans interdits qui la cernent. Les us de la vie sociale commandent de l'abriter des regards ou de la bannir (décence, pudeur, chasteté) ; les situations de jouissance admises sont étroitement codifiées, organisées, instituées (mariage), comme la place qui y est assignée à chaque sexe, à chaque âge. Mieux, la transgression (séminaire du Cers fondé par J-P.Bouilloud.) est au cœur de la jouissance et l'alimente. La jouissance surgit d'un triple dépassement : celui des corps (la sexualité est la sortie des limites des corps), celui du moi (le sujet y lâche un temps ses amarres), celui des interdits sociaux culturels, avéré dans le fantasme et l'imaginaire (les fantaisies qui se jouent des tabous). Sans que l'on sache, si l'on en parle ou en écrit, où commence la perversion.

Comme dans toute expérience subjective on y déchiffre l'intrication (je ne dis pas articulation) du psychique, de l'organique et du social. En même temps, la jouissance est sans doute le moment fugace (comme dans toute libération de la pulsion), d'autant plus intéressant à interroger, où le social et le psychique se désintriquent. Une flamme éphémère s'élève et retombe au-dessus des corps, sans mots pour la dire, comme hors symbolique, pure émotion née de la consumation du mélange devenu explosif du social du psychique et de l'organique (des règles, de l'imaginaire et des corps).

On dira qu'il y a des jouissances durables, qui usent du fruit, je ne parlais ici que de celle qui reste énigmatique, de la consumation, tandis que l'épargnant s'inscrit évidemment dans le social et l'économique !

Je vais terminer sur cette évocation de la jouissance.

Il faut bien que je finisse et que je vous dise merci.

D'abord dire ce que je dois à ceux qui ne pourront pas être jaloux parce que disparus : le vieil Aristote, Marx, Freud, Reich, Castoriadis, Vernant, Beauvoir, Sartre, Merleau-Ponty, Camus, Sade, Lacan pas-tout (!), Foucault, j'oubliais Proust... mais je ne vais pas vous faire un inventaire, j'en omets bien sûr.

Et vous qui êtes réunis ici, vous composez en quelque sorte un portrait de moi, vous m'êtes un miroir des amitiés, des affections anciennes et nouvelles. Vous m'avez tous beaucoup donné : reconnaissance, complicité et stimulation intellectuelle. Avec les rires partagés, les disputations, bien des choses sont passées entre nous, souvent des choses très fortes.

Je veux rappeler ma reconnaissance envers ceux qui ne sont plus là, qui étaient à mes débuts comme Claude Revault d'Allonnes, Paul Arbousse-Bastide ; les anciens et affectueux collègues, présents ou qui n'ont pu se déplacer.

Ceux qui ont collaboré avec moi à des entreprises, dans des associations (PUPCA, APSI, IGI,...), des recherches, des publications : tout le monde sait vos noms, je ne vous nomme pas tous, pardonnez-moi...

quand même, tout particulièrement Vincent de Gaulejac qui m'a accueillie quand j'ai dû quitter le Laboratoire de Psychologie Clinique,

ceux et celles, spécialement Florence Giust-Desprairies qui ont pensé ces journées, les ont organisées, y ont mis leur amitié et leur dévouement,

ceux qui ont accepté de participer, de présider, d'organiser des Tables rondes,

ceux qui sont venus de loin, de si loin, *queridos*, qui montrent que l'amitié ne connaît pas les frontières,

collègues, étudiants, anciens, actuels, étudiants devenus collègues et amis chers,

je vous aime tous.

Tant mieux si vous pensez qu'un jour je vous ai apporté quelque chose ou fait un peu de plaisir. Pardonnez-moi si je vous ai manqué : je n'ai pas toujours une claire conscience de mes insuffisances, mes passions prennent des allures de véhémence, mon humour d'ironie, mais le fond reste fidèle.

Je vous remercie si vous vous m'aimez un peu, continuez à le faire, j'adore ça ! Et que ce jour n'en soit pas la fin !

Merci !

Merci à « Dame Caresse »

Par Vincent de Gaulejac

L'oeuvre de Jacqueline Barus Michel est à l'image de sa façon d'exister qui incarne les valeurs de la posture clinique dans les sciences humaines : le monde de la rencontre, la confrontation à l'altérité, la rigueur d'une réflexion au plus près du vécu, la construction d'un être ensemble portée par des sujets. Il y a là une cohérence entre la pensée, l'action et l'éprouvé

Le présent ouvrage donne une image d'un monde plus préoccupé de la rencontre, que de la compétition, de l'être ensemble que du paraître individuel. Ces différents articles donnent l'image d'une autre globalisation, celle du partage intellectuel, celle de la gratuité, celle du plaisir d'une réflexivité commune, parce que la mise en lien vaut plus que la possession des biens. C'est léger, comme l'air que l'on respire et précieux comme les mots lorsqu'ils sonnent justes.

Ce lien entre la rencontre intellectuelle qui élève l'esprit, la rencontre humaine qui élève l'âme et la rencontre amicale qui réjouit le cœur, nous l'avons particulièrement éprouvé dans l'impromptu « La nuit, c'est le moment », mélange de textes, d'images, de poèmes, de musiques, de souvenirs, de talents, d'humour, d'amour et de transmission. À l'image de la musique du colloque dont ce livre est issu, de son harmonie, là où la partition de chacun s'est coulée dans une orchestration commune. J'ai plaisir à reprendre ici le poème que m'avait inspiré le colloque en hommage à Jacqueline dont ce livre est issu.

Merci à « Dame Caresse », pour la transverberation,
Pour la Potière Jalouse et le poème à Lou,
Pour les excès d'amour et son sourire si doux,
Eh bien! Régnez ma belle, contentez votre gloire,
Continuez le chemin, poursuivez cette histoire,

Qui est aussi la nôtre, si vous le voulez bienMerci pour aujourd'hui et merci pour demain,
Dans un mois, dans un an, comment sourirons-nous
Aux souvenirs communs qui nous unis à vous…

Un dernier souhait : que ce dernier poème, pour aujourd'hui,
Soit le prélude à tous ceux qu'ils nous restent à écrire, ensemble.

IMPROMPTU

LA NUIT C'EST LE MOMENT

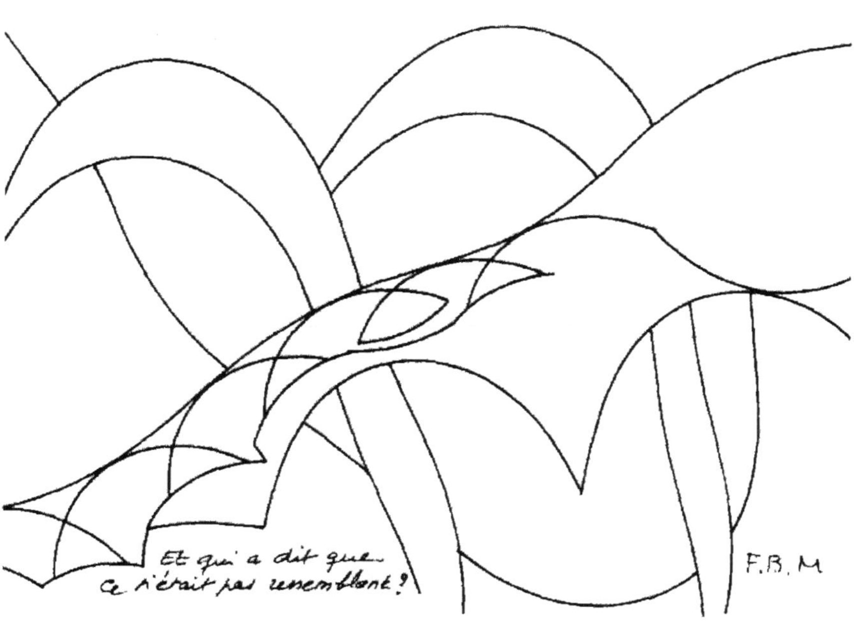

La nuit c'est le moment ....
De parler de ce qui nous habite,
De ce qui nous tient à cœur,
De ce qui nous tient debout,
De ce que l'on ne dit pas d'emblée,
De ce que l'on dit lorsqu'on a dépassé le seuil de la méfiance,
Lorsque surgit l'intimité,
Lorsque l'on peut se laisser aller à rêver, à dire, à crier ou à murmurer enfin ....

Nous avons choisi d'oser la nuit ....

Nous avons partagé avec Jacqueline ce désir des mots, ce bonheur des rythmes, des sons, des silences et cet impromptu se propose de faire partager notre plaisir

Jacqueline a choisi 3 thèmes

- Thanatos : des mots et des morts

- Des animaux politiques

- Les avatars d'Eros

Et maintenant : La nuit c'est le moment ....

Geneviève Dahan-Seltzer

Thanatos
Des mots et des morts

Le Prince de Ligne
La mort de mon père

C'est la mort de mon père qui, malgré les changements prodigieux de ma situation, me frappa infiniment.

Ce qui fit sur moi cependant plus d'effet et me coûta des larmes, ce fut sa mort de son vivant, c'est-à-dire lorsqu'un jour il me chargea d'une affaire et me parla presque pour la première fois de sa vie, en me disant que cela me regardait plus que lui puisque…

Ce « puisque » me fit fondre en pleurs. Il ne m'aimait pas. Je ne sais pas pourquoi il ne voulut pas me connaître.

Simone de Beauvoir

Une mort très douce

Tous les hommes sont mortels : mais pour chaque homme sa mort est un accident et, même s'il la connaît et y consent, une violence indue.
Toute sa vie maman avait redouté le cancer, et peut-être le craignait-elle encore, à la clinique, quand on l'avait radiographiée. Après l'intervention, pas un instant elle n'y a pensé.

...

Ce qui nous a étonnées bien davantage, c'est qu'elle n'ait jamais réclamé la visite d'un prêtre, pas même le jour où elle se désolait : « Je ne reverrai pas Simone! ». Elle n'a pas sorti de son tiroir le missel, le crucifix, le rosaire que Marthe lui avait apportés. Après la visite d'une autre vieille amie, elle a dit à Jeanne : « Cette pauvre Louise, elle me pose de drôles de questions: elle m'a demandé s'il y avait un aumônier dans la clinique. Tu comprends ce que je m'en fiche! »

...

Maman aimait la vie comme je l'aime et elle éprouvait devant la mort la même révolte que moi.
La religion ne pouvait pas plus pour ma mère que pour moi l'espoir d'un succès posthume. Qu'on l'imagine céleste ou terrestre, l'immortalité, quand on tient à la vie, ne console pas de la mort.

Marcel PROUST
La mort de Bergotte

J'appris que ce jour-là avait eu lieu une mort qui me fit beaucoup de peine, celle de Bergotte.

Il mourut dans les circonstances suivantes : une crise d'urémie assez légère était cause qu'on lui avait prescrit le repos. Mais un critique ayant écrit que dans la Vue de Delft de VerMeer (prêté par le musée de La Haye pour une exposition hollandaise), tableau qu'il adorait et croyait connaître très bien, un petit pan de mur jaune (qu'il ne se rappelait pas) était si bien peint, qu'il était, si on le regardait seul, comme une précieuse œuvre d'art chinoise, d'une beauté qui se suffirait à elle-même Bergotte mangea quelques pommes de terre, sorti et entra à l'exposition. Dès les premières marches qu'il eut à gravir, il fut pris d'étourdissements. Il passa devant plusieurs tableaux et eut l'impression de la sécheresse et de l'inutilité d'un art si factice, et qui ne valait pas les courants d'air et de soleil d'un palazzo de Venise, ou d'une simple maison au bord de la mer. Enfin il fut devant le VerMeer qu'il se rappelait plus éclatant, plus différent de tout ce qu'il connaissait, mais où, grâce à l'article du critique, il remarqua pour la première fois des petits personnages en bleu, que le sable était rose, et enfin la précieuse matière du tout petit pan de mur jaune. Ses étourdissements augmentaient ; il attachait son regard, comme un enfant à un papillon jaune qu'il veut saisir, au précieux petit pan de mur. « C'est ainsi que j'aurais dû écrire, disait-il. Mes derniers livres sont trop secs, il aurait fallu passer plusieurs couches de couleur, rendre ma phrases en elle-même précieuse, comme ce petit pan de mur jaune. » cependant la gravité de ses étourdissements ne lui échappait pas. Dans une céleste balance lui apparaissait, chargeant l'un des plateaux, sa propre vie, tandis que l'autre contenait le petit pan de mur si bien peint en jaune. Il sentait qu'il avait imprudemment donné le premier pour le second. « Je ne voudrais pourtant pas, se disait-il, être pour les journaux du soir le fait divers de cette exposition ».

Il se répétait : « Petit pan de mur jaune avec un auvent, petit pan de mur jaune ». Cependant il s'abattit sur un canapé circulaire ; aussi brusquement il cessa de penser que sa vie était un jeu et, revenant à l'optimisme, se dit : « c'est une simple indigestion que m'ont donnée ces pommes de terre pas assez cuites, ce n'est rien ». Un nouveau coup l'abattit, il roula du canapé par terre, où accoururent tous les visiteurs et gardiens. Il était mort. Mort à jamais ? Qui peut le dire ?

On l'enterra, mais toute la nuit funèbre, aux vitrines éclairées, ses livres, disposés trois par trois, veillaient, comme des anges aux ailes éployées et semblaient, pour celui qui n'était plus, le symbole de la résurrection.

René CHAR

L'éternité à Lourmarin
La mort d'Albert CAMUS

Il n'y a plus de ligne droite ni de route éclairée avec un être qui nous a quittés.

Avec celui que nous aimons, nous avons cessé de parler, et ce n'est pas le silence. Qu'en est-il alors ?

Nous savons, ou croyons savoir. Mais seulement quand le passé qui signifie s'ouvre pour lui livrer passage. Le voici à notre hauteur, puis loin, devant.

A l'heure de nouveau contenue où nous questionnons tout le poids d'énigme, soudain commence la douleur, celle de compagnon à compagnon, que l'archer, cette fois, ne transperce pas.

Des animaux politiques

Aristote
Politique 1

Toute cité existe par nature, tout comme les premières communautés : elle est, en effet, leur fin, or la nature d'une chose, c'est sa fin ; ce qu'est chaque chose, une fois sa croissance achevée, c'est cela que nous appelons la nature de chaque chose, par exemple, d'un homme, d'un cheval, d'une famille. De plus, la cause finale et la fin, c'est ce qu'il y a de meilleur ; or se suffire à soi-même (l'autarcie) est à la fois une fin et ce qu'il y a de meilleur.

D'après ces considérations, il est évident que la cité est une réalité naturelle et que l'homme est par nature un être destiné à vivre en cité (animal politique) ; celui qui est sans cité est, par nature et non par hasard, un être ou dégradé ou supérieur à l'homme : il est comme celui à qui Homère reproche de n'avoir « ni clan, ni loi, ni foyer » ; un homme tel par nature est en même temps avide de guerre ; il est comme un pion isolé au jeu de dames. Ainsi la raison est évidente pour laquelle l'homme est un être civique plus que tous autres, abeilles ou animaux grégaires. Comme nous le disons, en effet, la nature ne fait rien en vain ; or seul d'entre les animaux l'homme a la parole.

Sans doute les sons de la voix expriment-ils la douleur et le plaisir : aussi la trouve-t-on chez les animaux en général : leur nature leur permet seulement de ressentir la douleur et le plaisir et de se les manifester entre eux.

Mais la parole (logos), elle, est faite pour exprimer l'utile et le nuisible et par suite aussi le juste et l'injuste.

Tel est, en effet, le caractère distinctif de l'homme en face de tous les autres animaux : seul il perçoit le bien et le mal, le juste et l'injuste, et les autres valeurs. Or c'est la possession commune de ces valeurs qui fait la famille et la cité.

Par nature donc, la cité est antérieure à la famille et à chacun de nous, l'homme qui ne peut pas vivre en communauté ou qui n'en a nul besoin, parce qu'il se suffit à lui-même, ne fait point partie de la cité : dès lors, c'est un monstre ou un dieu.

Marquis de Sade

« Français, encore un effort si vous voulez être républicains »

Je viens offrir de grandes idées : on les écoutera, elles seront réfléchies ; si toutes ne plaisent pas, au moins en restera-t-il quelques-unes ; j'aurai contribué en quelque chose au progrès des lumières, et j'en serai content. Je ne le cache point, c'est avec peine que je vois la lenteur avec laquelle nous tachons d'arriver au but ; c'est avec inquiètude que je sens que nous sommes à la veille de le manquer encore une fois.

Il ne s'agit pas d'aimer ses semblables comme soi-même, puisque cela est contre toutes les lois de la nature, et que son seul organe doit diriger toutes les actions de votre vie ; il n'est question que d'aimer nos semblables comme des frères, comme des amis que la nature nous donne, et avec lesquels nous devons vivre d'autant mieux dans un Etat républicain que la disparition des distances doit nécessairement resserrer les liens.

De ces premiers principes, il découle, on le sent, la nécessité de faire des lois douces, et surtout d'anéantir pour jamais l'atrocité de la peine de mort, parce que la loi qui attente à la vie d'un homme est impraticable, injuste, inadmissible. Ce n'est pas, ainsi que je le dirai tout à l'heure, qu'il n'y ait une infinité de cas où, sans outrager la nature (et c'est ce que je démontrerai), les hommes n'aient reçu de cette mère commune l'entière liberté d'attenter à la vie les uns des autres mais c'est qu'il est impossible que la loi puisse obtenir le même privilège, parce que la loi, froide par elle-même, ne saurait être accessible aux passions qui peuvent légitimer dans l'homme la cruelle action du meurtre ; l'homme reçoit de la nature des impressions qui peuvent lui faire pardonner cette action, et la loi, au contraire, toujours en opposition à la nature et ne recevant rien d'elle, ne peut être autorisée à se permettre les mêmes écarts : n'ayant pas les mêmes motifs, il est impossible qu'elle ait les mêmes droits. Voilà de ces distinctions savantes et délicates qui échappent à beaucoup de gens, parce que fort peu de gens réfléchissent ; mais elles seront accueillies des gens instruits à qui je les adresse, et elles influeront, je l'espère, sur le nouveau Code que l'on nous prépare.

La seconde raison pour laquelle on doit anéantir la peine de mort, c'est qu'elle n'a jamais réprimé le crime, puisqu'on le commet chaque jour aux pieds de l'échafaud. On doit supprimer cette peine, en un mot, parce qu'il n'y a point de plus mauvais calcul que celui de faire mourir un homme pour en avoir tué un autre, puisqu'il résulte évidemment de ce procédé qu'au lieu d'un homme de moins, en voilà tout d'un coup deux, et qu'il n'y a que des bourreaux ou des imbéciles auxquels une telle arithmétique puisse être familière.

Faisons peu de lois, mais qu'elles soient bonnes. Il ne s'agit pas de multiplier les freins : il n'est question que de donner à celui qu'on emploie une qualité indestructible. Que les lois que nous promulguons n'aient pour but que la tranquillité du citoyen, son bonheur et l'éclat de la république.

Karl Marx
Fin de l'aliénation

Supposons maintenant que nous produisions en tant qu'humains : dans ce cas, chacun de nous s'affirme, dans sa production, soi-même et l'autre doublement.

1. Dans ma production, j'objective mon individualité, sa particularité ; donc, pendant l'activité j'éprouve la joie d'une manifestation individuelle de ma vie, et dans la contemplation de l'objet, j'éprouve la joie individuelle de reconnaître ma personnalité comme une puissance objective, intuitive et sensible, au-delà de tout doute.

2. D'autre part, dans ta jouissance ou dans ton usage de mon produit, j'aurai la jouissance directe aussi bien de ma conscience d'avoir, par mon travail, satisfait un besoin humain que d'avoir objectivé la nature humaine et, par conséquent, d'avoir procuré au besoin d'un autre être humain son objet correspondant.

3. J'aurais aussi la joie d'avoir été pour toi le médiateur entre toi et l'espèce humaine, donc d'être reconnu et ressenti par toi-même comme un complément de ta propre nature et comme une partie nécessaire de ton être, donc de me savoir affirmé dans ta pensée comme dans ton amour.

4. Enfin, la joie d'avoir produit dans la manifestation individuelle de ma vie la manifestation directe de ta vie, donc d'avoir affirmé et réalisé dans mon activité individuelle ma vraie nature, ma nature humaine, mon être social. Nos productions seraient autant de miroirs où se réfléchirait notre être.

...C'est seulement quand l'objet devient pour l'homme un objet humain, un prolongement de son individualité, que l'homme ne se perd pas dans l'objet. Cela n'est possible que si cet objet devient pour lui un objet social et qu'il ne devient lui-même un être social. Il faut également que la société s'incarne pour l'homme dans cet objet.

Les avatars d'Eros

Sainte-Thérèse d'Avila

La Transverbération

Il a plu au Seigneur de m'accorder plusieurs fois la vision que voici. J'apercevais un ange auprès de moi, du côté gauche, sous une forme corporelle. Il ne m'arrive que fort rarement de voir ainsi les anges, car bien qu'ils m'apparaissent souvent, je ne les voie point à proprement parler.

Dans la vision présente, le Seigneur voulut que l'ange se montrât sous cette forme : il n'était pas grand, mais petit et fort beau : son visage enflammé semblait indiquer qu'il appartenait à la plus haute hiérarchie, celle des esprits tout embrasés d'amour. Ce sont, je pense, ceux qu'on appelle séraphins. Ils ne me disent pas leurs noms, mais je vois bien que dans le ciel il y a une immense différence de certains anges à d'autres...

Je voyais entre les mains de l'ange un long dard qui était d'or, et dont la pointe de fer portait à son extrémité un peu de feu. Parfois, il me semblait qu'il me passait ce dard au travers du cœur, et l'enfonçait jusqu'aux entrailles. Quand il le retirait, on eût dit que le fer les emportait avec lui, et je restais tout embrasée du plus ardent amour de Dieu. Si intense était la douleur, qu'elle me faisait pousser de faibles plaintes... Mais en même temps, la suavité causée par cette indicible douleur est si excessive, qu'on n'aurait garde d'en appeler la fin, et l'âme ne peut se contenter de rien qui soit moins que Dieu même. Cette souffrance n'est pas corporelle, mais spirituelle ; et pourtant, le corps n'est pas sans y participer quelque peu et même beaucoup.

Ce sont alors entre l'âme et Dieu des épanchements de tendresse d'une douceur ineffable. Je supplie le Seigneur de vouloir bien les faire goûter, dans sa bonté, à quiconque refuserait de me croire.

Claude Prosper Jolyot de Crébillon
La nuit et le Moment

Jamais les femmes n'ont mis moins de grimaces dans la société ; jamais l'on n'a moins affecté la vertu. On se plaît, on se prend. S'ennuie-t-on l'un avec l'autre ? On se quitte avec tout aussi peu de cérémonie que l'on s'est pris. Revient-on à se plaire ? On se reprend avec autant de vivacité que si c'était la première fois qu'on s'engageât ensemble. On se quitte encore, et jamais on ne se brouille. Il est vrai que l'amour n'est entré pour rien dans tout cela ; mais l'amour, qu'était-il qu'un désir que l'on se plaisait à s'exagérer ? Un mouvement des sens, dont il avait plu à la vanité des hommes de faire une vertu ? On sait aujourd'hui que le goût seul existe ; et si l'on se dit encore qu'on s'aime, c'est bien moins parce qu'on le croit, que parce que c'est une façon plus polie de se demander réciproquement ce dont on sent qu'on a besoin. Comme on s'est pris sans s'aimer, on se sépare sans se haïr.

Les bougies restèrent allumées, et les rideaux ouverts. Nous commençâmes à en agir ensemble familièrement ; et j'étais sur le point de lui avoir encore les dernières obligations, lorsqu'une tendre inquiétude la saisit. Elle se rappela que je ne lui avais pas encore dit que je l'aimais ; et me protesta, si je ne la rassurais pas sur mon cœur, et que quelque extraordinaire que fût le goût qu'elle avait pour moi, et quelques preuves même qu'elle m'eût déjà données de sa faiblesse, elle saurait indubitablement la vaincre.

Et je lui répondis que je ne concevait pas qu'avec les preuves actuelles que je lui donnais de mes sentiments, elle put s'obstiner à en douter. Elle avait jusque-là, paru ne se livrer à sa tendresse qu'avec contrainte ; mais la certitude d'être aimée bannissant ses scrupules, elle devint d'une tendresse, d'une vivacité, d'une ardeur incompréhensibles ! Ah ! Si vous aviez vu, madame ! Non ! C'est que cela était d'une beauté!...

Jean Racine
Bérénice

A quel excès d'amour m'avez-vous amenée!

Que ne me disiez-vous : « Princesse infortunée,
Où vas-tu t'engager, et quel est ton espoir ?
Ne me donne point un cœur qu'on ne peut recevoir .
Ne l'avez-vous pas reçu, cruel, que pour le rendre,
Quand de vos seules mains ce cœur voudrait dépendre ?»

Eh bien! Régnez, cruel, contentez votre gloire :
Et je ne dispute plus. J'attendais, pour vous croire,
Que cette même bouche, après mille serments,
D'un amour qui devait unir tous nos moments,
Cette bouche, à mes yeux s'avouant infidèle,
M'ordonnât elle-même une absence éternelle.
Moi-même j'ai voulu vous entendre en ce lieu.
Je n'écoute plus rien : et, pour jamais, adieu...
Combien ce mot cruel est affreux quand on aime!

Dans un mois, dans un an, comment souffrirons-nous,
Seigneur, que tant de mers me séparent de vous ;
Que le jour recommence, et que le jour finisse,
Sans que jamais Titus puisse voir Bérénice,
Sans que, de tout le jour, je puisse voir Titus ?
Mais quelle est mon erreur, et que de soins perdus!
L'ingrat, de mon départ consolé par avance,
Daignera-t-il compter les jours de mon absence ?
Ces jours si longs pour moi lui sembleront trop courts.

Honoré de Balzac

Le lys dans la vallée

- Dites, dites! Je suis sûre de moi, je puis vous entendre sans crime. Dieu ne veut pas que je meure : il vous envoie à moi comme il dispense son souffle à ses créations, comme il épend la pluie des nuées sur une terre aride ; dites, dites! M'aimez-vous saintement ?
- Saintement.
- A jamais?
- A jamais.
- Comme une Vierge Marie, qui doit rester dans ses voiles et sous sa couronne blanche ?
- Comme une Vierge Marie visible.
- Comme une sœur ?
- Comme une sœur trop aimée.
- Comme une mère ?
- Comme une mère secrètement désirée.
- Chevaleresquement, sans espoir ?
- Chevaleresquement, mais avec espoir.
- Enfin, comme si vous n'aviez encore que vingt ans, et que vous portiez votre petit méchant habit bleu du bal ?
- Oh mieux. Je vous aime ainsi, et je vous aime encore comme... » Elle me regarda dans une vive appréhension.

« ... Comme vous aimait votre tante ».

Sigmund Freud
Lettre à sa fiancée Martha

Le destin de la femme doit rester ce qu'il est.

Dans sa jeunesse celui d'une délicieuse et adorable chose, dans l'âge mûr celui d'une épouse aimée. L'envie de réussir chez la femme est un leurre, le résultat d'un complexe de castration dont elle ne sortira que par une complète acceptation de son destin passif.

Guillaume Appolinaire
Poème à Lou
Scène nocturne du 22 avril 1915

Gui chante pour Lou

Mon ptit Lou adoré Je voudrais mourir un jour pour que tu m'aimes
Je voudrais être beau pour que tu m'aimes
Je voudrais être fort pour que tu m'aimes
Je voudrais être jeune jeune pour que tu m'aimes
Je voudrais que la guerre recommençât pour que tu m'aimes
Je voudrais te prendre pour que tu m'aimes
Je voudrais te fesser pour que tu m'aimes
Je voudrais te faire mal pour que tu m'aimes
Je voudrais que nous soyons seuls dans une chambre d'hôtel à Grasse pour que tu m'aimes
Je voudrais que nous soyons seuls dans mon petit bureau près de la terrasse couchés sur le lit de fumerie pour que tu m'aimes
Je voudrais que tu sois ma sœur pour t'aimer incestueusement
Je voudrais que tu eusses été ma cousine pour qu'on se soit aimés très jeunes
Je voudrais que tu sois mon cheval pour te chevaucher longtemps longtemps
Je voudrais que tu sois mon cœur pour te sentir toujours en moi
Je voudrais que tu sois le paradis ou l'enfer selon le lieu où j'aille
Je voudrais que tu sois un petit garçon pour être ton précepteur
Je voudrais que tu sois la nuit pour nous aimer dans les ténèbres
Je voudrais que tu sois ma vie pour être par toi seule
Je voudrais que tu sois un obus boche pour me tuer d'un soudain amour.

Robert DESNOS
Le dernier poème

J'ai rêvé tellement fort de toi,
J'ai tellement marché, tellement parlé,
Tellement aimé ton ombre,
Qu'il ne me reste d'être l'ombre parmi les ombres
D'être cent fois plus ombre que l'ombre
D'être l'ombre qui viendra et reviendra dans ta vie ensoleillée.

Bibliographie de Jacqueline Barus-Michel

OUVRAGES

Désir, passion, érotisme. L'expérience de la jouissance. A paraître chez *Eres* en 2009.

Le politique entre les pulsions et la loi. Toulouse, *Edition Eres, Collection Sociologie clinique*, 2007 (283 p.)

Souffrance, sens et croyance. L'effet thérapeutique. Toulouse, *Edition Eres, Collection Sociologie clinique*, 2004 (190 p.).

Crises, Approche psychosociale clinique. en coll. avec F. Giust-Desprairies et L. Ridel. Paris, *Desclée de Brouwer,* coll. *Reconnaissances*, 1996 (315 p.).

Pouvoir : mythe et réalité. Paris, Klincksieck, *coll. Rencontres dialectiques*, déc. 1991 (333 p.).

Le Sujet Social, étude de psychologie sociale clinique, coll. *Organisation et Sciences humaines*, Paris, Dunod, 1987 (210 p.).

DIRECTION DE PUBLICATION

Avec Eugène Enriquez et André Lévy : *Vocabulaire de Psychosociologie. Références et positions.* Toulouse, Eres, 2002.

Bulletin du Laboratoire de Psychologie clinique Enseignements, Activités, recherches, publications, Annuel. N° 16, 17, 18, 19, 20, 21, 22, 23, 24, 25 (1988-1998). Laboratoire de Psychologie clinique, Université Paris VII.

PARTICIPATION A DES OUVRAGES COLLECTIFS

Analiza psihosocioloicà a procesului crizei In *Psihologia politicà. O disciplina societalà.* Coordonatori Lavinia Betea et Alexandre Dorna, Curtea Veche Publishing, Bucarest, 2008.

Implication, significations et engagement. In *Sociologie clinique, enjeux théoriques et méthodologiques* sous la direction de Vincent de Gaulejac, Fabienne Hanique, Pierre Roche. Toulouse, Erès, 2007.

Lien de sentiment et amour du chef. In *Les sentiments et le politique* sous la direction de Pierre Ansart et Claudine Haroche. Coll. Psychologie politique. Paris, L'Harmattan, 2007.

Psychologie des crises politiques. In *Crises et violences politiques. Petit traité de psychologie politique* sous la direction d'Alexandre Dorna et de José Manuel Sabucedo. Paris, Editions In Press, 2006.

Petite rétrospective à prétention clinique. In *Histoires de vie et choix théoriques en sciences sociales.* Parcours de femmes. Collection Changement Social. Paris, L'Harmattan, 2005.

Les impasses psychosociales de la démocratie. In *La démocratie peut-elle survivre au XXIe siècle ? Psychologie politique de la démocratie,* sous la direction de Alexandre Dorna et Patrice Georget. Editions *In Press*, Paris, 2004.

L'hypermodernité, dépassement ou perversion de la modernité. In *L'Individu hypermoderne*, sous la direction de Nicole Aubert, Toulouse, Erès, 2004.

Identité citoyenne, identité impossible ? In *Constructions identitaires et dynamiques politiques.* Lucy Baugnet (dir). P. I. E. Peter Lang, coll. *Europe plurielle.* 2003. www.peterlang.net

Crise et Identité. In *La violence politique*, sous la direction de Max Pagès, Toulouse, Erès, 2003.

Vocabulaire de Psychosociologie. Références et positions. Sous la direction de Jacqueline Barus-Michel, Eugène Enriquez, André Lévy. Toulouse , Erès, 2002. Articles : *Clinique et Sens* et, en col. *Sujet* avec J. Ardoino, *Pouvoir* avec E. Enriquez.

H énnoia tis bias (en français : Concevoir la violence). In *Exousia, Bia, Ponos,* t. 1, pp. sous la direction de Klimis Navridis, Athènes, Kastaniotis, 2002.

A democracia ou a sociedade sem pai. In *Figura Paterna e Ordem Social* Sous la direction de José Newton Garcia de Araujo, Léa Guimaraes Souki, Carlos Aurélio Pimenta de Faria. Belo Horizonte, Autêntica Editora, 2001.

Innovation sociale et démocratisation en situation de crise. (avec F. Giust-Desprairies et L. Ridel). In *Syndicalisme et démocratie dans l'entreprise* sous la direction de H. Pinaud, M. Le Tron, A. Chouraqui, Paris, L'Harmattan, 1999.

L'argent ou la magie de l'imaginaire. In *Questions d'argent*, sous la direction de J-P. Bouilloud et V. Guyenne, Paris, Desclée de Brouwer, 1999.

La trame sociale du sujet. In *"Le social" pour l'enfant, l'enfant et "le social" : rupture ou lien.* Actes de la VIII° Journée d'Etudes des psychanalystes de la petite enfance. A. NA. PSY. Paris, 1997, pp. 11-14.

Clinique de la crise. Clinique du sujet social. In *Crises : Le sujet à l'épreuve du social.* Actes du 14° Forum professionnel des Psychologues. Le Corum - Montpellier. Hommes et Perspectives 1997. p. 61-67.

Responsabilité de la partie **Identité et modernité** et rédaction de l'introduction et du chapitre **Identités et mutations sociales**, avec F. Giust-Desprairies. In *L'aventure psychosociologique* textes réunis par V. de Gaulejac, N. Aubert et K. Navridis. Paris, Desclée de Brouwer, 1997. pp. 269-271 et 273-289.

Processus identitaires et psychosociologie. In *Problématique identitaire* sous la direction du Prof. K. Navridis. Ouvrage collectif. Athènes, Grèce, 1997.

Du glissement progressif de l'objet : l'argent, en coll. avec F. Giust-Desprairies. *In Sociologies cliniques* sous la Direction de Vincent de Gaulejac et Shirley Roy, Reconnaissances, Paris, Hommes et Perspectives. l'Epi. 1993, pp. 189-198.

La femme a-t-elle un être social ? In *Le sexe du pouvoir*, Editions de l'Epi, Paris, 1986, pp. 410-419.

ARTICLES DE REVUES

Socio-pathologie et paradoxes de la société moderne. In *International Review of Sociology.* Volume 18, Number 3, Nobember 2008.

O sujeito e o destino. In *Psycologia em Revista.* V. 14. N. 1. Junho de 2008 (Brésil, Editora Pucminas).

Une jouissance trop promise. In *Psychotropes. Santé et addiction : du corps humain au corps social.* Vol. 14, N° 2, 2008. De Boeck.

Mal-être ou privation du sens. In *Au fil du mois. Approches du mal-être. CREAI Paca et Corse.* Numéro spécial, novembre 2008.

Pouvoir et violence dans la cité. De la horde primitive à la démocratie : l'organisation du lien social (Questions de C. Tapia) . In *Le Journal des psychologues.* Mars 2008, N° 255.

Inceste et pédophilie, quelle jouissance, quels interdits ? In *Nouvelle Revue de Pyschosociologie.* N°3, Eres, Printemps 2007.

La démocratie dans tous ses états. In *Le Journal des Psychologues. Politique : sujets sous Influence.* N° 247, Mai 2007.

Le psychosociologue et les collectifs. In *Psychologues et Psychologies,* N° 190, "L'intervention en psychosociologie clinique". Octobre 2006.

Une névrose psycho-politique. In *Psychologie Clinique*, Nouvelle série N° 21 "Collectifs et singularité". L'Harmattan, été 2006.

Le malheur et la réparation. In *Nouvelle Revue de Psychosociologie,* N° 2, "L'angoisse du risque et les paradoxes de la responsabilité", sous la direction de J. Barus-Michel et F. Giust-Desprairies , Eres, Automne 2006.

Jouissance, destruction, procréation (entretien avec J.B.-M.). In *Le Journal des Psychologues.* N° 235 Mars 2006

Hypermodernité... tisser ou zapper ? In *Sciences de l'homme et sociétés* N° 75, Mars 2005.

Du sens des limites. In *Professions santé*, N° 60, décembre 2004.

Des vérités et des croyances. In *Sciences de l'homme et sociétés* N° 72, Novembre 2004.

Religion, identité, violence. In *Cultures en mouvement*, N°67, Mai 2004.

Commerce de soi et prix du corps. In *Argent – valeurs et sentiments.* Col. "Changemen t social", N° 8. Paris, L'Harmattan, 2004.

Du" je" au "nous". Le sujet en situation sociale, le sujet social. In *"Soi et les autres, comprendre la psychologie sociale clinique"*, dossier. Journal des psychologues, février 2004.

Sciences humaines, analyse et métaphore et Introduction. In *Revue Internationale de psychosociologie*, "Métaphore connaissance et interprétation" sous la direction de J. Barus-Michel et F. Giust-Desprairies, Paris, Eska, N° 21, Automne 2003.

Préface au livre d' André Sirota, **Figures de la perversion sociale**. Paris, EDK, 2003.

"On est les champions". *In Revue Internationale de psychosociologie*, "Le sport à corps et à cris", N° 20, Printemps 2003.

L'expérience mystique ou la jouissance hors limites. In *Cultures en mouvement,* N° 58 juin 2003..

Perversion et sublimation. In *Revue internationale de psychosociologie, "Le compréhensible et l'inacceptable"*, Paris, Eska, N° 19, Automne 2002.

Les paradoxes de la pratique psychosociologique. In *Changement social, n°7* "Pratiques de consultation, Histoire, enjeux, perspectives. Paris, L'Harmattan, 2002.

Réponses approximatives de psy à de rémanentes questions sur l'art. In *Revue Internationale de Psychosociologie* "Autour de l''art et des arts". Paris, Eska, N° 18 , Printemps 2002.

Pratiques de l'illusion. In *Psychologie clinique,* " L'institution soignante", N° 12, Paris, l'Harmattan, 2002.

Du charisme à la démocratie et **La démocratie ou la société sans père.** In *Bulletin de Psychologie,* "Charisme et démocratie" N° 459, tome 55 (3), 2002.

Choc de civilisations ou logique de religions ? In *Cultures en mouvement.* N° 44, Février 2002.

Argent et investissements psychiques. In *Les Cahiers pour l'histoire de l'épargne.* Paris, Les Editions de l'Epargne, n° 4, juin 2001.

Symptôme institutionnel et analyseur social. In *Psychologie Clinique.* "Dispositifs cliniques : recherches et interventions", Paris, l'Harmattan, n° 11, mai 2001.

L'érotique comme métaphore du politique. In *Cultures en mouvement*, "Erotismes", n° 36, avril 2001.

Souffrance, trajets, recours. Dimensions psychosociales de la souffrance. In *Bulletin de Psychologie,* Paris, tome 54 (2), mars-avril 2001, n° 452.

Les usages de l'intime. In *Revue Internationale de Psychosociologie*, "Domaine privé - sphère publique". Paris, Eska, n° 15, Automne 2000.

Y a-t-il crise identitaire ? In *Espace social*, revue de l'association du Carrefour National de l'Action en Milieu Ouvert Actes des XXes Assises. Hors série, Septembre 2000.

Le devenir du sacré. In *Cultures en mouvement*, n° 31, octobre 2000.

De l'esprit d'ouverture. In *Les cahiers du Laboratoire de Changement Social*, N° spécial 30 ANS, septembre 2000.

Pour une épistémologie de la psychologie sociale clinique. En coll. avec F. Giust-Desprairies. In *Bulletin de Pychologie*, Destins de la psychologie clinique, Hommage à Claude Revault d'Allonnes. Tome 53, mai-juin 2000, 447.

Sous les espèces de l'argent. In *Cultures en mouvement* "Ce que l'argent révèle", n° 22, novembre 1999.

Intervenir face aux paradoxes de l'organisation et aux dérobades de l'idéal. In *Revue Internationale de Psychosociologie* "La psychanalyse à l'écoute du social". Vol.V, n° 10-11, automne-hiver 1999.

Révolution passion ou l'introuvable du politique. In *Cultures en mouvement* "La révolution en question", n° 8, avril-mai 1998.

Avatars du sens et déplacements des références. In *Revue Internationale de Psychosociologie* "La scène sociale : crise, mutation, émergence". Vol. IV, n° 9, Paris, Eska, 1998.

Crises et mutations : les avatars du sujet social. In *Bulletin de Psychologie* "Psychologie et politique", T. 51, Janvier-février 98, n° 433. Paris, 1998.

Sens ou efficience. Démarche clinique et rationalité instrumentale. In *Revue Internationale de Psychosociologie* "La résistible emprise de la rationalité instrumentale". Vol. IV, n° 8, Paris, Eska, 1998.

Crises, quelle signification ? Rencontre avec J. Barus-Michel. In *Cultures en mouvement*, n° 7, fév. mars 1998.

L'exil intérieur ou la recherche de l'autre moi. In *Psychologie clinique* "L'exil intérieur" , n° 4, Paris, l'Harmattan, 1997.

Approche psychosociale des représentations. In *Educations* "Les représentations sociales" Janv. Fév. 1997.

De l'expérimentation à l'analyse de l'expérience : rencontre du syndicalisme et de la clinique. En coll. avec F. Giust-Desprairies et L. Ridel. In *Revue Internationale de Psychosociologie.* Vol. III n° 4, printemps 1996.

L'autorisation. In *Bulletin de Psychologie*, Psychologie clinique IX, Hommage à Juliette Favez-Boutonier, Tome XIX, n° 423, 1995-1996, Janvier-Avril 1996, 4-8, pp. 183-185.

Le syndicaliste et le chercheur. En coll. avec F. Giust-Desprairies et L. Ridel. In *CFDT - Aujourd'hui* n° spécial Paroles II : Modernisation, participation et expression des salariés. n° 114, Juin 1995.

L'épreuve de la méconnaissance. Incertitude identitaire dans une équipe de soin. In *Revue Internationale de Psychosociologie* : "Détours identitaires". Vol. 1 n° 2, Juin 1995. Ed. Eska.

Unités sociales, unités signifiantes. In *Revue Internationale de psychosociologie* "Positions de la psychosociologie" Vol. 1, n° 1, Octobre 1994

Sujet, sujet social, unique objet de ma clinique ! In *Cahiers de l'I.P.C.* 1994 , Février n° 14 Université Paris 7.

Modernisation négociée et innovation sociale en situation de crise. En collaboration avec F. Giust-Desprairies et Luc Ridel. Rapport de recherche Paroles II, CNRS-CFDT. 1994, 120 p.

Entretien avec J. Barus-Michel. In *Supervision*, Suzanne Bächtold "Institutionnelle Analyse (IA) - ein Versuch, sich anzunähern" Heft 23, Mai 1993.

Approche psychosociale des enjeux d'une modernisation négociée, en coll. avec Luc Ridel. In *CFDT-Aujourd'hui*, Revue du changement social, 1993, pp. 51-56.

Du glissement progressif de l'objet : l'exemple de l'endettement, en coll. avec F. Giust-Desprairies.. In *Actes du colloque Association Internationale de sociologie. Sociologie clInique.* Paris, juillet 1992.

Même titre. In *Sillages* "Subroger le père, l'Acte de création" 1992, t. 11, pp. 9-14.

L'oeuvre de Proust comme représentation sociale de la durée ou temps du Réel. In *Temporalistes*, n° spécial, Temps et représentation, approche clinique et esthétique. Juin 1992, pp.5-11.

Représentation de l'espace et vieillissement ou le déplacement des frontières. In *Sillages*, Les voies du vieillissement, 1991, T. 8, pp. 5-10.

Regret et représentation du temps. In *Homo* XXX, 1991, Université de Toulouse le Mirail Ed., pp. 61-70.

La folie dans la presse, déchaînée en coll. avec M. Plaza. In *Psychiatrie française*, n° 2 Les variations de la clinique, 1991, pp. 68-78.

In **Psychologie clinique**, Processus de crise dans les organisations, n°5, 1991, Ed. Klincksieck.

(Direction du numéro)

Présentation du numéro pp.5-8.

Introduction critique à la clinique de la crise, pp 11-28.

Relations de pouvoir et scénarios de crise, pp 55-83.

Histoire d'une crise : le Foyer Saint Nicolas (en coll. avec F. Giust-Desprairies). pp 151-170.

Pouvoir et conflits dans les organisations. *In Le Journal des Psychologues.* Juillet Août 1990, n° 79.

Formation aux significations et aux processus psycho-sociaux des échanges entre le professionnel de la banque et le client. en coll. avec F. Giust-Desprairies. *In Banque stratégie* Juin 1990, n° 62/63.

Crise individuelle, crise du système. *In Psychologie clinique* "Social/Psychique : articulations". Ed. Klincksieck. 1990 n° 3 pp. 127-136.

Réflexion sur le statut théorico-clinique et social du psychanalyste. *In Psychologues et Psychologies*, Avril 1990, n°

Les banques et la Trésorerie des particuliers. Les processus psychosociaux en coll. avec F. Giust-Desprairies, GERAL-AFB 1990. 1° diffusion AFB. *Association française des banques.* Rapport Laboratoire de Psychologie clinique.

Processus de crise dans les organisations : propositions pour une analyse clinique. In *Revue Internationale de Psychologie Sociale*, Toulouse, Janvier 1990, T 3 n° 1, pp. 89-105.

Le temps et la distance dans les relations sociales. In *Temporalistes* Janvier 1990. n° 13.

Interview. In *Psychologues et Psychologies* Déc. 1989, n° 92.

L'expérience du temps chez les personnes âgées. In *Temporalistes* n° II, CNRS/IRESCO, Paris 1989.

Le réel institutionnel. In *Revue de Psychiatrie Française*, n° 2, Paris, 1988.

La clinique des relations instituées. In *Psychologie clinique*, Paris VII, n° 13, Déc. 1987.

Die institutionnelle Supervision. In *Institutionnelle Analyse Theorie und Praxis.* G. Weigand, Frankfurt, Athenäum, 1987.

La part de l'institution. In "L'institution et les processus inconscients", *Cahiers de l'I.P.C.* n° 4 nov. 1986, Université de Paris VII.

L'âge et la conversion du temps. In *"Temps et vieillissement" Journées d'étude du Laboratoire de psychologie sociale de Paris X et de la Fondation de Gérontologie.* Nanterre 1986.

Le chercheur, premier objet de la recherche. In *Bulletin de Psychologie*, Psychologie clinique VIII, 377, XXXIX, 1985-1986, sept-oct. 1986.

Le jeu institutionnel, 13° séminaire de l'Abbaye, septembre 1985 publié. In *Actes du colloque*, Association de l'Abbaye, Paris 1986.

La femme, son âge et son narcissisme. In *Revue Pénélope, pour l'histoire des femmes*, de l'équipe de géographie sociale et gérontologie, CNRS, Paris VII, Automne 1985.

Des aspects idéologiques de la psychanalyse appliquée au champ social. In *Actes du colloque "Champ social et Inconscient"*, CNRS - Centre d'Etudes Sociologiques. Juin 1983.

Le Rapport social comme relation instituée ou l'articulation par la loi. *Bulletin de psychologie*, Psychologie clinique VI, t. XXXVI, 360, 1983.

La retraite et le couple. *Gérontologie*, n° 41, 1982.

Université du 3e âge : l'expérience menée par l'Université Paris VII et le C.R.I. *Gérontologie et Société*, n° 19, 1981.

La Psychologie sociale, en coll. avec Cl. Revault d'Allonnes .

Les relations de pouvoir.

De la spécificité de la psychologie sociale clinique.

tous trois in *Bulletin de psychologie*, Psychologie clinique IV, t. XXXIV, 349, 1981.

Le passage à la retraite. *Gérontologie*, n°37, 1981.

La Psychologie sociale en coll. avec Cl. Revault d'Allonnes. *Encyclopédie médico-chirurgicale*, Psychiatrie, 33031 E IO 7, Paris 1980.

Programme universitaire pour un certain âge. *Gérontologie et Société*, n° 13, 1980.

Retraite autonome, relation aux enfants et resserrement du couple. *Gérontologie*, n°33, 1980.

Pour une régulation institutionnelle ou de l'analyseur au régulateur. *Bulletin de psychologie*, Psychologie clinique III, t.XXXII, n°339, 1979.

Préparation à la retraite, regard sur la vie. *Gérontologie*, n° 26, 1977.

La conduite criminelle. Autopsie de quelques meurtres. *Bulletin de psychologie clInique* II, t. XXIX, 322, 1975-1976.

Réflexions sur les structures conflictuelles de la relation enseignante. *Santé mentale*, n° 2, 1970.

La fête. *Cahiers d'analyse sociologique* sous la direction de J. Duvignaud. N° 1, Tours, 1969.

Un cas de transvestisme. Esquisse psychogénétique et phénoménologique. En coll. *Annales médico-psychologiques*, t.2, n° 3, 1967.

La vocation médicale. Enquête auprès de 240 étudiants de 1° année. En coll. *Annales Médico-psychologiques*, T.2, n° 4, 1965.

L'HARMATTAN, ITALIA
Via Degli Artisti 15 ; 10124 Torino

L'HARMATTAN HONGRIE
Könyvesbolt ; Kossuth L. u. 14-16
1053 Budapest

L'HARMATTAN BURKINA FASO
Rue 15.167 Route du Pô Patte d'oie
12 BP 226
Ouagadougou 12
(00226) 76 59 79 86

ESPACE L'HARMATTAN KINSHASA
Faculté des Sciences Sociales,
Politiques et Administratives
BP243, KIN XI ; Université de Kinshasa

L'HARMATTAN GUINÉE
Almamya Rue KA 028
En face du restaurant le cèdre
OKB agency BP 3470 Conakry
(00224) 60 20 85 08
harmattanguinee@yahoo.fr

L'HARMATTAN CÔTE D'IVOIRE
M. Etien N'dah Ahmon
Résidence Karl / cité des arts
Abidjan-Cocody 03 BP 1588 Abidjan 03
(00225) 05 77 87 31

L'HARMATTAN MAURITANIE
Espace El Kettab du livre francophone
N° 472 avenue Palais des Congrès
BP 316 Nouakchott
(00222) 63 25 980

L'HARMATTAN CAMEROUN
Immeuble Olympia face à la Camair
BP 11486 Yaoundé
(237) 458.67.00/976.61.66
harmattancam@yahoo.fr

655969 - Mai 2016
Achevé d'imprimer par

1livre.com
du rêve à la réalité !

Made in United States
Orlando, FL
04 November 2026

90200401R00168